JN300668

生き抜いた！
ハンセン病元患者の肖像と軌跡

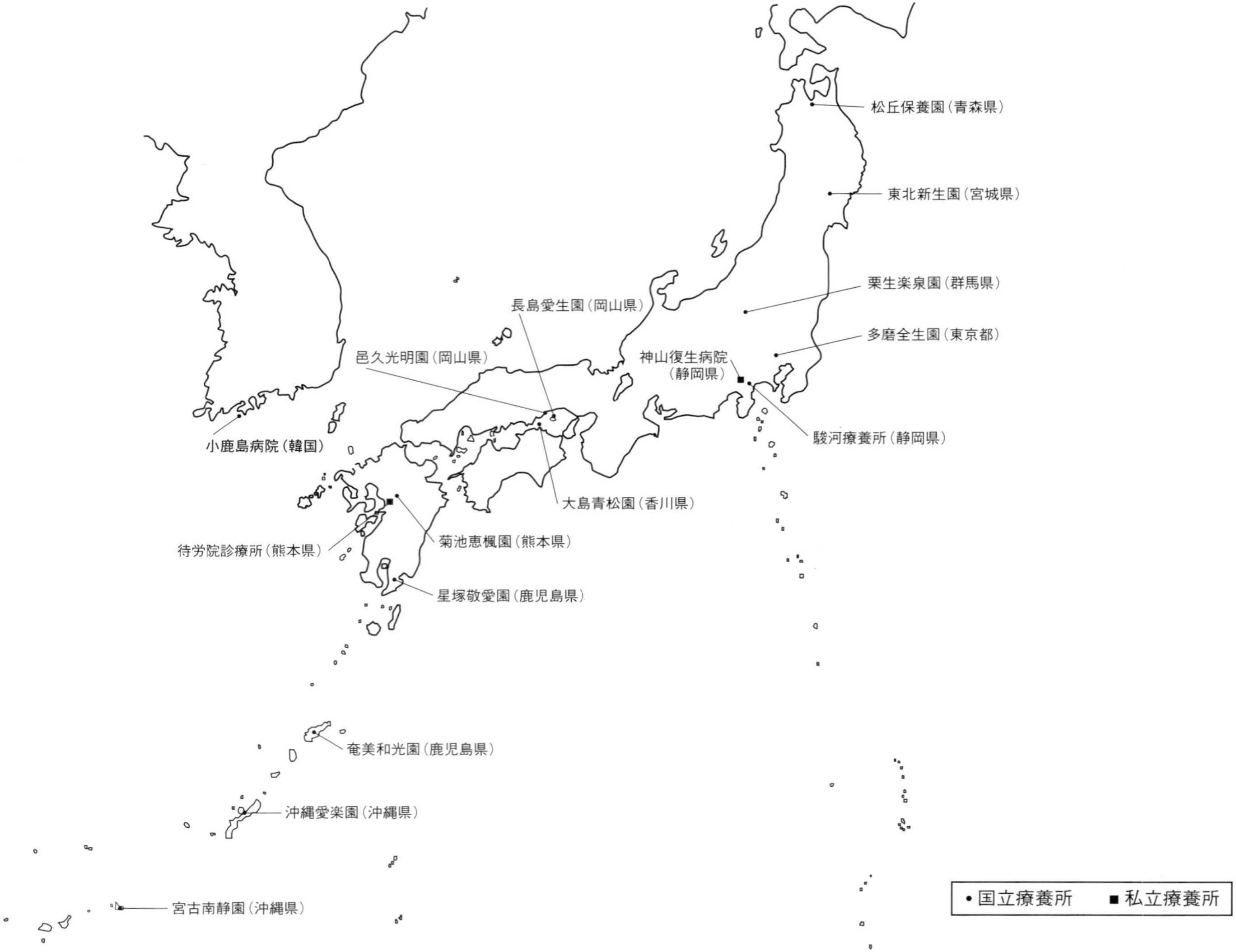
松丘保養園（青森県）
東北新生園（宮城県）
栗生楽泉園（群馬県）
多磨全生園（東京都）
神山復生病院（静岡県）
長島愛生園（岡山県）
邑久光明園（岡山県）
小鹿島病院（韓国）
駿河療養所（静岡県）
大島青松園（香川県）
菊池恵楓園（熊本県）
待労院診療所（熊本県）
星塚敬愛園（鹿児島県）
奄美和光園（鹿児島県）
沖縄愛楽園（沖縄県）
宮古南静園（沖縄県）
• 国立療養所
■ 私立療養所

はじめに

二〇〇一年五月二十三日、長い差別と苦闘の日々を経て、ハンセン病の元患者たちが国を相手にした訴訟で勝利した。

「国の隔離政策は違憲」と断じた熊本地法裁判所の判決（同年五月十一日）を護るための闘いを繰り広げ、この日、政府を控訴断念に追い込んだ。

この訴訟では、かつて沈黙を余儀なくされていた人々が、法廷や市民の前で、また報道関係者の前で、自らが受けてきた被害の実態を自分の言葉で訴え、カメラの前に立った。病ゆえに不当な差別や人権侵害にさらされてきた人たちが勇気を出して真実を語り、闘った。

この本はそうした元患者の皆さんの協力を得て取材した映像と証言をもとに、まとめたものである。

予想を超えた、多くの方々から協力をいただくことができた。ハンセン病を生き抜いた当事者自らが貴重な記録や作品を多数、残しておられるが、私も私が見聞きしたことや撮影させていただいた写真を記録に残したいと思った。

この裁判を一緒に取材した仲間で、当時熊本支局員だった柳澤尚樹記者と、岡山支局の尾崎千裕記者に寄稿してもらった。

ハンセン病訴訟の勝利は、真の解決のための第一歩であり、まだ多くの解決されなければならない課題を抱えている。

元患者たちは、今も闘い続けている。

◎目次◎

闘いの日々——ハンセン病国家賠償請求訴訟

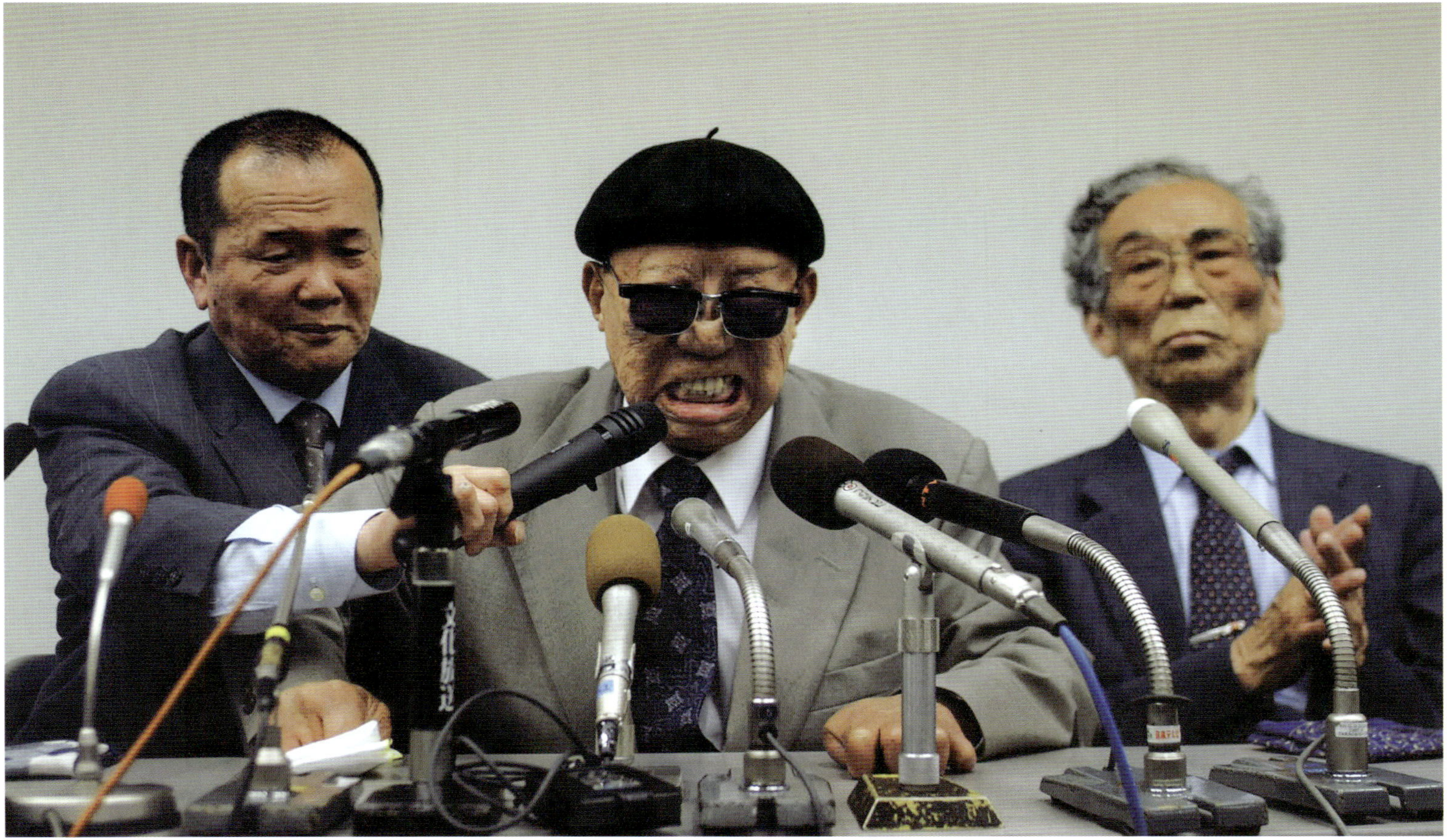

政府の控訴断念の知らせを受け、涙ぐんで記者会見する谺雄二・全国原告団協議会（全原協）会長代理（中央)、国本衛・事務局長（右)、竪山勲・副会長（左）／2001年5月23日、東京・霞が関の弁護士会館で

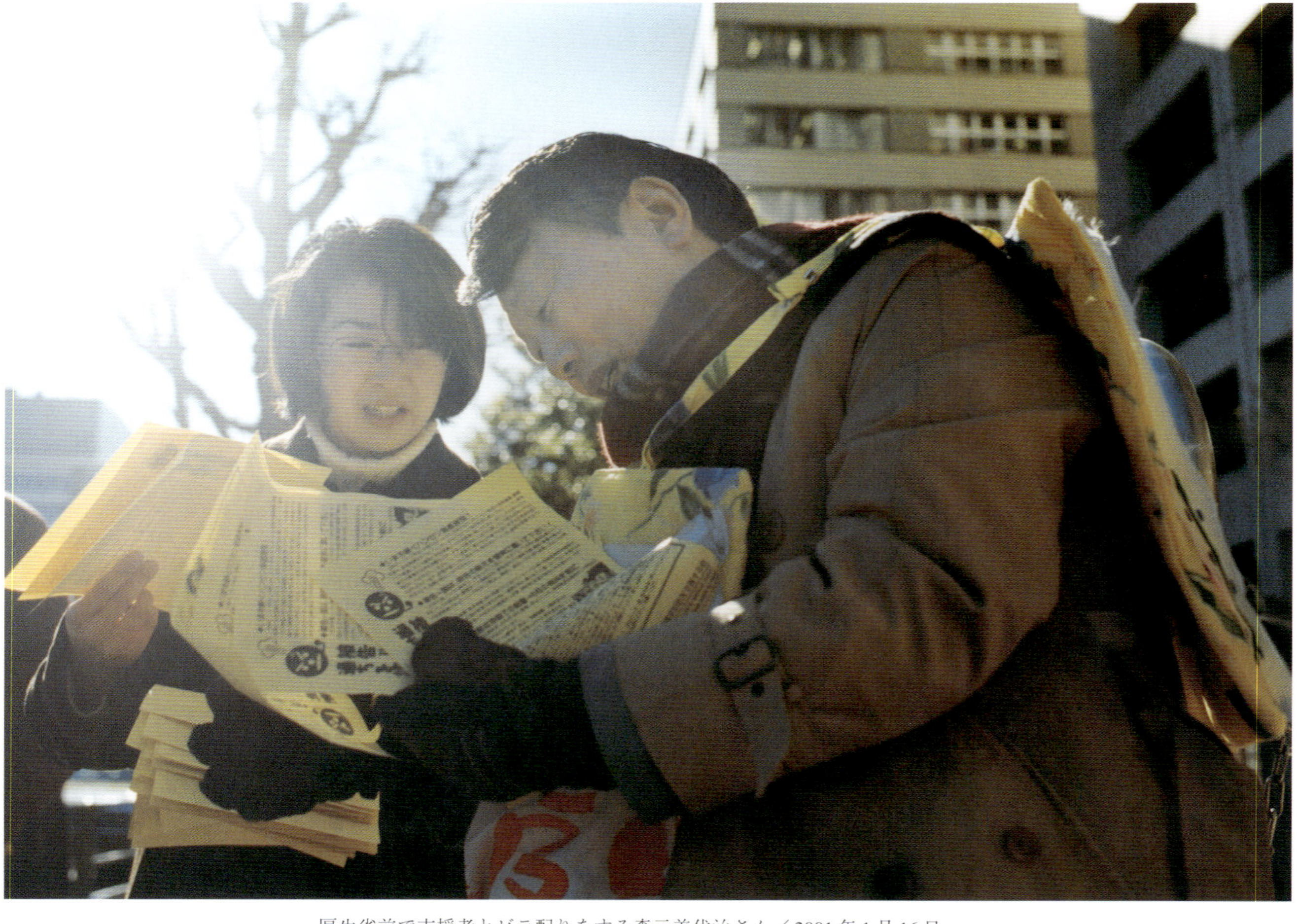

厚生省前で支援者とビラ配りをする森元美代治さん／2001年1月16日

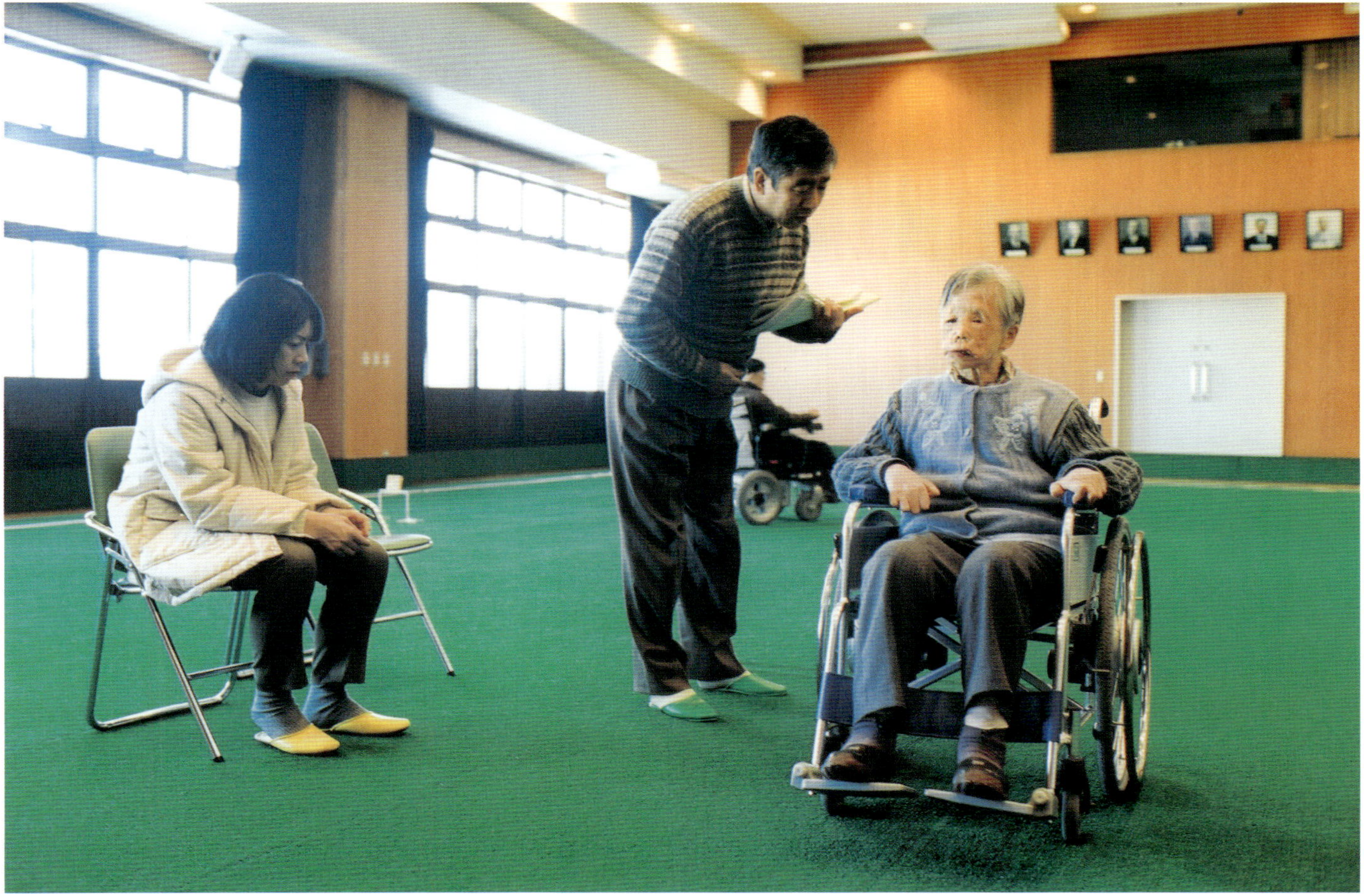

訴訟の出張尋問に備える浅井あいさんと弁護団。耳の不自由なあいさんが言葉を聞き取ることができるか、テストが繰り返された／2001年2月3日、草津・栗生楽泉園で

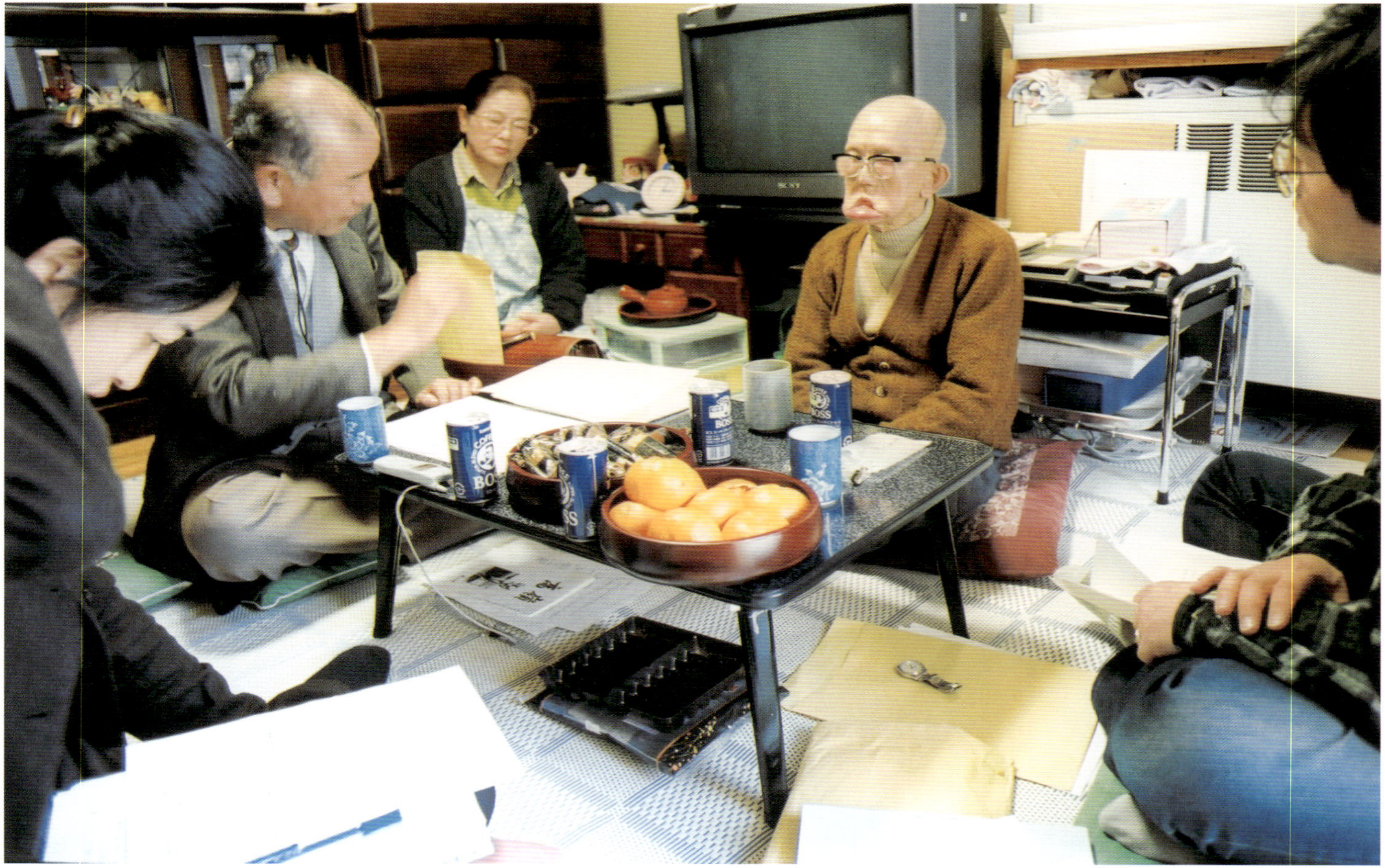

出張尋問に備える鈴木時治さん、妹の千代さんと弁護団／2001年2月10日、栗生楽泉園で

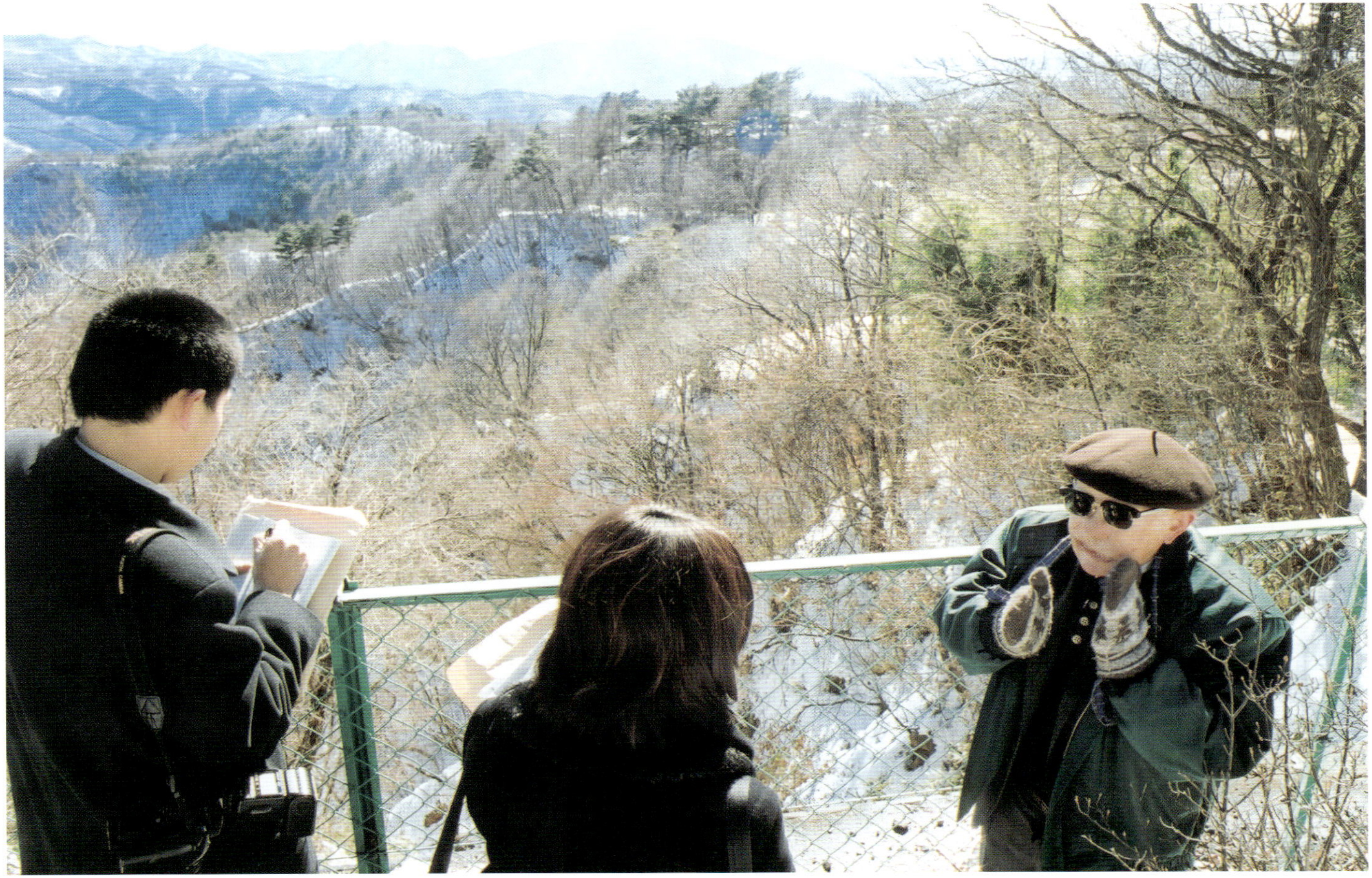

強制労働を強いられた「地獄谷」を報道関係者に説明する鈴木幸次さん／2001年2月14日、栗生楽泉園で

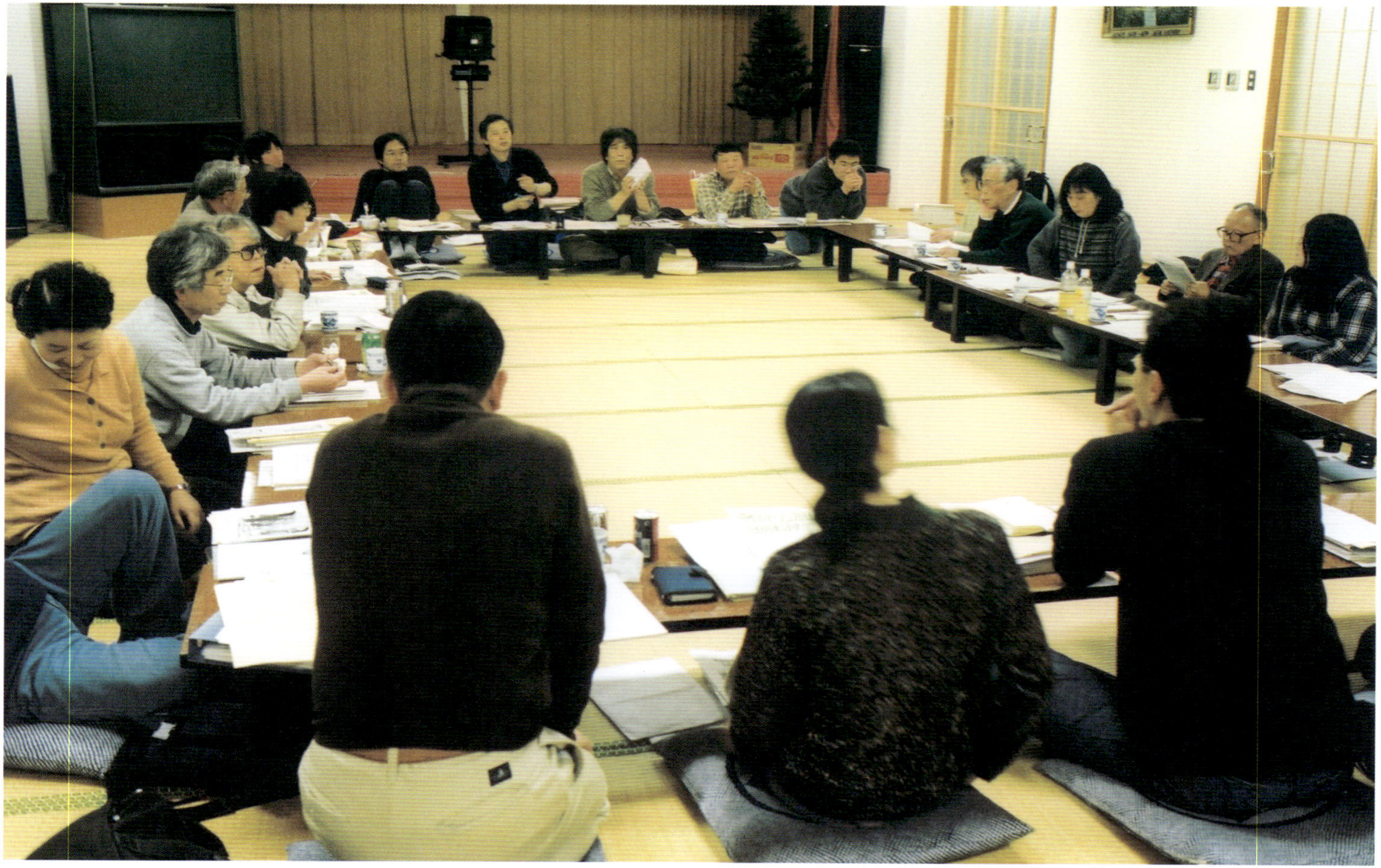

原告・弁護団と支援者たちが作戦を練る定例会議／2001年3月4日、多磨全生園で

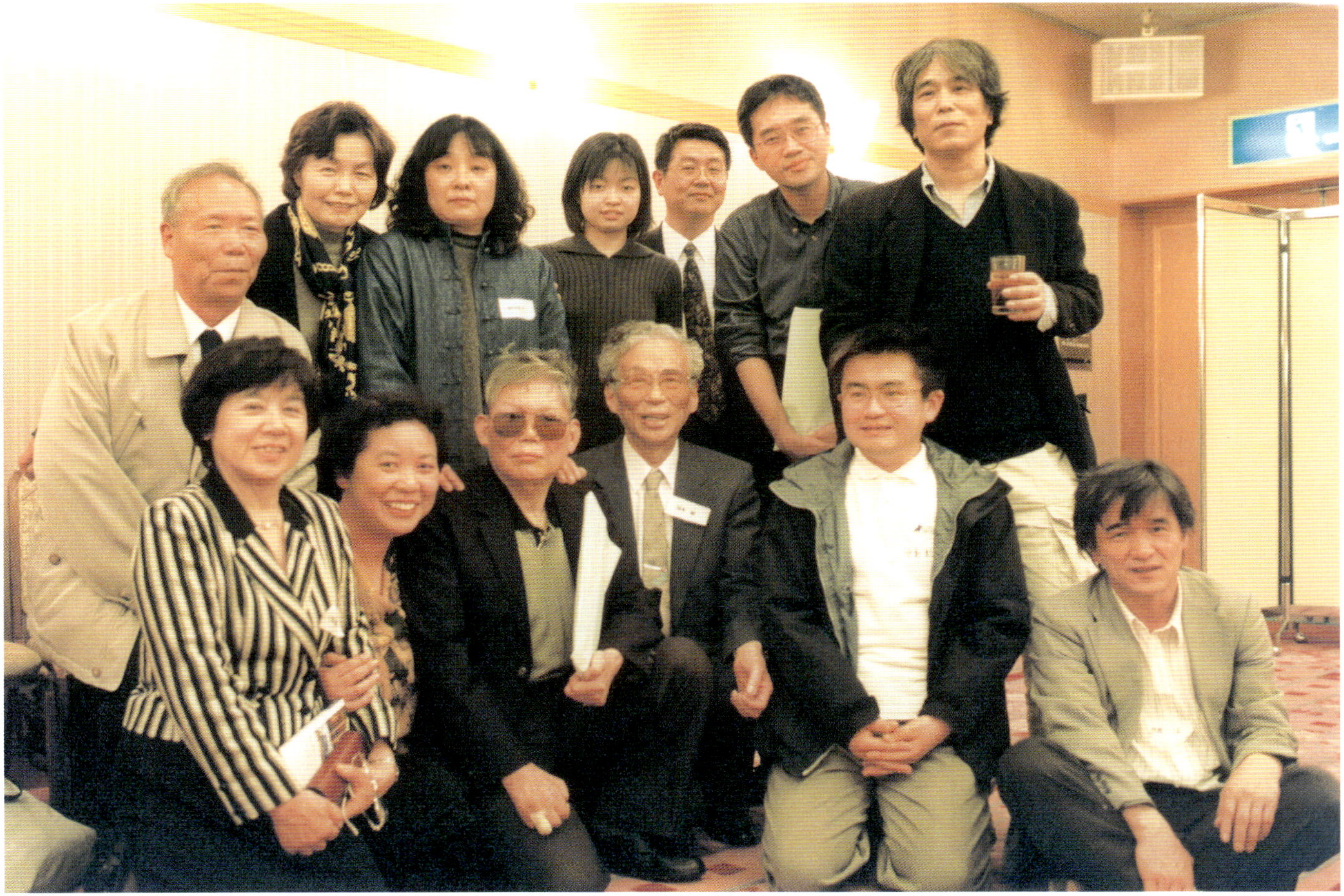

東日本訴訟の支援者・弁護士とともに／2001年3月16日、東京都新宿区で

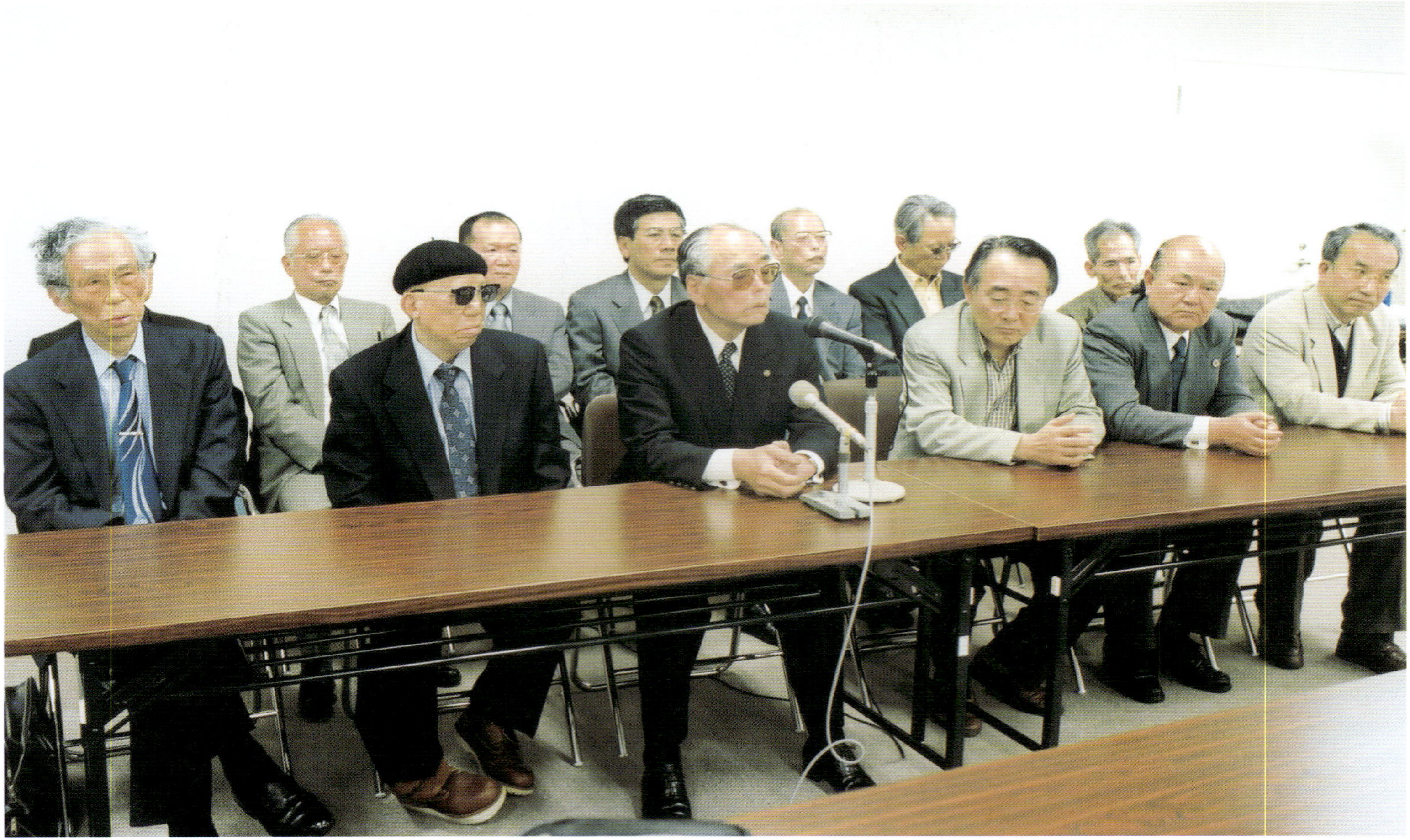

全国原告団協議会（全原協）を結成し、記者会見する原告・弁護団／2001年4月14日、福岡市で

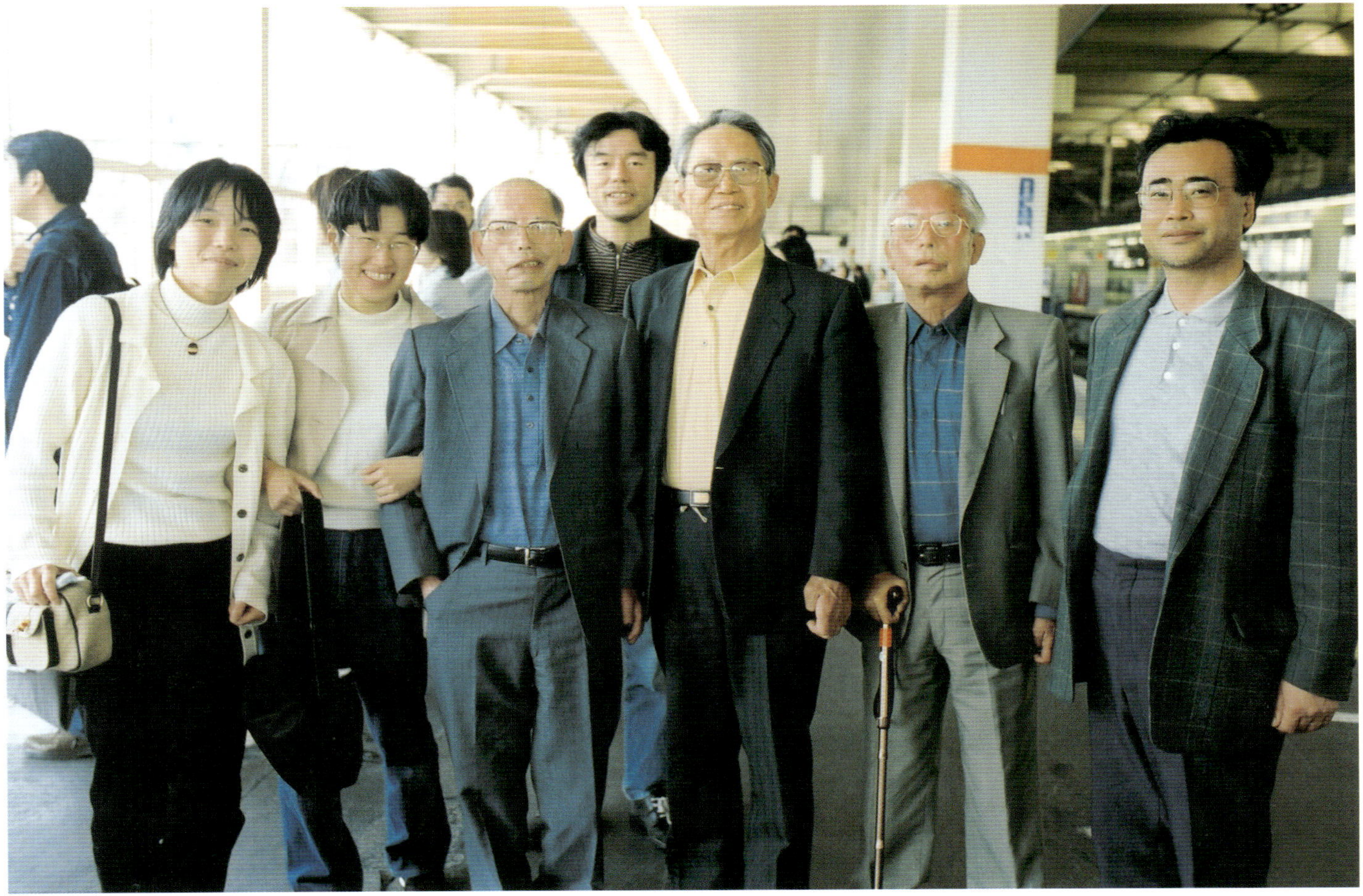

全原協結成の会議を終え、帰路につく長島からの原告や、弁護団／2001年4月15日、博多駅で

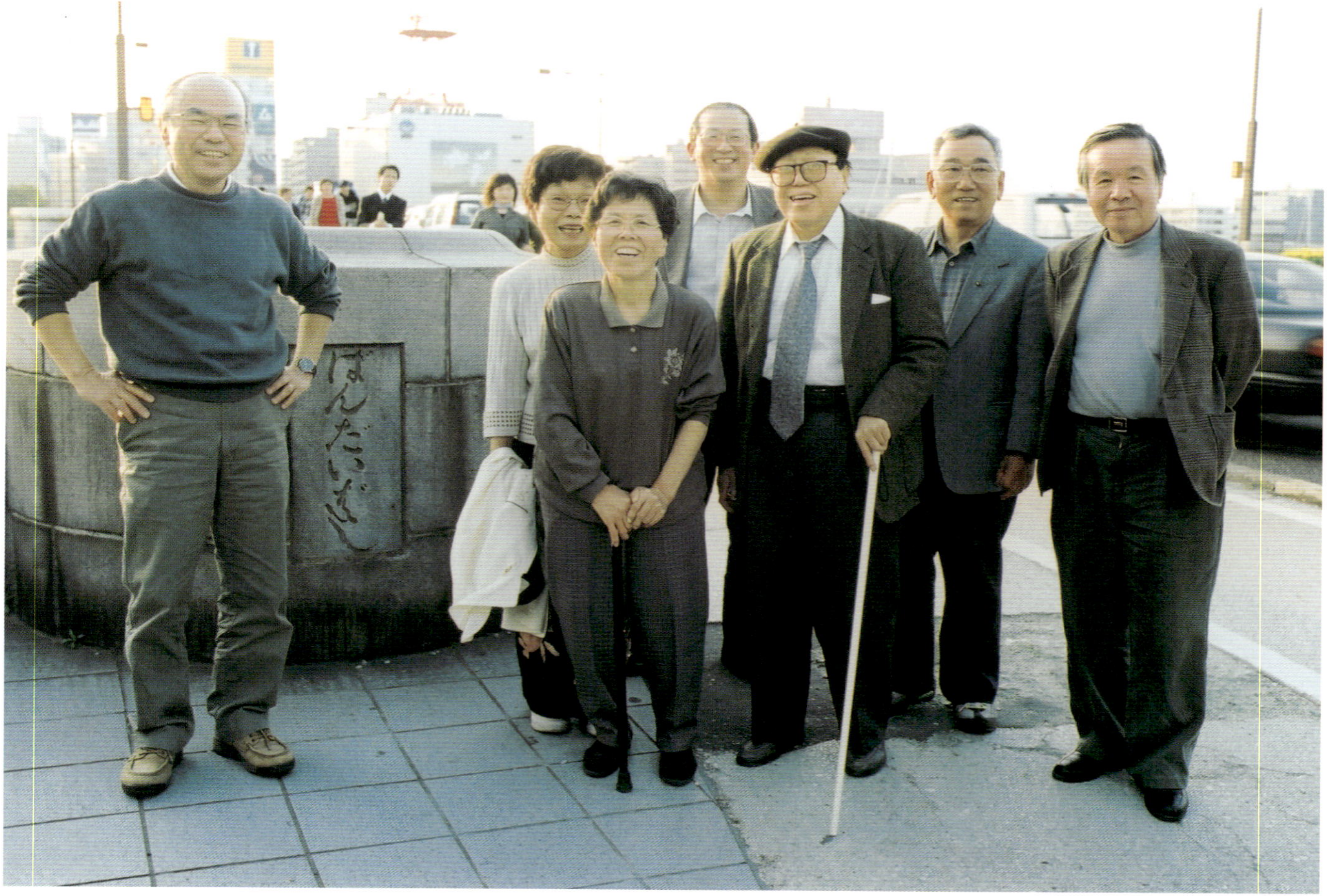

故郷での講演のあと、静岡、群馬、新潟の支援者と万代橋を歩いて渡った中原弘さんと妻藤江さん／2001 年 4 月 28 日、新潟市で

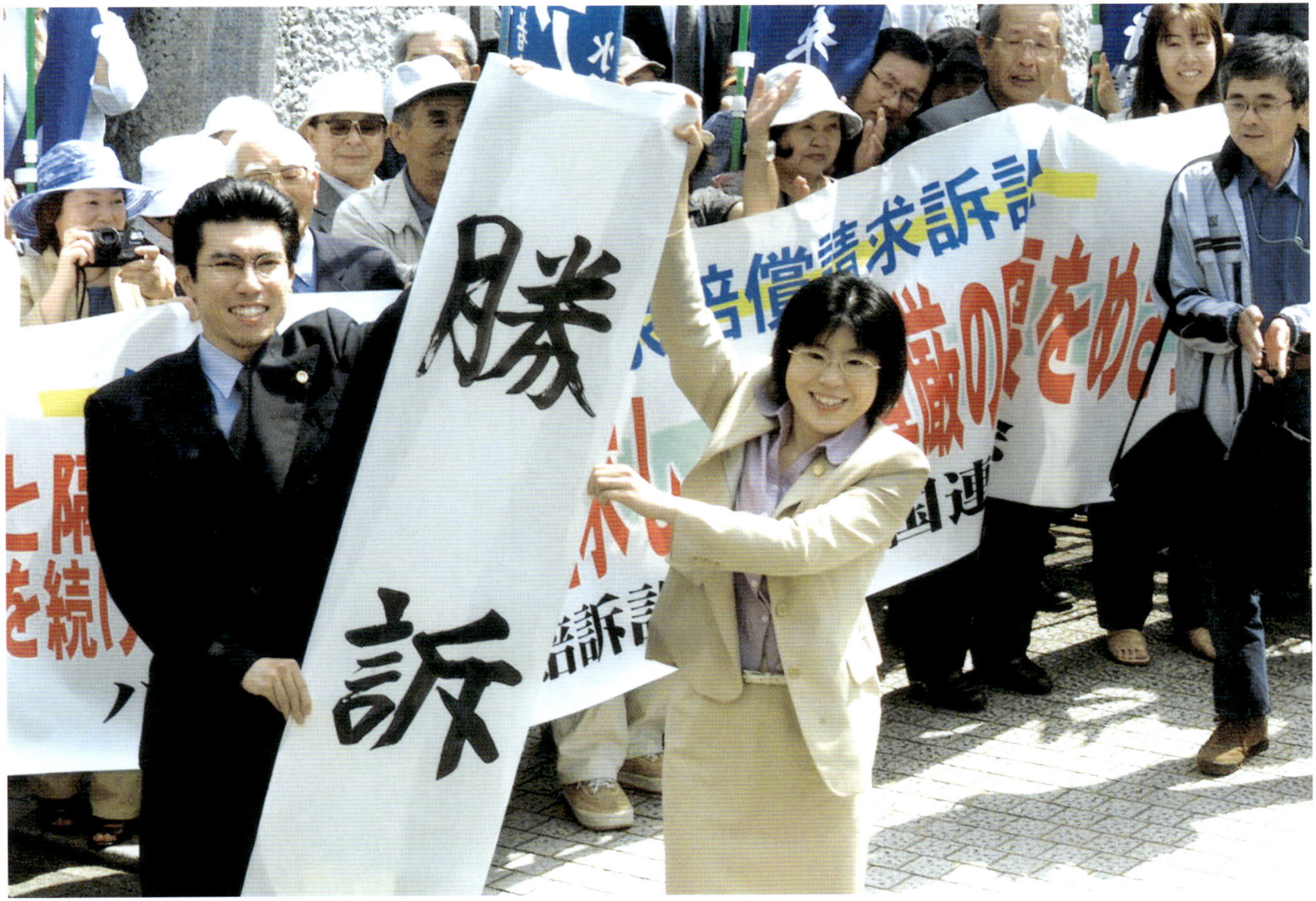

熊本地裁判決勝訴／2001 年 5 月 11 日、撮影・朝日新聞映像本部　越田省吾

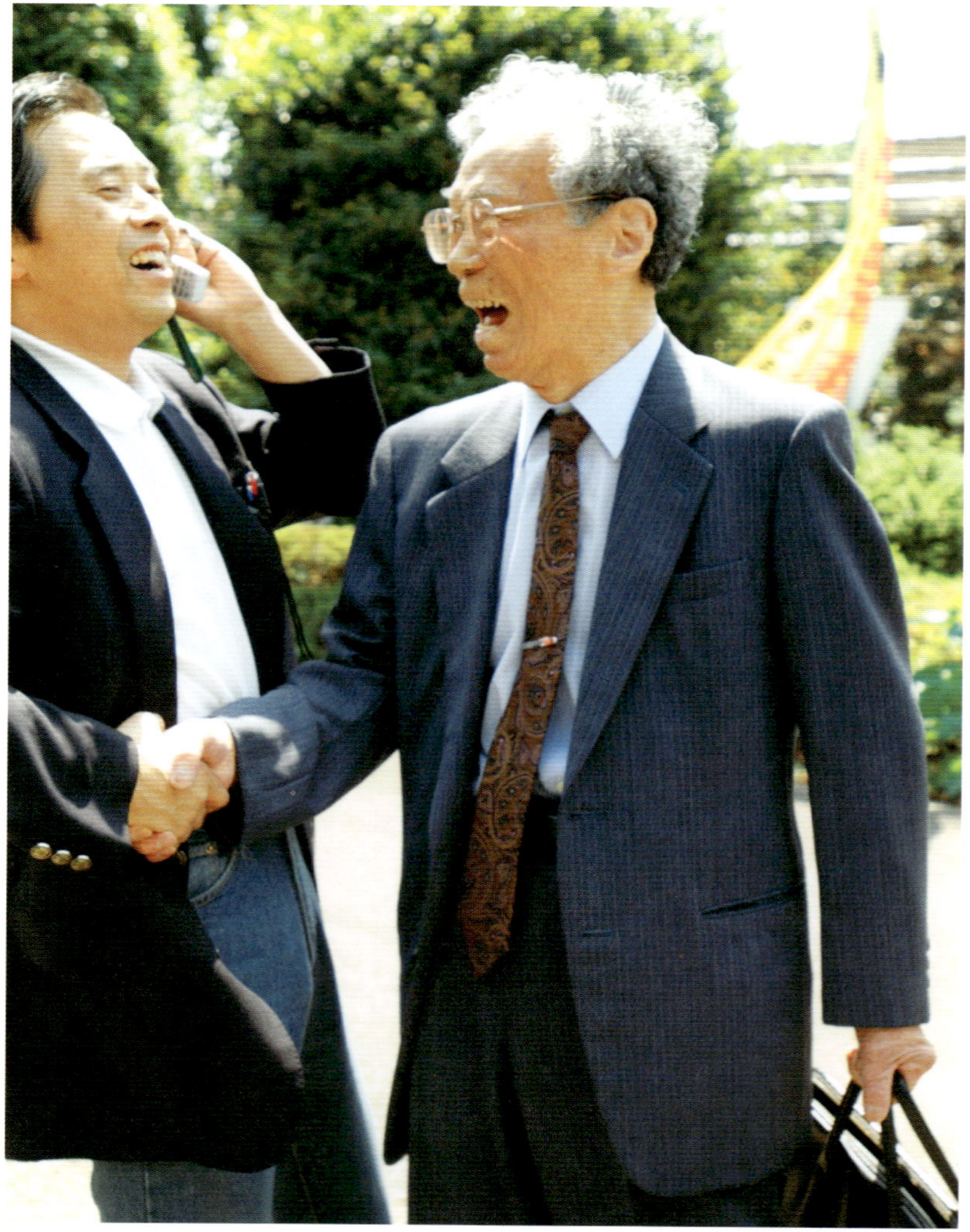

熊本判決勝訴の速報を受け、支援者と喜ぶ国本衛さん（右）／2001 年 5 月 11 日、多磨全生園で

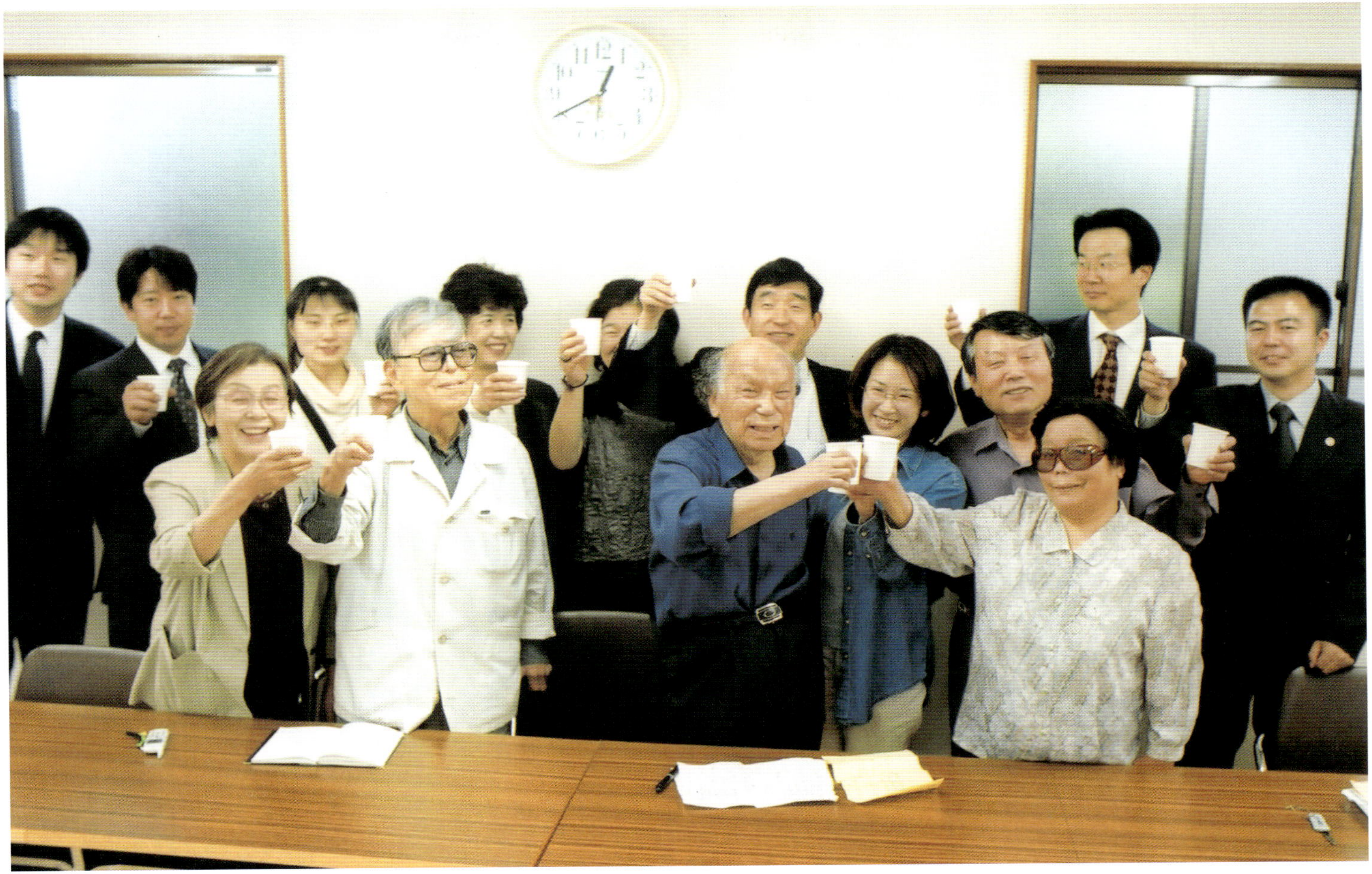

熊本判決勝訴を喜び、ウーロン茶で乾杯／2001 年 5 月 11 日、多磨全生園で

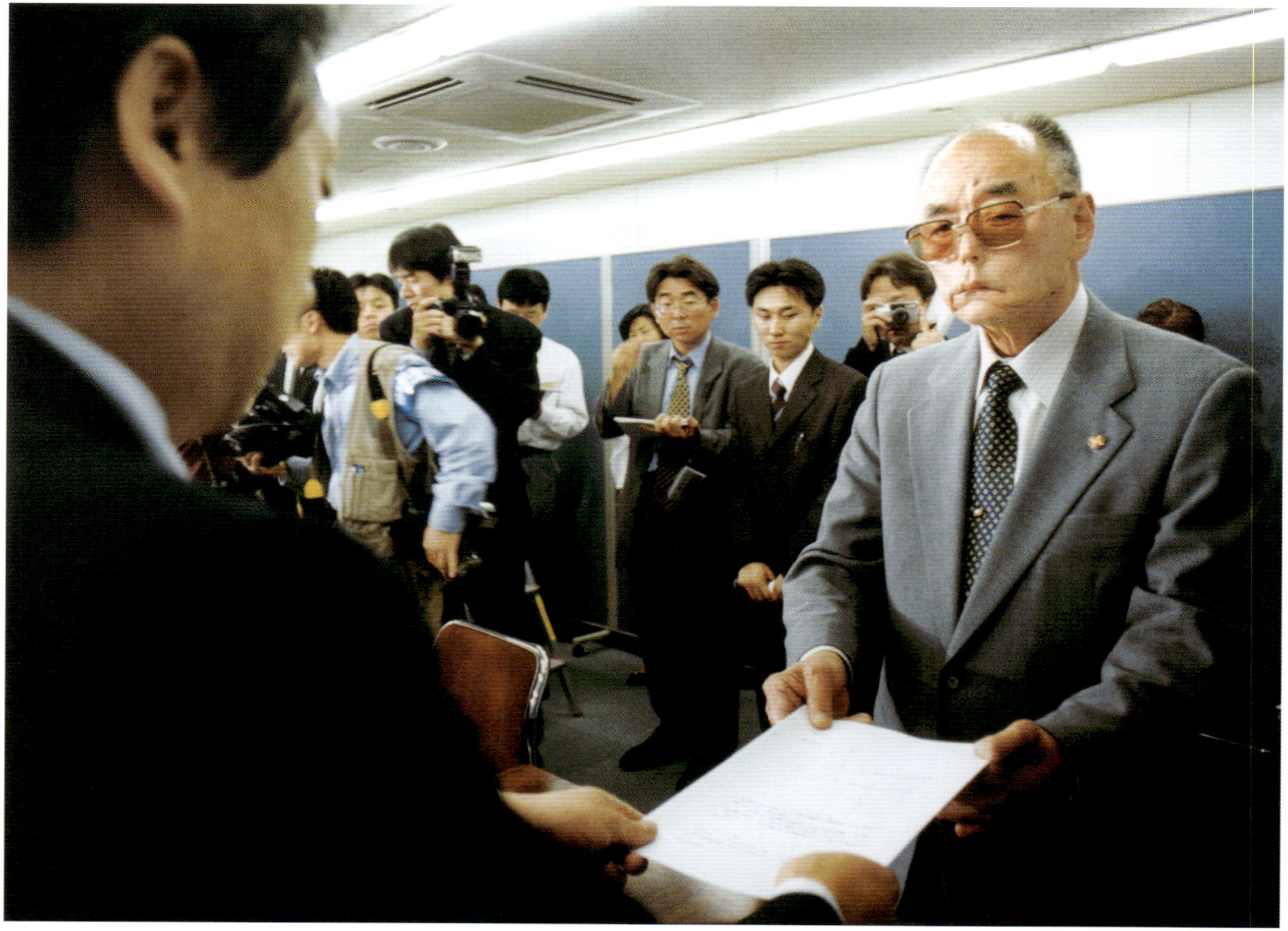

厚生労働省で控訴しないよう求める曽我野一美・全国原告団協議会（全原協）会長／2001年5月11日

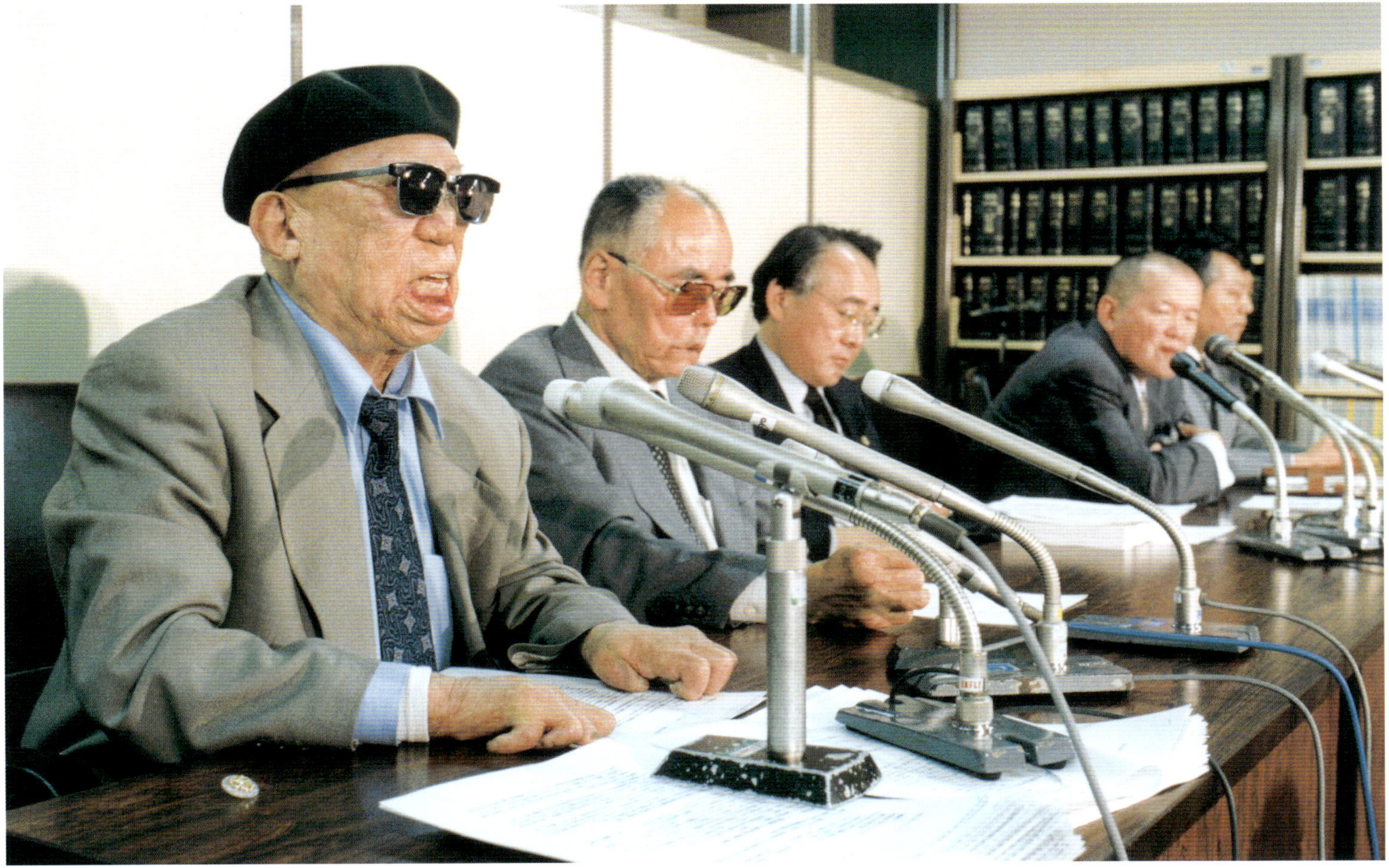

熊本判決勝訴を受けて記者会見する原告・弁護団／2001 年 5 月 11 日、東京・霞が関の司法記者クラブで

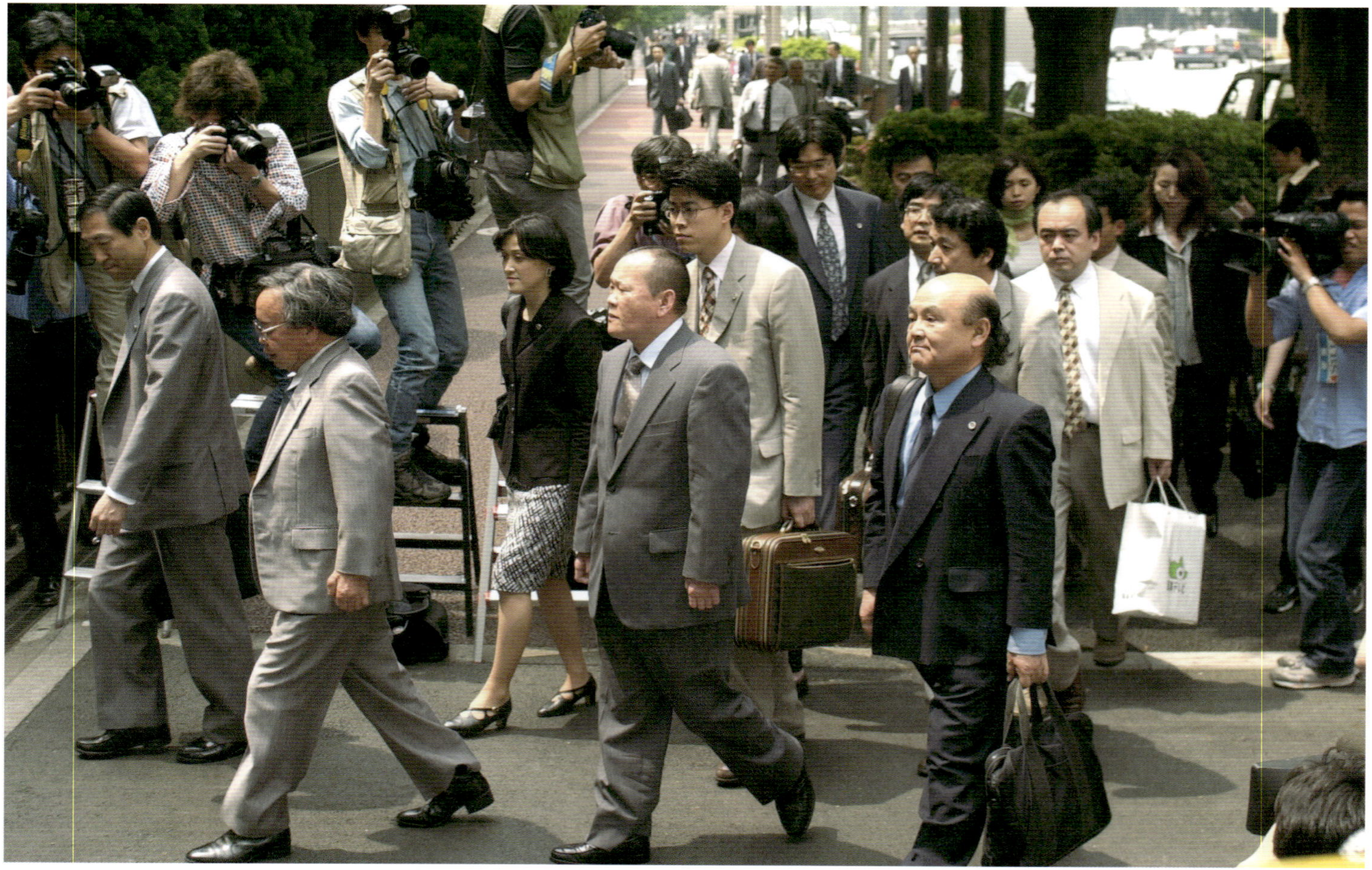

追加提訴で東京地裁に入る平沢保治さん（先頭から２人目）ら原告・弁護団／ 2001 年 5 月 21 日

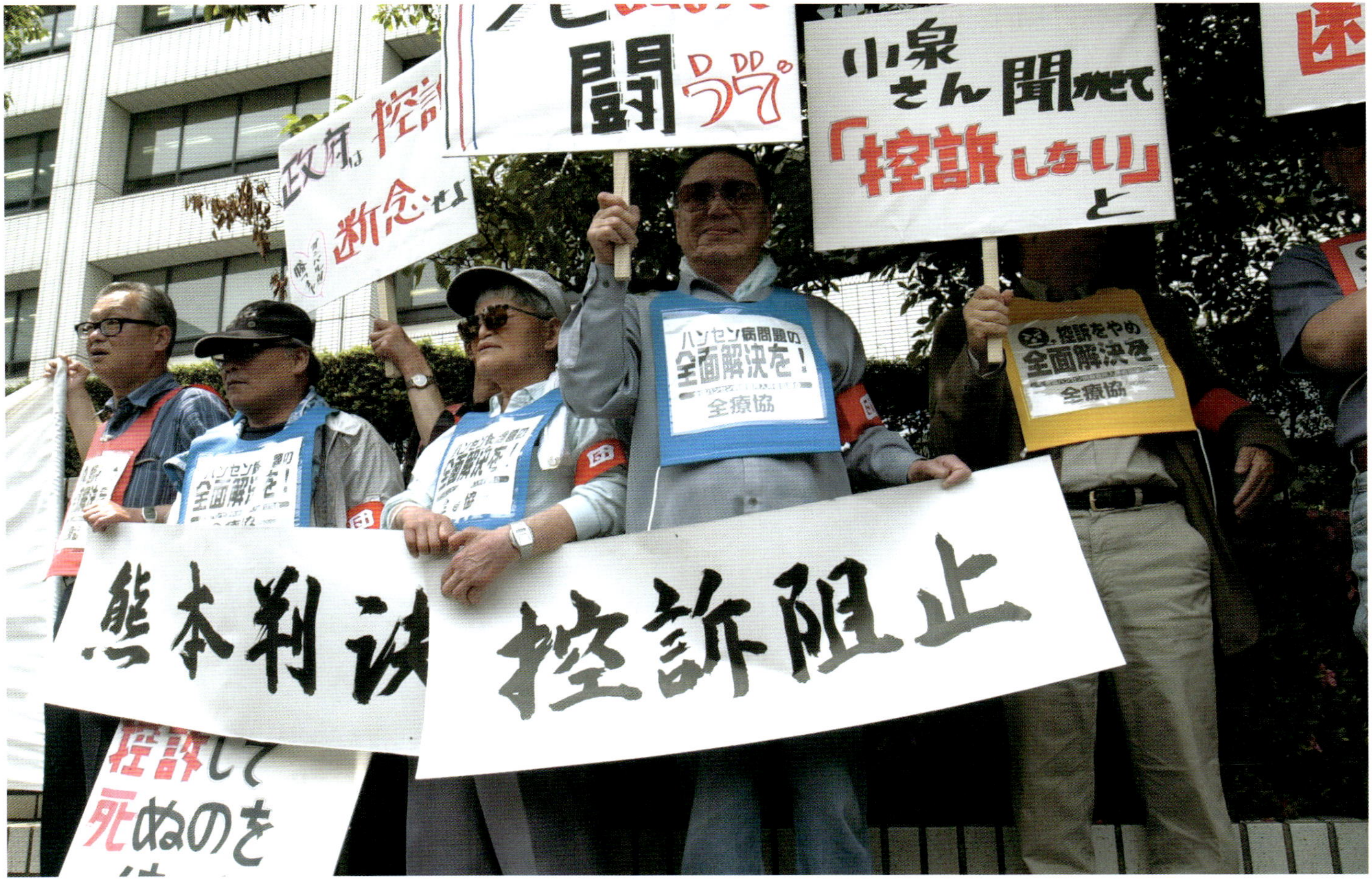
闘うぞ
小泉さん聞かせて「控訴しない」と
断念せよ
ハンセン病問題の全面解決を！
全療協
控訴をやめ全面解決を
熊本判決
控訴阻止
控訴して
死ぬのを

厚生労働省前で控訴断念を求める全国ハンセン病療養所入所者協議会（全療協）の支部長ら／2001年5月21日

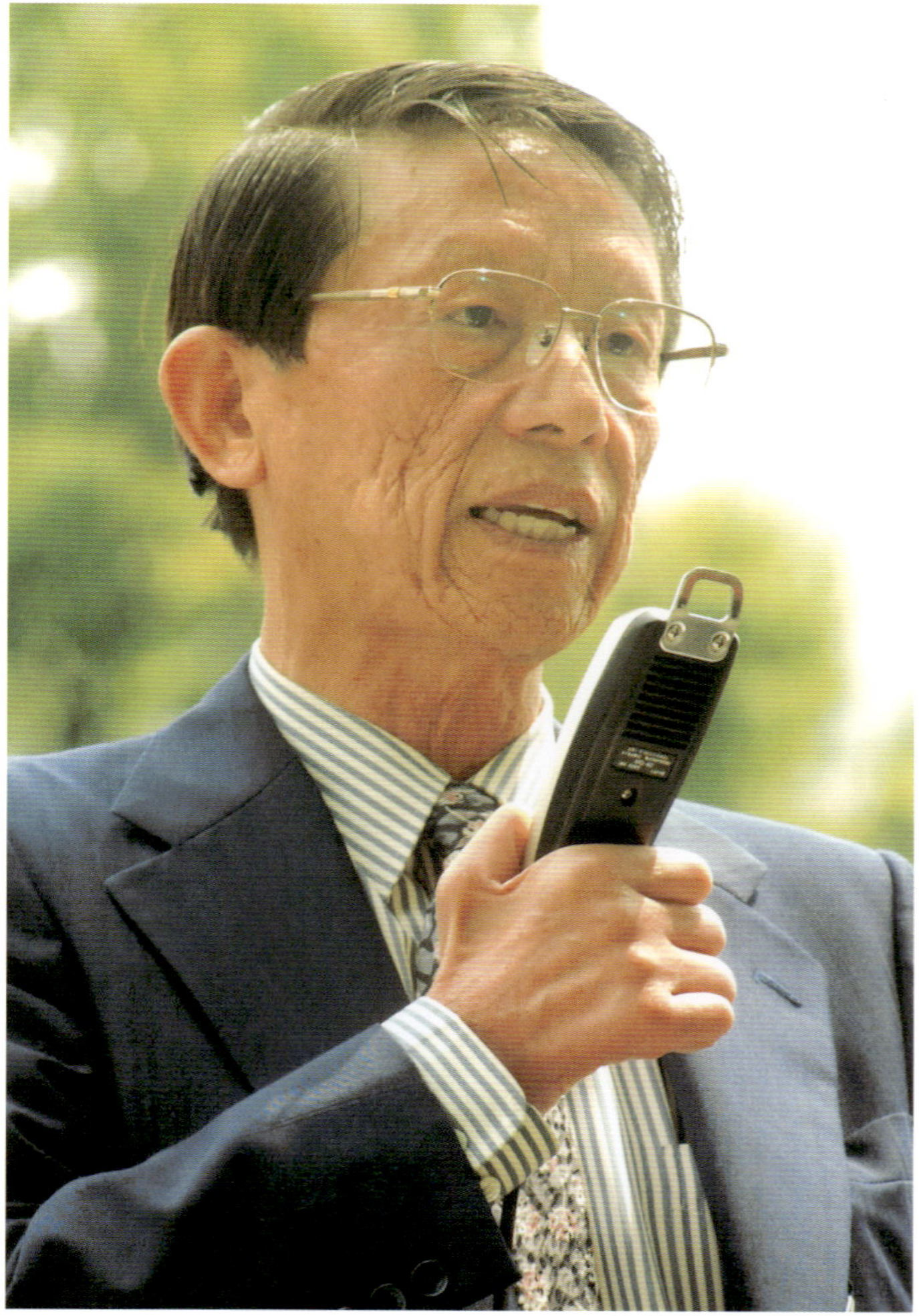

厚生労働省前で控訴断念を求める神美知宏・全国ハンセン病療養所入所者協議会（全療協）事務局長／2001年5月21日

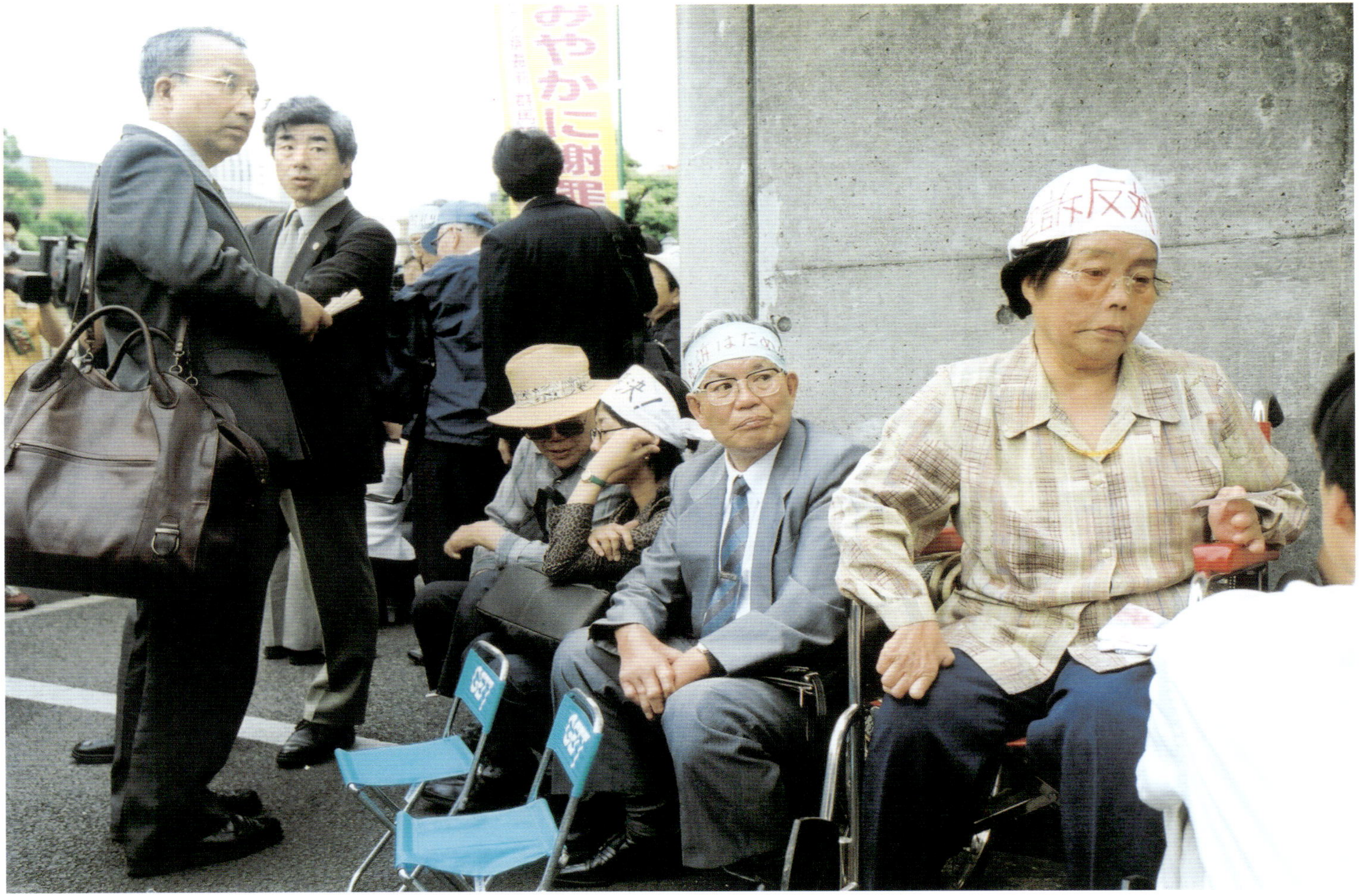

控訴断念を求め、首相官邸前で座り込む／2001年5月21日

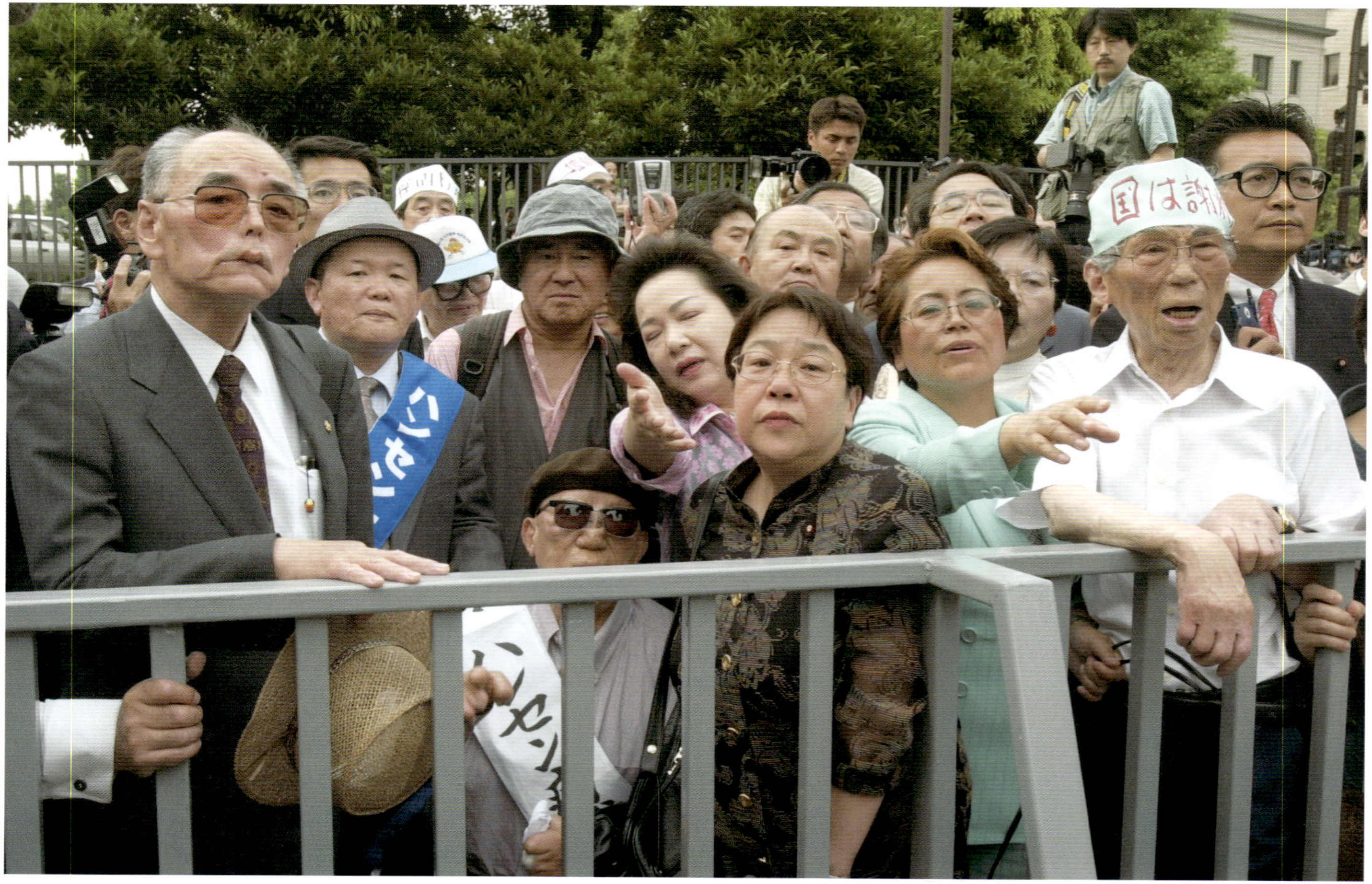

首相官邸前で、首相との面会を求める原告側／2001年5月21日

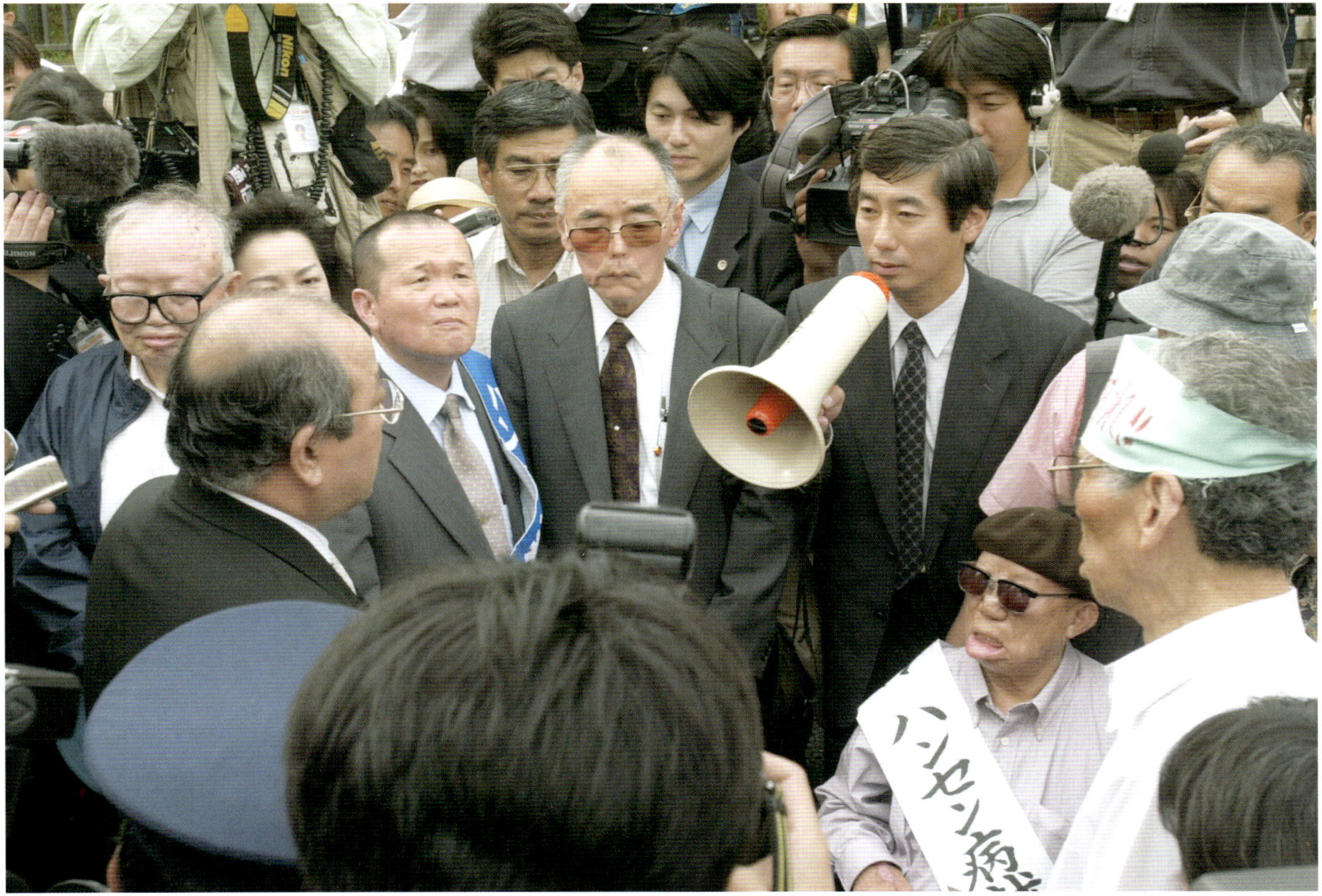

首相官邸前での攻防／2001 年 5 月 21 日

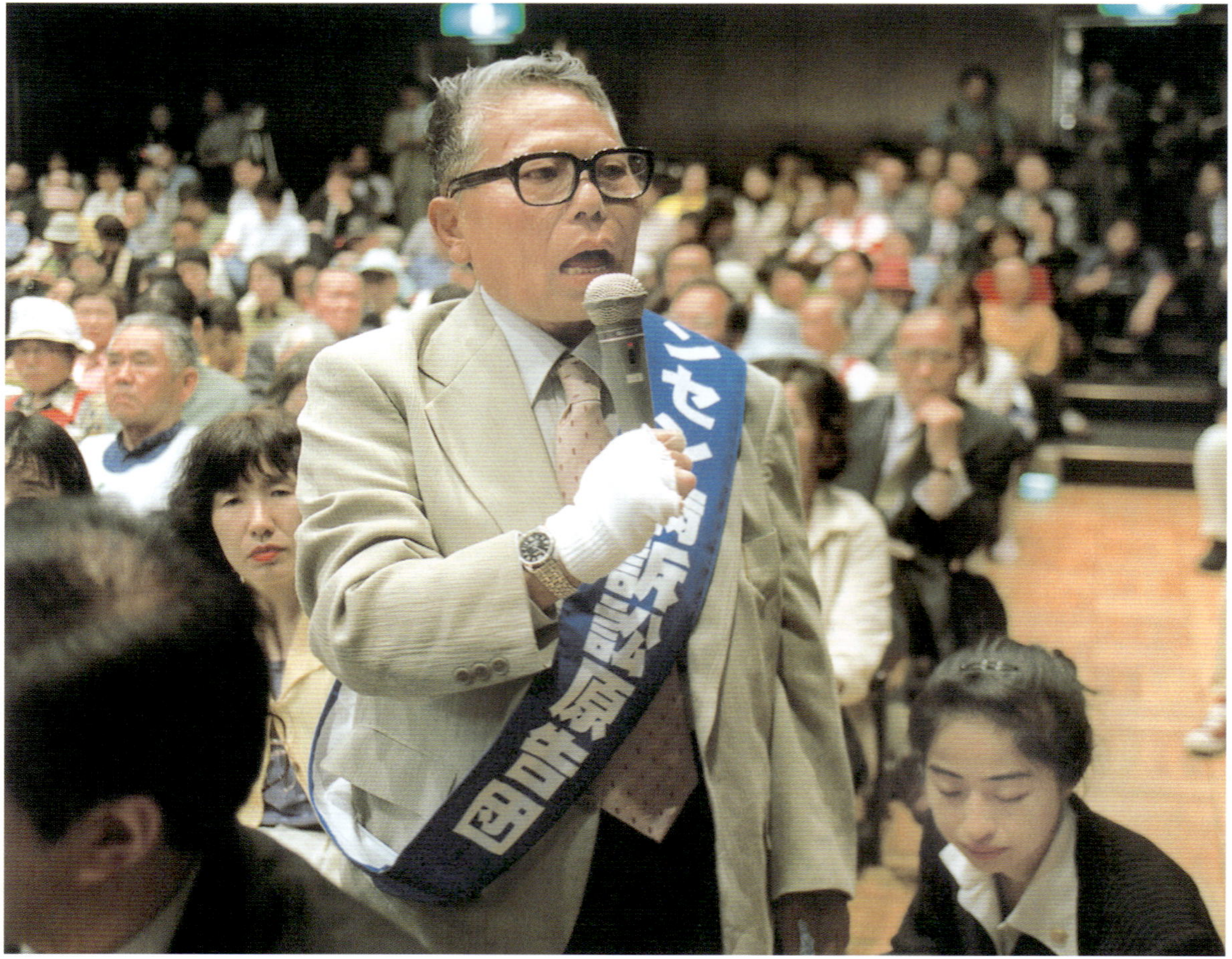

夜、開かれた集会で熊本から上京して控訴阻止を訴える溝口製次さん／2001 年 5 月 21 日、東京・永田町の星陵会館で

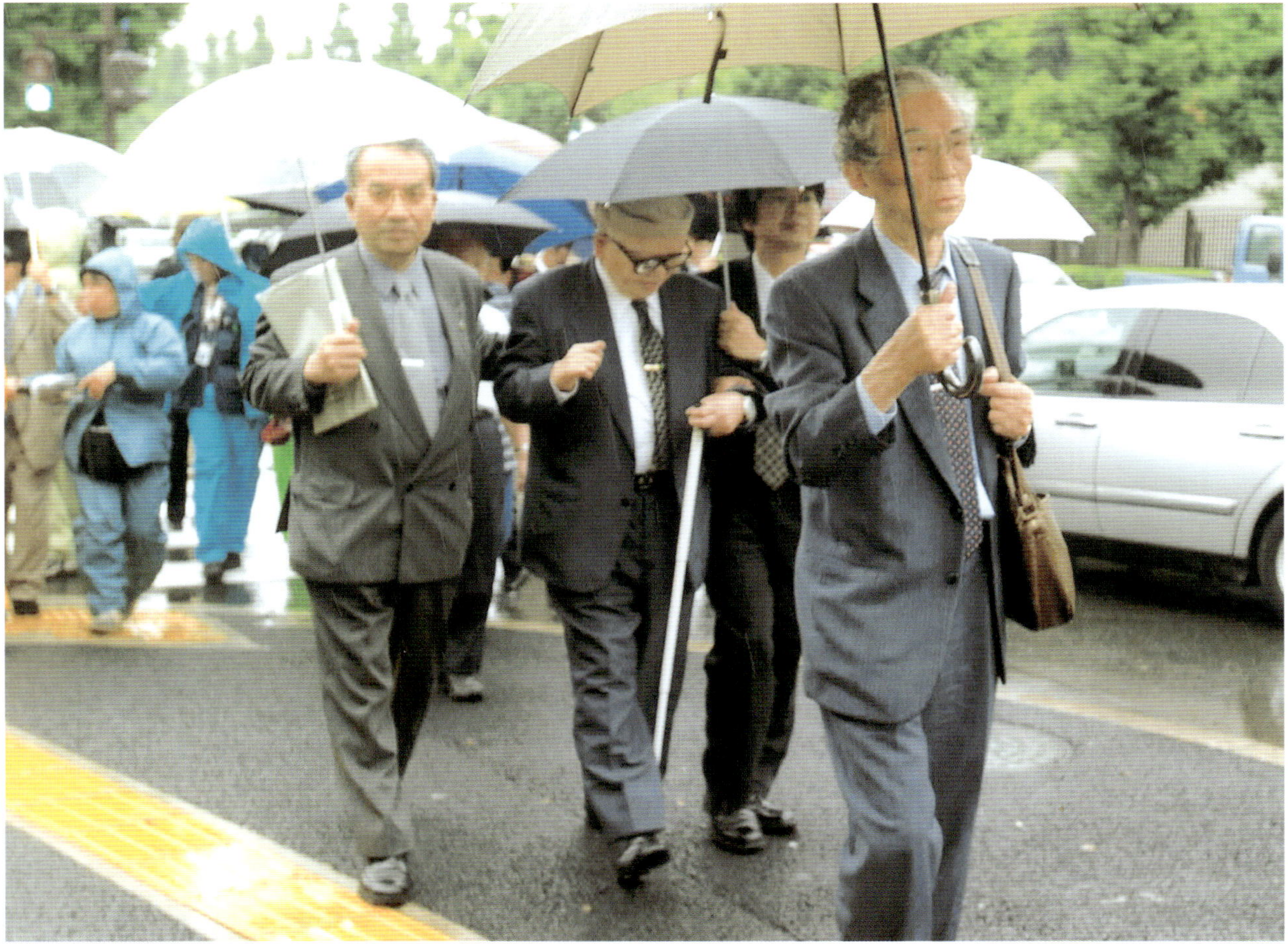

首相官邸に向かう代表たち／2001年5月23日、東京・永田町で

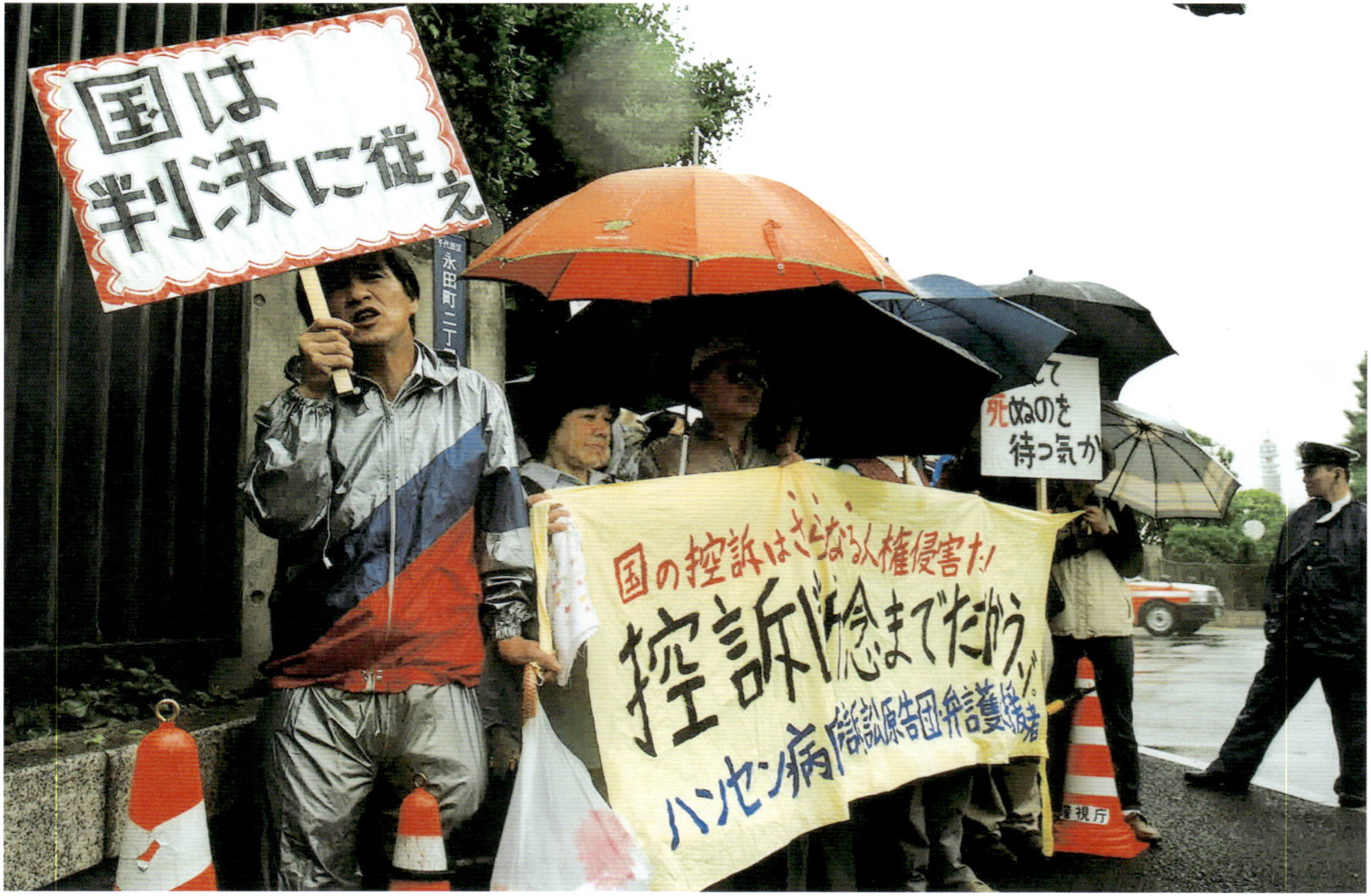

首相官邸前で「控訴するな」と叫ぶ支援者ら／2001 年 5 月 23 日

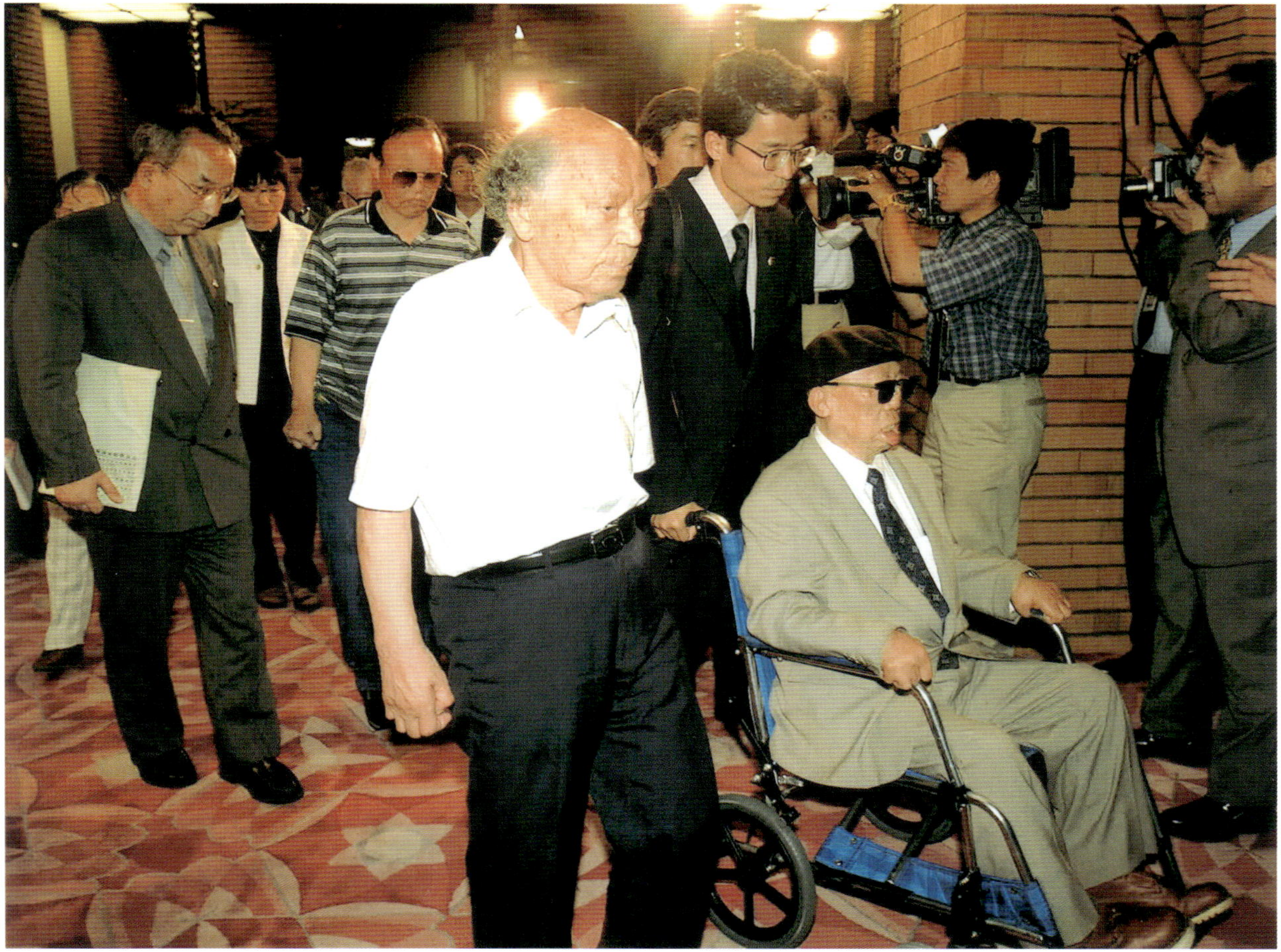

首相との面談に臨む代表たち／2001 年 5 月 23 日、首相官邸で

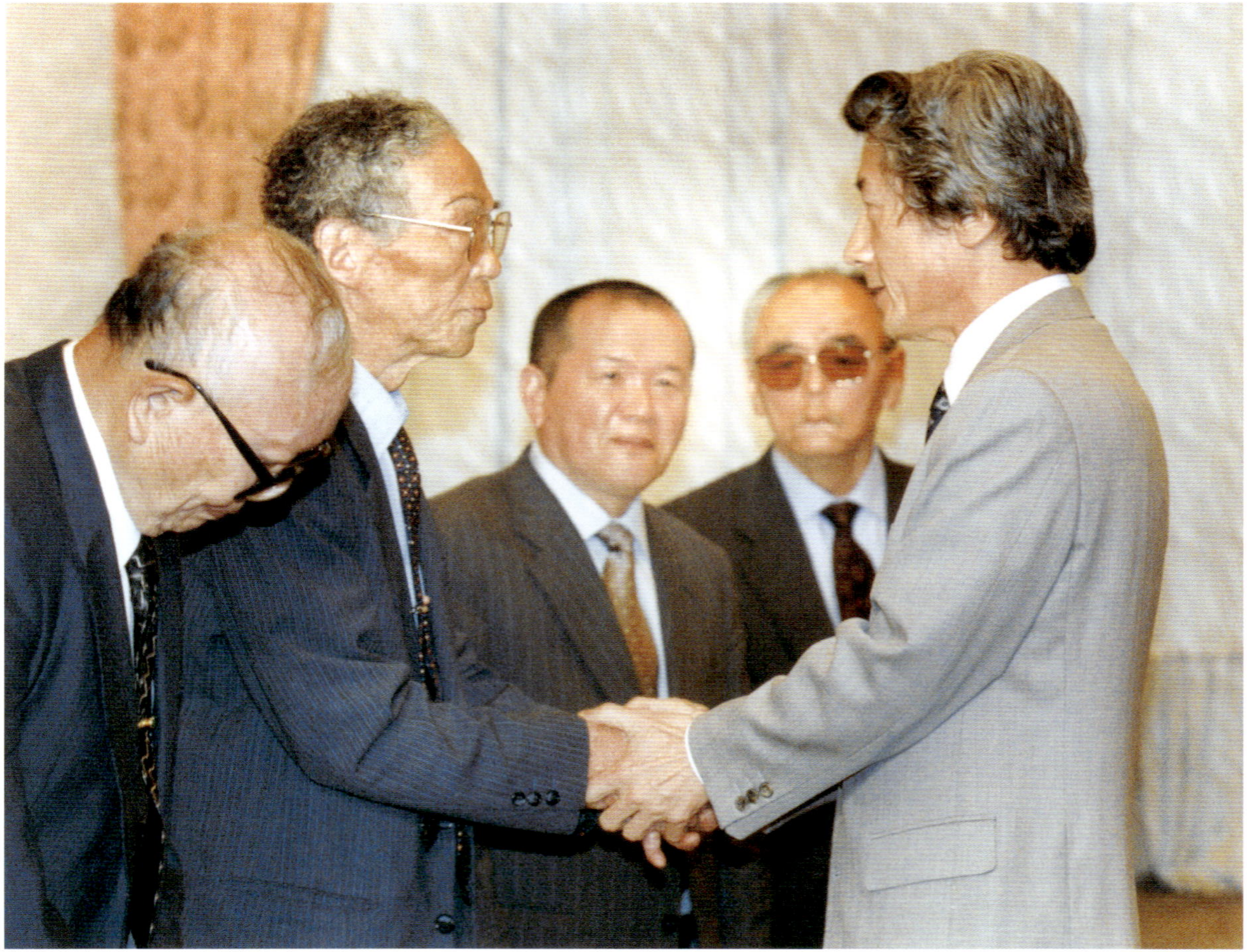

小泉首相（右）と面会する代表たち／2001年5月23日、撮影・朝日新聞映像本部　中田徹

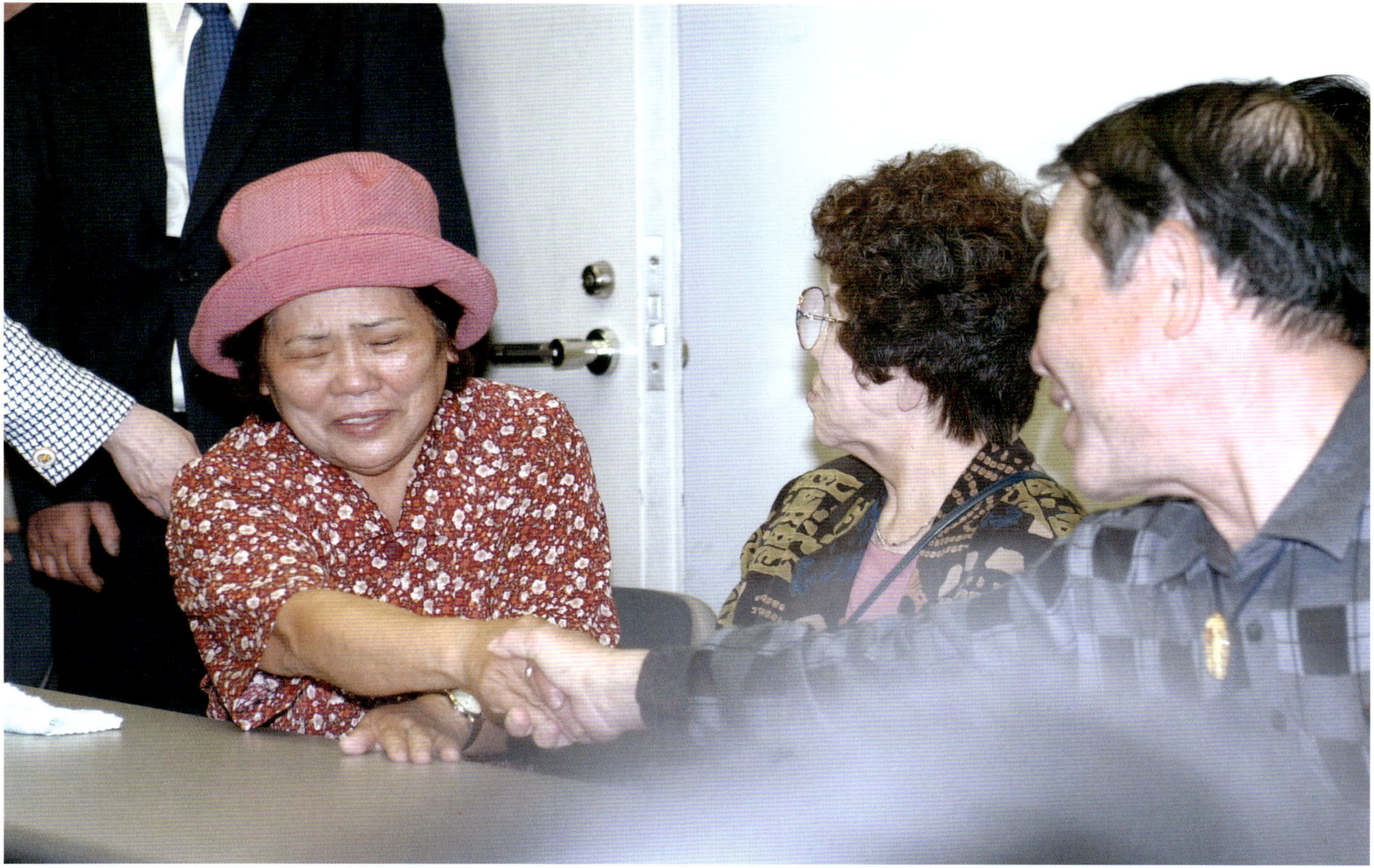

沖縄県から上京、控訴断念を勝ち取って握手を交わす金城幸子さん（左）と知念正勝さん／2001年5月23日、弁護士会館で

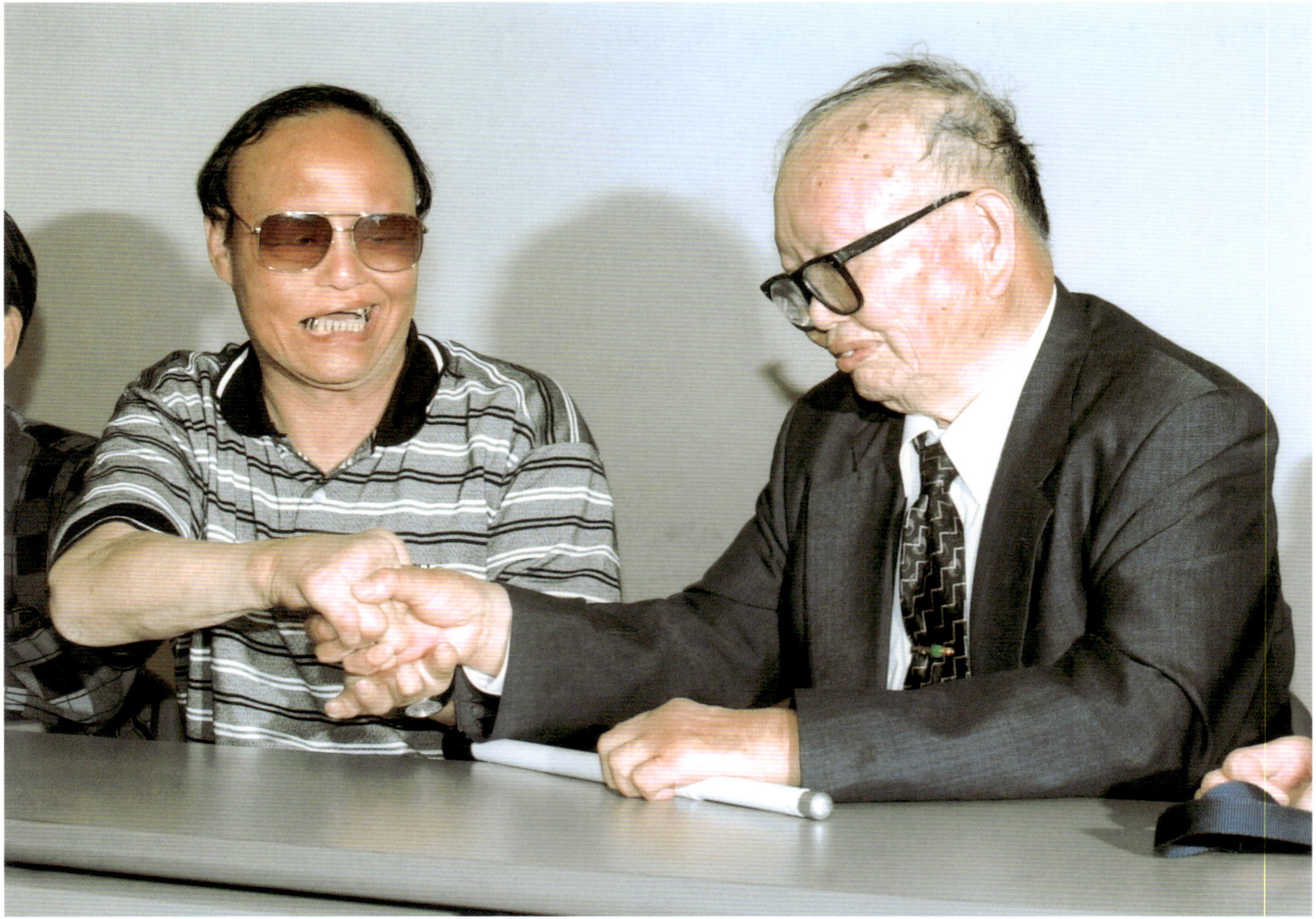

控訴断念を勝ち取り握手する千葉龍夫さん（左）と宇佐美治さん／2001年5月23日、弁護士会館で

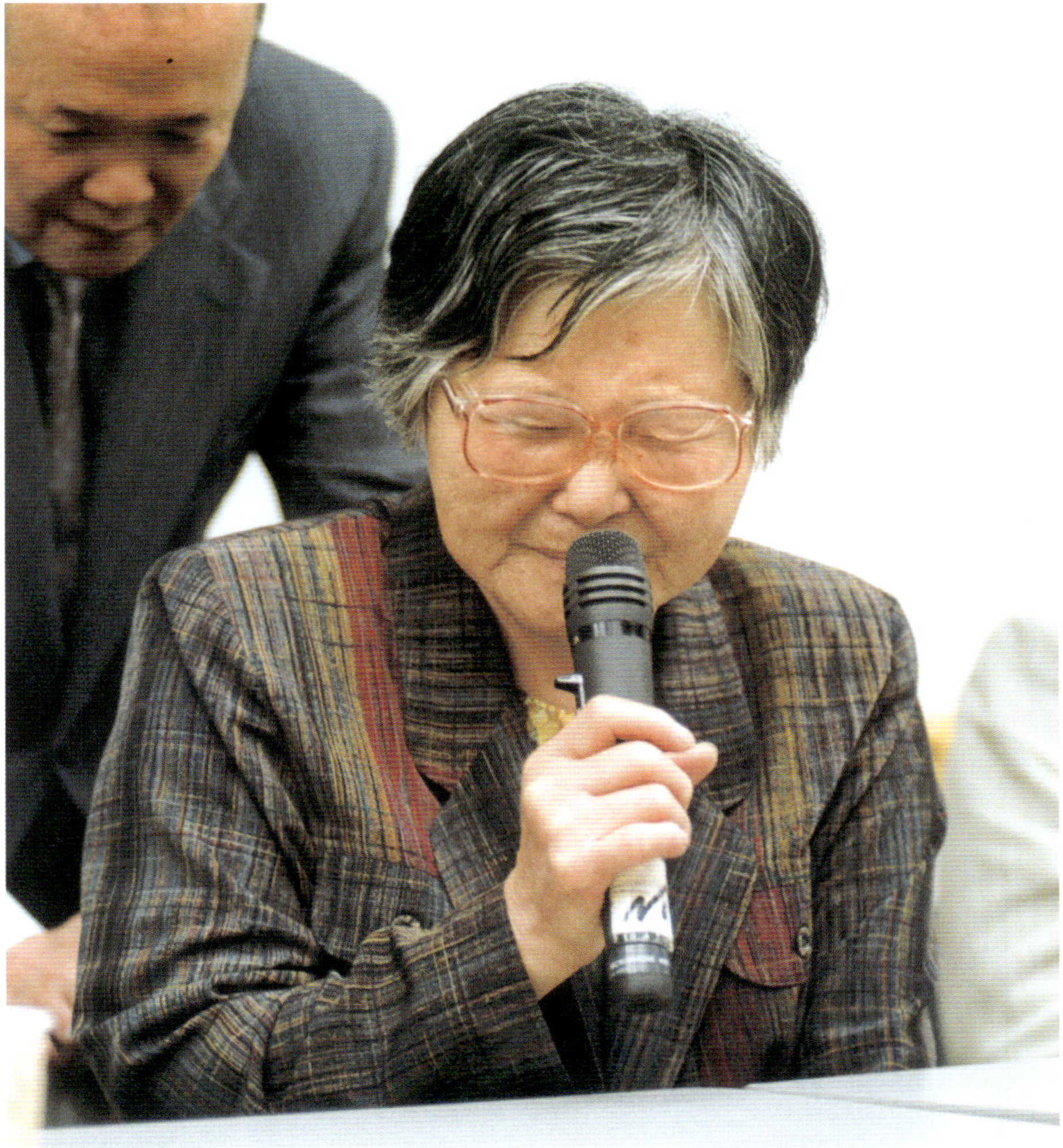

マイクを握りしめ会見する鷹志トキエさん／2001年5月23日、弁護士会館で

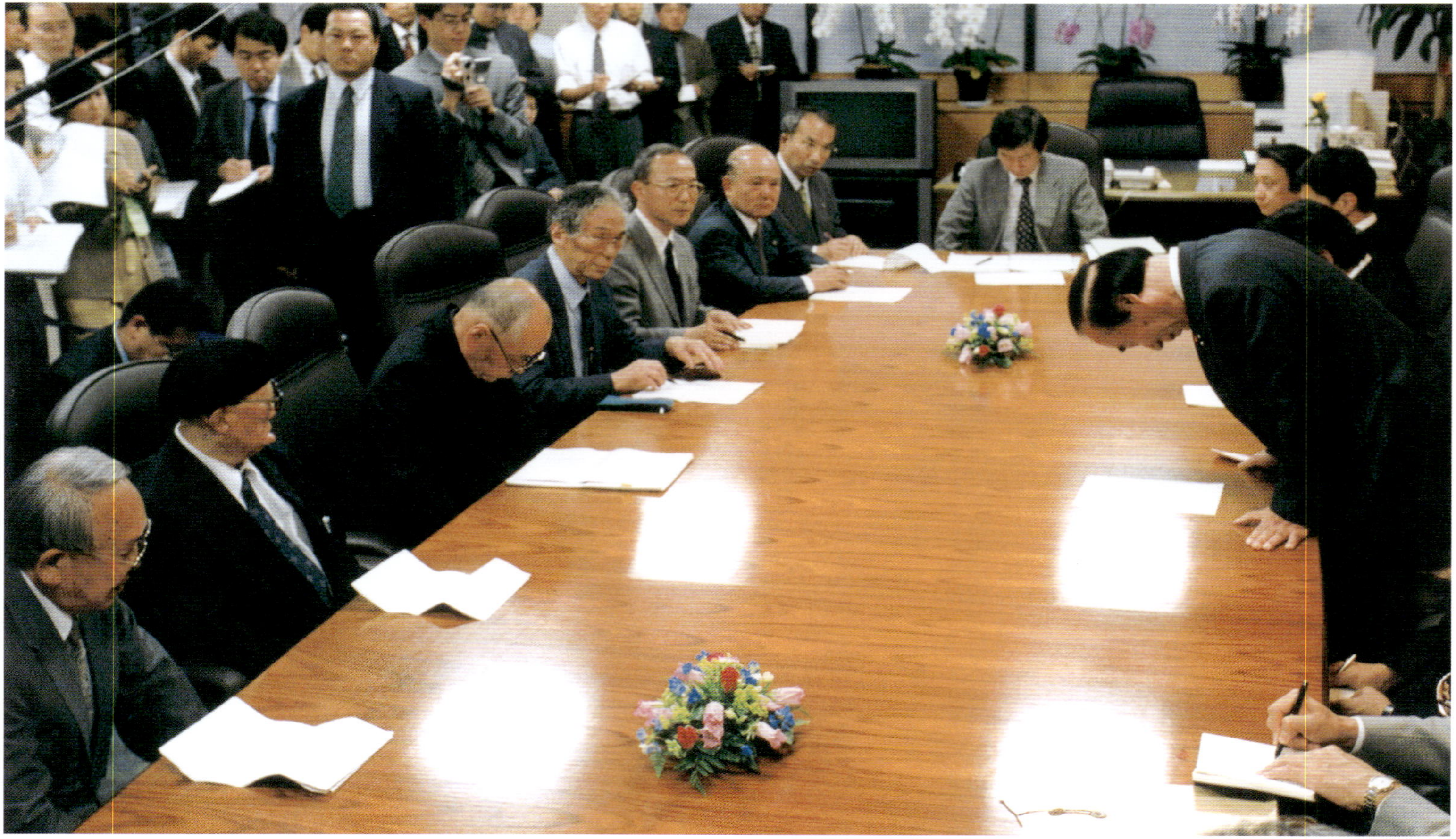

元患者側（左側）に謝罪する坂口力・厚生労働大臣／2001年6月1日、厚生労働省で

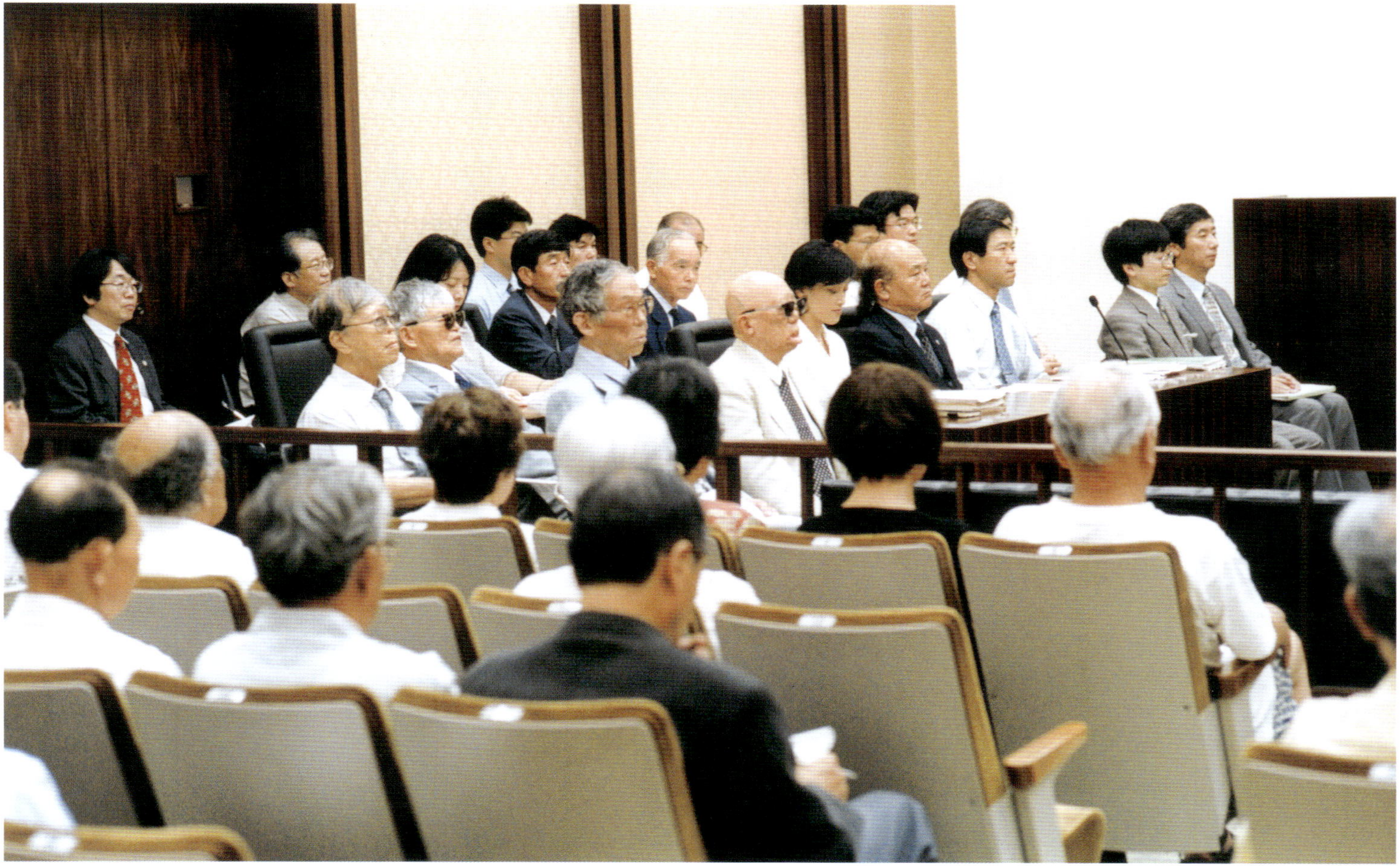

開廷直前の東京地裁 103 号法廷。この日、和解が成立／ 2001 年 7 月 27 日（朝日新聞提供）

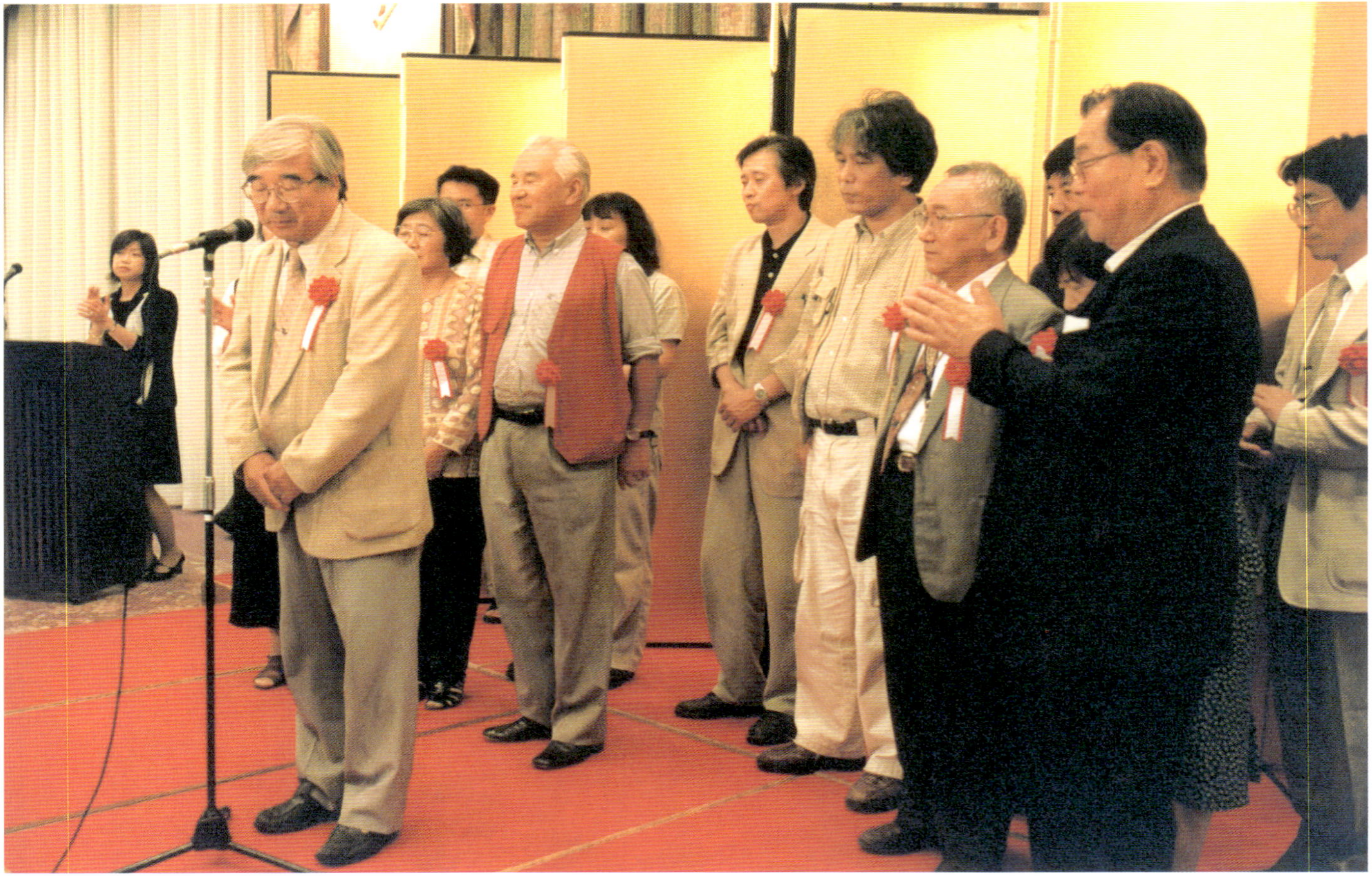

「勝訴確定を報告する集い」で、全国の支援者の労がねぎらわれた。スピーチするハンセン病国賠訴訟を支援する会・熊本事務局長の北岡秀郎さん／2001年9月6日、東京・九段で

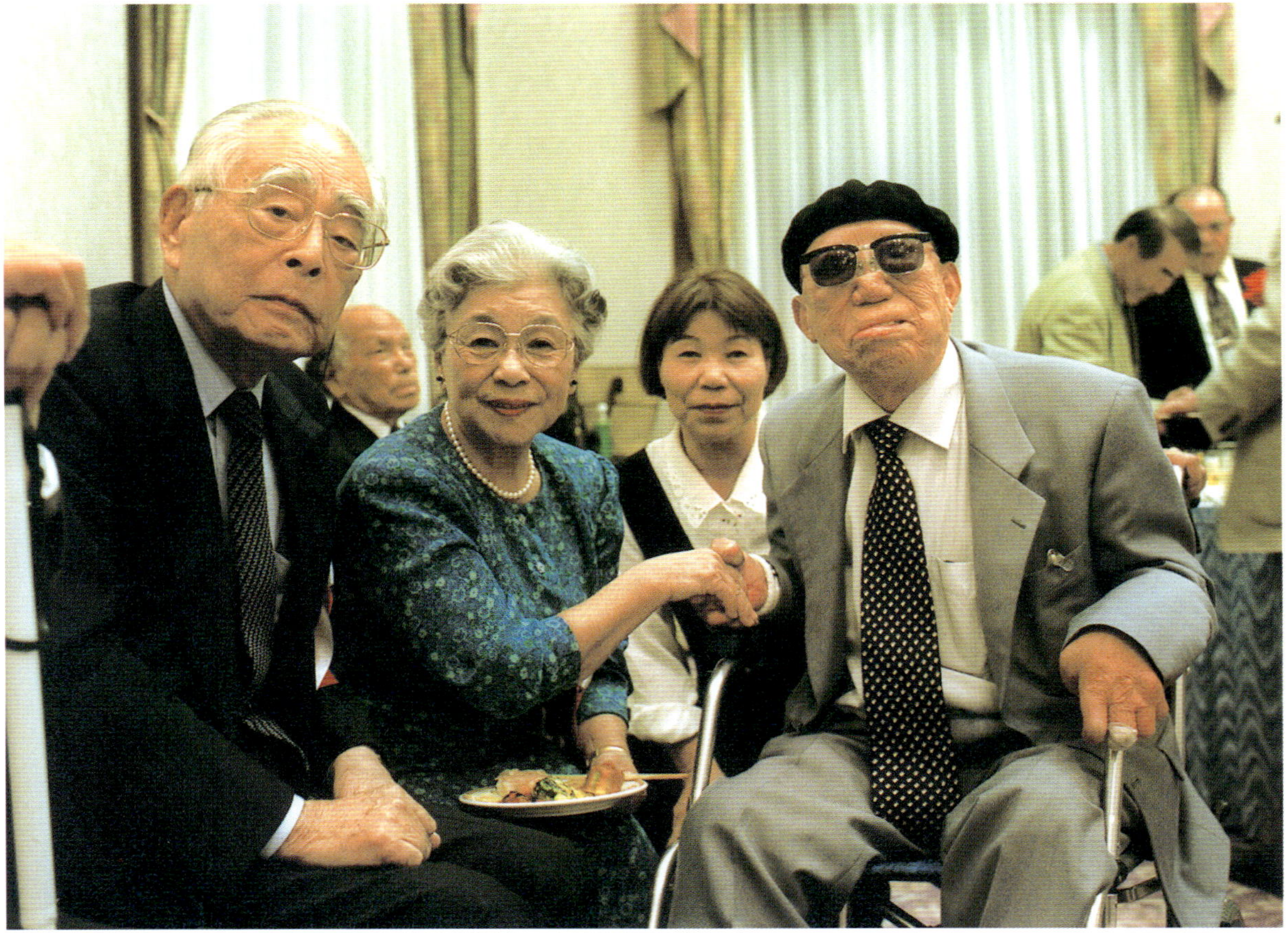

「勝訴確定を報告する集い」で、原告側に立って証言した犀川一夫沖縄愛楽園名誉園長（左端）らと再会した谺雄二さん／2001 年 9 月 6 日、東京・九段で

ファインダーの中の日々

高波　淳

「東京地裁に向かってください」——二〇〇〇年七月十八日午後、私は乗っていたハイヤーの中でそういい、進路変更をしてもらった。新聞社のカメラマンとして一日の撮影を終え、会社へ帰る途中だった。車の中でその日が、東京地方裁判所で「ハンセン病東日本訴訟」の口頭弁論がある日だったことを急に思い出したのだった。もう夕方といってもいい時間帯だった。「すでに閉廷しているかもしれない。いまさら私が行って何になるのか？」そんな思いも頭をかすめたが、私は裁判所へ行くことにした。ハンセン病訴訟の傍聴に行くのは、これが初めてだった。

熊本・東京・岡山の三地裁で争われている「ハンセン病国家賠償請求訴訟」。らい予防法（一九九六年廃止）による強制隔離政策で人権侵害を受けたとして元患者たちが国を相手に賠償や謝罪を求めて訴訟を起こしていた。東京地裁ではその「東日本訴訟」が係争中だった。

地裁の一〇三号法廷は満席で私の座る余地はなかった。私の知り合いの支援者、丹波三三夫さんの計らいで支援者の一人が席を譲ってくれた。少しでも報道関係者に裁判を傍聴させようという配慮だった。申し訳ないと思いながら好意に甘え、傍聴席に着席した。

証言台には、年老いた小柄な男性が立っていた。

「断種……」という言葉が耳に入った。

証人の鈴木禎一さんは、淡々と話した。おだやかな様子のこの人が、全国ハンセン氏病患者協議会（現在の全国ハンセン病療養所入所者協議会）の事務局長を永くつとめ、患者・元患者の復権運動に取り組んできたことは、そのときの私には知るよしもなかった。間もなく次回期日が告げられ、閉廷となった。

裁判所に隣接した弁護士会館で、原告側の報告集会が開かれた。鈴木さんのほか、東京地区原告団長の国本衛さんたちがいた。「ハンセン病・国家賠償請求訴訟を支援する会」の田中等代表が私を弁護団に引き合わせた。田中さんや妻の礼子さん、丹波さんたちは、首都圏で復権運動に取り組むアイヌ民族の支援者でもあった。私は北海道や首都圏でアイヌの人たちの取材をしていたため、これらの人たちと面識があった。

この年の三月、丹波さんに一冊の本を手渡された。『生きて、ふたたび』（毎日新聞社刊）と題された本には、ハンセン病患者と「在日」として、二重の差別を生きた国本さんの半生がつづられていた。ハンセン病訴訟が起きていることをはじめて知った。

「らい予防法」が廃止されたとき、私は同僚の書いた記事で隔離政策のもたらした人権侵害を知った。強制隔離による終生の拘束。肉親からの拒絶。子どもを生むことが許されずに行われた断種や堕胎手術…なぜ九十年もの長い間このような想像を絶する人権侵害が行

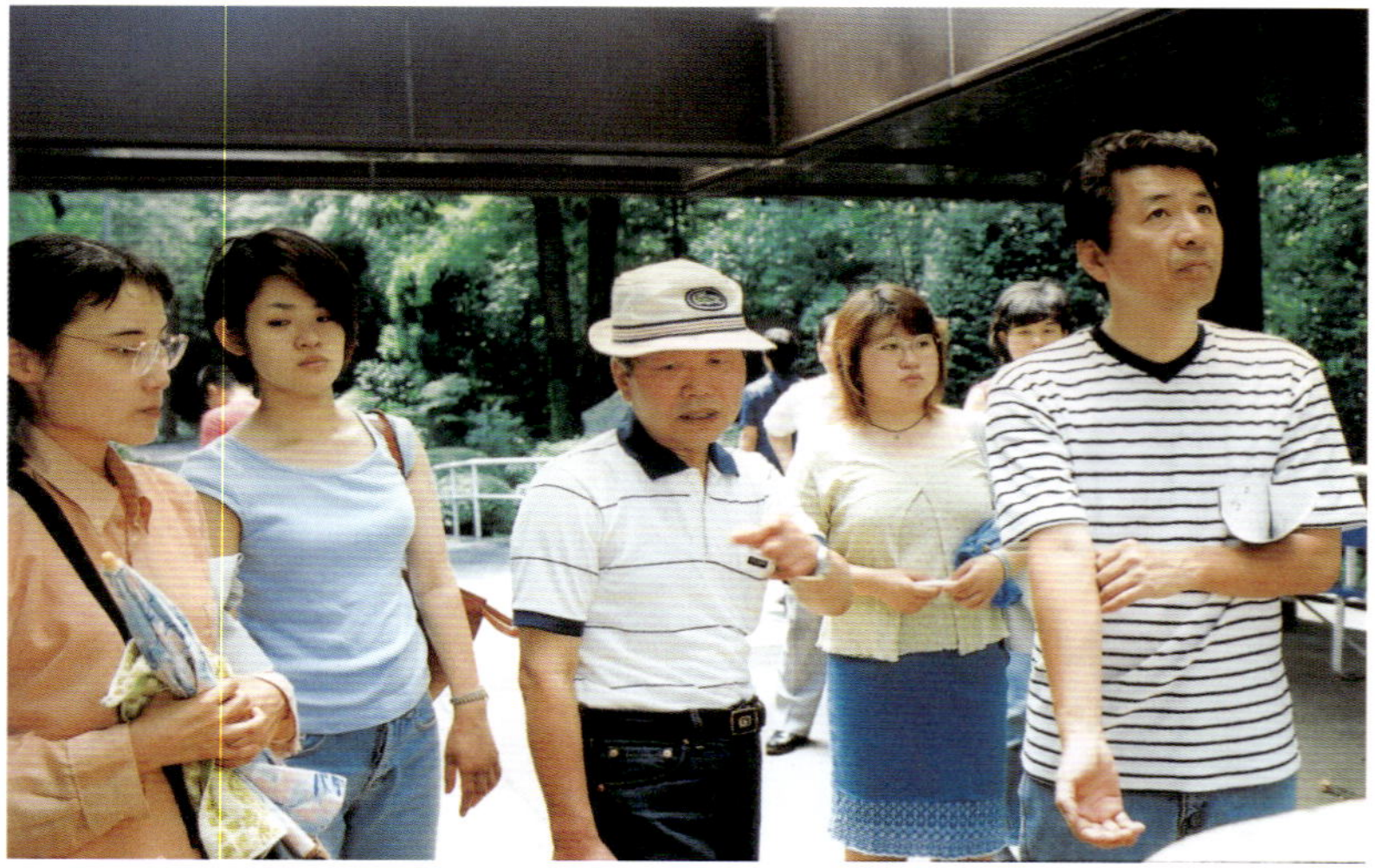

原告・弁護団と支援者の合宿で納骨堂を見学／2000年8月6日、多磨全生園で

われ、いまも偏見や差別が続いているのか。暗澹たる思いにかられた。

　しかし、そのとき正直なところ私は「あまりに重すぎるテーマで自分からこの問題に関わることはできない」とも思ってしまった。重大な問題だが、自分からは関わり合いになりたくない、という方が正確だったかもしれない。ハンセン病というテーマの先にあるであろう、暗く重いものを予感して、気が重くなった。それは、さらに正直に突きつめていくと「私はその人たちのようでなくてよかった」という意識や、「もし私がそうだったら生きていることができるだろうか」という問いにつながっているように思えた。

　幼い頃、祖父からであっただろうか、「顔や手足が腐る病気」と聞かされたかすかな記憶がある。高校二年のとき「砂の器」という映画を見て、遍路姿の父子が浜辺を歩くシーンに涙した。大学時代、古書店でフランスのカトリックの作家フランソワーズ・モーリヤックの「癩（らい）者への接吻」という小説の翻訳書を見かけ、購入したが読むことはなかった。これが私の中に入力されていた「らい」のイメージであり、ハンセン病との数少ない接点だった。

　新聞記者として隔離政策を知ってからもハンセン病問題に向き合うことなく、訴訟が起こされたことすら見落として過ごしてきた。

　「差別」をめぐる報道に多少なりとも携わると、報道する側の無知から、あるいは「善意」と思い込んで報道した結果からでも、報道された側を傷つけ、トラブルを起こしてしまうことがある。私がハンセン病問題に積極的にかかわろうとしなかった理由のひとつには、そういう事態を避けたいという私自身の「保身」の気持ちもあったと思う。

　こんな自分にジャーナリストとして関わる資格や力があるのか――はじめて裁判所へ向かった日、そんな迷いがあった。

　八月五日、私は東京都東村山市の国立療養所多磨全生《ぜんしょう》園を訪ねた。ここで原告・弁護団と支援者が行う一泊二日の「合宿」を取材するためだった。合宿は関係者が交流と連帯を深め、今後の闘いを議論する場だった。訴訟に関わっている多くの人たちと出会えると思った。

　都心から車で一時間半。生まれて初めて訪れるハンセン病療養所は真夏の青空の下にあった。事務棟や病棟と思われる建物を通りすぎると、桜並木に沿った平屋建ての住宅やショッピングセンターがあった。どこかの町の町営住宅の一角を思わせるような光景だった。人影はほとんどなく静かだった。その静寂の中でただ、耳に優しいチャイムのような音が繰り返されていた。私には何ともそれが不思議な雰囲気をかもしだしているように感じられた。合宿が開かれる園内の会館に向かった。

会場の和室には約六十人の元患者や支援者たちがいた。弁護士の若い女性は、ハンセン病訴訟が初めて起こされた熊本で司法修習をしたと自己紹介していた。大学や看護学校に通いながら支援活動をする若者もいた。全生園の入所者のほか、療養所を退所して生活している「退所者」（社会復帰者）の姿もあった。

この場で参加者たちは「スティグマ」という言葉を使って話し合っていた。烙印《らくいん》とでもいう意味だろうか。国が元患者にスティグマを押しつけて人格を破壊したということが議論になっているようだった。国家や社会が、元患者らに「劣った人間」としてのレッテルを貼り付ける。そうされた人々は本当に自分が「劣った人間なんだ」と思い込んでしまう。さらに「だから、どんなにひどい仕打ちをされても仕方がない」とさえ思う……こんな風に議論は続いた。

「私たちは病気になっても普通の人間なんです」。鈴木禎一さんがいった。

退所者の一人、冬敏之さん（故人）が新聞記者だという私に「元患者を訪ねたときは、出されたものは遠慮なくいただくといい」といったのが印象に残った。ハンセン病は感染力の非常に弱い感染症であるにもかかわらず遺伝病と間違われ、さらに隔離政策によって「恐ろしい伝染病」との誤ったイメージが植え付けられた。「手渡した缶ジュースを、療養所の職員が水道で洗っている姿を見て心が傷つけられた」という元患者の痛みにまで、そのときの私は思い至らなかった。

夕方の懇親会で、近くに座っていた女性が顔に手を当てて泣いていた。入所者のFさんだった。

「昭和二六年、十六歳で強制収容されました。岡山駅に夜中に着いて、舟で邑久《おく》光明園に渡りました。待っていたのは強制労働でした……」。

Fさんは自分の名前を「本名です」といった。

強い偏見と差別の中、療養所の中でつけられた「園名」など、本名以外の名前を名乗らざるを得ない人が多いが、Fさんは療養所で本名を名乗っているということだった。若い支援者の夫妻がFさんのことばに耳を傾けていた。その夜遅く私は帰り、翌朝、再び全生園を訪ねた。

参加者は森元美代治さんの案内で園内を見学した。「望郷の丘」と呼ばれる入所者が造った高台、園内で学校として使われていた「全生学園」、納骨堂、ハンセン病資料館などを歩いて回った。園内にお寺や教会が建っている一角があった。外の社会と隔てられた中に一つの町がある、そんな印象だった。

私が不思議に感じたチャイムのような音は、目の不自由な人のための盲導鈴《もうどうれい》であり、園内の道路の端には高さ六、七〇センチくらいのところに白いペンキを塗った盲導柵《さく》が張り巡らされていることも分かった。また「面会人宿泊所」

という施設があることも知った。

合宿の取材を終えた私は、国本さんの部屋を訪ねた。長屋形式で、畳六畳分の広さの部屋が一間。部屋の先には縁側と小さな庭があった。

「昔、妹に縁談があると知ったとき、面会にきた母と妹に『親子・きょうだいの縁を切る』といって別れた。母と妹が幸せに生きるためには私の存在はないことにした方がいいと思った…」と、国本さんが語りはじめた。

「しかしその後、妹と連絡を取り、妹の夫にも私の存在を知らせる手紙を書いた。迷いに迷った末に投函した。妹の夫から『家族全員で泣きながら手紙を読みました』と返事が来た。手紙を書いたことは私にとって大きな賭けだった。だが、勇気がいることだけれど偏見と闘っていかなければならないと思ったんだ…」。

自分という存在はないことにした方がいいと国本さんに思わせたものは何なのか。長年にわたる患者たちの苦しみや悲しみ、葛藤、それを乗り越えての闘いがどんなものであったか、その一端をかいま見た思いがした。

ためらいながらもハンセン病療養所に来て、元患者や支援者たちに出合い、ほんの僅か、それまで見えなかったものが見えてきたような気がした。

カメラとペンで自分にも何かができないだろうか。結果がどうなるか分からないが、私は自分なりに微力でもハンセン病問題にかかわっていこうと心を固めた。

◇　◇

カメラマンとしてハンセン病に関わる私には、自分の中で解決しなければならない課題がいくつかあった。ひとつは被差別の重みの中で生きている人を写すときの肖像権、人権の問題である。新聞に写真や記事が載ることでプライバシーが侵害され、さらに差別が助長され迷惑がかかる、それまでの生活が破壊される、そんなケースが想定できた。

もうひとつは、後遺症などを持ち、外貌ゆえに差別にさらされてきた人たちを被写体にすることの重みである。合宿で出会った女性の一人は名刺を渡すと、ほほ笑みながらも「カメラマンは嫌いよ」といった。

私が撮られる側だったら、嫌だと思うだろう。「撮られたくない」と思っている人にレンズを向けるのは暴力ではないのかと自問した。

ハンセン病問題を読者にきちんと伝え、理解してもらうために、本人の許諾を得ての撮影なら許されるかもしれないと思った。また、闘いの記録として、過酷な人生を生きてきた人たちの記録としてなら、意味があるのではないかと思った。いずれにしても私は、写真撮影に応じてくれる人は少ないだろうと予測した。

九月十二日、私は再び東京地裁で原告本人尋問を取材した。傍聴席は満席だった。白いカバーをかけた「記者席」は二つだけだった。

初めに群馬県の原告・中原弘さんの主尋問があった。中原さんの尋問は、五歳のときハンセン病だった祖母が療養所への収容を嫌って自殺したという証言から始まった。

栗生《くりゅう》楽泉園での強制労働、父の籍から抜かれたこと、失明などの証言が続いた。

尋問が園内にあった学園「望《のぞみ》学園」の友だちのことに及んだ。

「友だちが実家に帰ってそこで亡くなったということがありましたね」と弁護士が尋ねた。

「はい」。

「その話を聞いてあなたはどのような気持ちを持ちましたか」。

「うらやましいと思いました」。

「どうしてですか」。

「…親のそばで死ぬということがうらやましかったです」。中原さんが絞り出すような低い声で答えた。泣いていた。

さらに、複数の公立盲学校からの入学拒否や、それを乗り越えてはり灸マッサージ師として自立した体験が語られた。

裁判官からの「国にどのようなことを望みますか」との質問に「今日もなお偏見が残っていて実家の冠婚葬祭にも招かれず、父母の墓参もできていない。これらを全部裁判で明らかにして、これまで受けた損害を賠償して謝っていただきたい」と答えた。

続いて証言した森元美代治さんは、多磨全生園の医師の反対を押し切って退所して大学に進学した体験を語った。

卒業して就職したが再発した。「自分で切り開いたはずだった人生」が崩れ去っていった。

後年、両親の墓参をするのにサングラスにハンチング姿で行かなければならなかった体験が語られた。

「何で両親の墓参りをするのにこんなみじめな思いをしなければならないのか。墓石を抱いて泣きました」。森元さんの嗚咽《おえつ》が法廷に響いた。

気がつくと二人の証言者が語る世界に私は強く引き込まれていた。肉親との断絶や社会の偏見・無理解、そんな中で人間として自立して生きようとする姿がそこにあった。凄惨なハンセン病隔離政策の中を生き抜いてきた人たちのことばには、聞く者のこころを揺さぶる力があった。

十月十五日、千代田区公会堂で原告・弁護団と支援者が企画した集会が開かれた。約七百人が集まり、沖縄や岡山など全国の原告たちも参加して支援を訴えた。合宿で出会った全生園のFさんも被害の実態を訴えた。Fさんの証言はステージからではなく、客席からだった。写真撮影は禁じられ、報道関係者に対しFさんの氏名の報道をしないようアナウンスがあった。

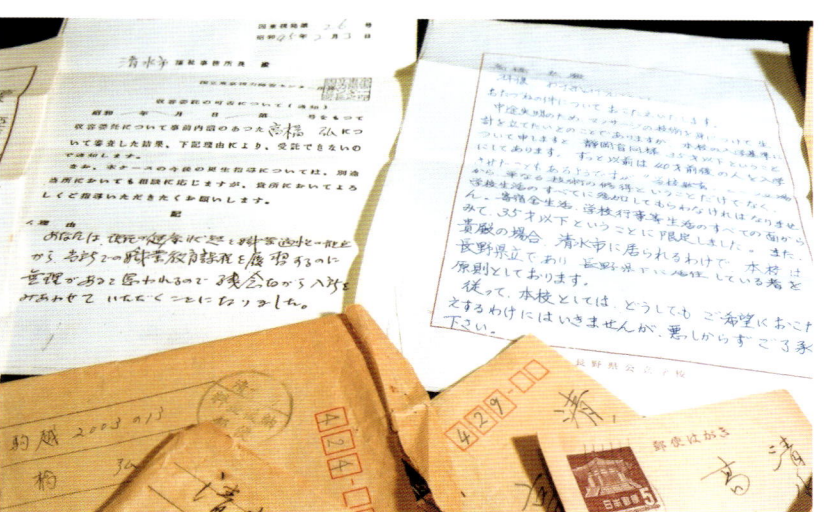

盲学校入学や視力障害センター入所を断る中原弘さんへの手紙類

「私は京都大学の皮膚科特別研究室で小笠原登先生の診察を受けました」とFさんは語った。

故小笠原登医師（一八八八〜一九七〇）はハンセン病の隔離政策に反対し、外来治療を行ったが、当時の「日本癩《らい》学会」から異端視された人だった。

「……戦後も京都大学病院への通院は続きました。昭和二五年ごろから、毎日プロミンの注射を受けるようになって斑紋はきれいになりました。当時の主治医の先生に『あなたは無菌です』ともいわれました。昭和二五年ごろ、家に保健婦らしい人が何回も来て、私に療養所に入るようにと強くいいました」。

なぜ無菌なのに療養所へ入れらなければならないのかと、聞いても医師は答えてくれなかった。Fさんは療養所（邑久光明園）への入所を強いられた。

「…入園して間もなく、結核病棟の付き添いをさせられるようになりました。六人ほどの患者さんの食事の世話、下の世話、トイレの掃除、部屋の掃除などをしました…私は付き添い作業がつらく、また一生島流しに遭っているのがいやになって自殺しようとしました。真っ暗な中、海に入っていったら死ぬのが怖くなって、岩にしがみついて助かりました…『らい予防法』がなかったら私の人生は変わっていたと思います…たいしたことはできなかったかもしれませんが、親の一人ぐらいは自分で養えたと思います」。Fさんは声を震わせていた。

東日本訴訟の法廷は、ほぼ月に一度のペースで開かれていた。十月三十一日、被告の国が申請した証人に対する主尋問があった。厚生省の官僚や療養所関係者三人が証言した。

厚生官僚は「らい予防法の見直しを検討する際、全患協（現在の全国ハンセン病療養所入所者協議会）の幹部から、『らい予防法によって外出制限などを受けているから撤廃してほしい』とか、『現在人権侵害を受けているから何とかしてほしい』といった要求はなかった」との趣旨で人権侵害を否定した。

また「入所者が安寧で平穏な日々を過ごすには、処遇の維持継続が大事だという観点から、入所者にとっていい方向で法廃止ができたと思っている。それが、訴訟という行為で一部の人と他の人に不公平が生じるような事態は、法廃止を望んだ多くの入所者の真意ではないと思うし、このようなことで裁判になったのは残念だ」との趣旨の証言をした。

元療養所副園長は「法廃止の際、大多数の入所者は一律に処遇の保証をしてもらうことによって、個別の賠償請求や補償請求を求めない考えだったと聞いていた。仮に賠償金をもらうとすれば、そのまま園で現在の処遇を受け続けるのは『二重取り』になると思うから理念上は退所すべきだ」との見解を示した。

療養所に暮らしながら原告になるということは、「裁判をするなら療養所から出て行け」とも受け取れる国側の「圧力」と闘わなければならないことをも意味していた。

支援者たちは、療養所内の入所者の住居を訪ねてビラを配り、原告を増やそうとしたが、なかなか増えないといっていた。「そっとしておいてほしい」。「国の世話になりながら…」そんな思いを抱いている入所者も少なくなかった。原告になった人でも匿名で裁判を闘わなければならないケースが多かった。

　このころから、私は裁判の傍聴と並行して全生園で元患者の個別の取材を始めた。了解を得られた人については、インタビューを録音させてもらった。取材で得られる証言は重要な歴史の証言になると思った。インタビューの後で少しだけ写真を撮影させてもらう――そんな取材スタイルが徐々に定着していった。

　国側証人に対する反対尋問が行われたのは十二月十二日だった。原告側の弁護士は証人に対し、全患協が「らい予防法見直し検討会」の中で繰り返し「国は人権侵害を行ってきたのだから損害賠償と謝罪をしてほしい」と訴えてきたことなどを認めさせ、国側の主張を突き崩していった。

　十二月二十三日、全生園に原告・弁護士・支援者たちが集まった。弁護団から東日本訴訟の吉戒修一裁判長が一月六日付けで法務省人権擁護局長に異動するという報告があった。吉戒氏の異動が裁判にどう影響するのか。新しい裁判長に引き継ぐことで訴訟が長びくのではないか――原告や弁護士たちに動揺が広がった。

　年が明け二十一世紀になった。

　一月十二日、熊本地裁で争われていた西日本訴訟（一～四次提訴分）が結審した。その日の夜、私は熊本支局の担当者柳澤尚樹記者に連絡を取った。熊本から西日本訴訟結審を伝える西部本社発行の紙面の大刷り（校正刷り）がファクスで送られてきた。西日本訴訟の判決は五月十一日だった。

　一月十四日、三つの訴訟の弁護団が多磨全生園に集まって会議を開いた。会議終了後の懇談会を取材した。原告・弁護団が今後どのような闘いを展開するのか知りたかった。群馬県草津町の栗生楽泉園や岡山県邑久町の邑久光明園で出張尋問や現地検証があり、そのための準備が進められていることが分かった。

　この懇談会で知り合った弁護士の一人に、「朝日新聞社は過去に、隔離政策を推進した光田健輔医師を表彰していますね」といわれた。知らなかったので戸惑った。後に調べたところ光田氏（一八七六～一九六四）は「救らい事業への貢献」を理由に一九四九年度の「朝日賞」（社会奉仕

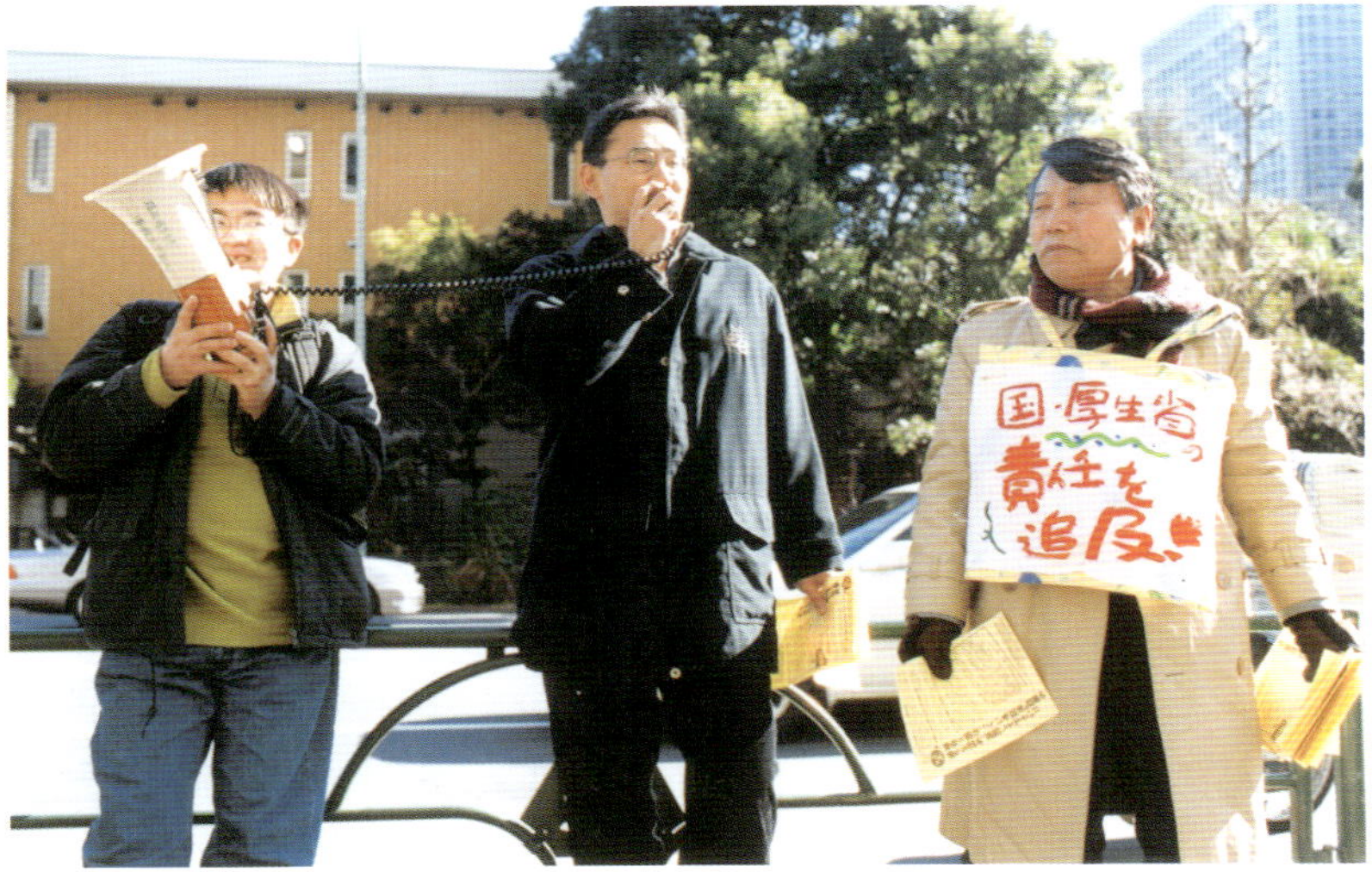

厚生労働省前での街頭活動／2001年1月16日

部門）を受賞している。一九五一年には文化勲章を受章。この年の参議院厚生委員会で、優生手術や患者の脱走を防ぐための逃走罪の必要性を訴えた。古い新聞記事を調べると他の新聞も、いま原告側から批判されている光田氏を「救らいの父」などと称賛していた。私はこうした事実を重く受け止めざるを得なかった。

一月二十九日、私は岡山に向かった。岡山支局と連絡を取り、三十日にある瀬戸内訴訟の現地検証の取材に加わらせてもらうことにした。邑久光明園では、前年十月の検証で、堕胎児や解剖された臓器の標本が確認されたと知らされていた。

下見をしようと思い、赤穂線の邑久駅からタクシーで光明園を目指した。三十分ほど走ると、道が右にカーブするところに橋が架かっていた。「邑久長島大橋」と橋のたもとに記されていた。

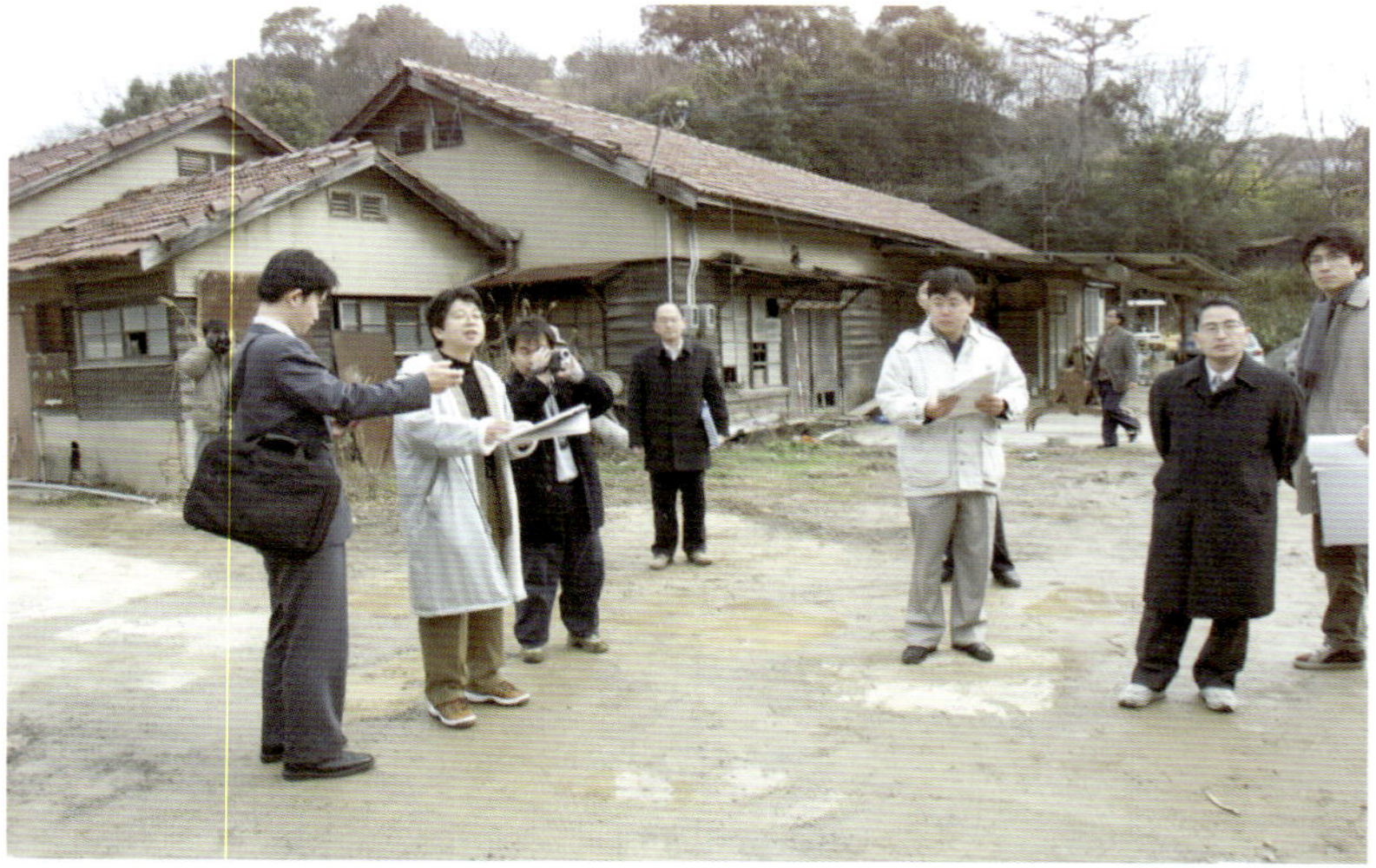

邑久光明園での現地検証。後方は少年舎／2001年1月30日

その先が、邑久光明園と長島愛生園の二つの療養所がある「長島」だった。橋が架かったのは一九八八年。それ以前、島との行き来は船で行われた。「本土」と島に挟まれた海峡は短いところで約三十メートル。この海を泳いで逃げようとして力つき、命を落とした患者たちがいたことも聞いていた。

橋を渡り、高台にある光明園の管理棟に着いた。そこから見える海には筏《いかだ》がいくつも浮いていた。「牡蠣《かき》養殖の筏ですよ」と運転手が教えてくれた。ここへ収容されていたFさんは「私はあの瀬戸内の明るく穏やかな海が大嫌いです」といっていた。ほんとうに明るく穏やかな海だったが、Fさんにとっては閉じこめられた人生の象徴だったのだろうと思った。海や橋をカメラに収めて、打ち合わせのため岡山支局へ向かった。

支局の担当者尾崎千裕記者は「新聞記者になって一年目です」といいながら、分厚い裁判の資料を次々とコピーしてくれた。

一月三十日早朝、尾崎記者の運転する車に便乗して邑久光明園を目指した。「岡山ブルーライン」と呼ばれる有料道路を走った。車窓からは朝の光の中、海に浮かぶ小島が眺められた。光明園に着いて現地検証が始まるのを待った。

午前九時すぎ、裁判官たちを乗せたバスが光明園の管理棟に到着し、検証が始まった。この検証で撮影が許されているのは「少年舎」と呼ばれる建物での検証場面だけだった。裁判官、原告・弁護団、国の代理人が少年舎の前に徒歩で到着し、弁護士が説明を始めた。裁判長らが少年舎の中に入って検証した後、報道関係者も中に入った。一九三九年に建てられたという少年舎は、いまは資材置き場になっており、部屋の障子は破れ荒れ果てていた。

原告の一人で、かつてここで過ごしたことがある竹村栄一さん（故人）は「狭い部屋に十二、三人が折り重なるように寝起きしていた」と話した。

夕方の検証終了後の記者会見まで時間があったので、記者たちはこれまで取材した分の記事を入力し始めた。私も、電子カメラで撮影した写真をパソコンと携帯電話の「PHS」で送稿しようと試みた。ところが、PHSの表示窓に「ただ今使用できません」という表示が出た。PHSが故障したのだと思った。

記者の一人が「近くの備前市役所の記者室に行って原稿書きや送稿をしよう」といった。記者たちは車で備前市役所へと移動した。私もそこに行けば何とかなると思った。

光明園を出て二、三十分したときだった。突然、PHSが「ピーッ」と鳴り、「ただいまから利用可能な圏内に入りました」との表示が出た。PHSが故障していたのではなく、光明園がPHSの電波の届く範囲外だったということが分かった。それは、隔離施設としてのハンセン病療養所の立地条件を象徴しているように思えた。検証では療養所の立地を巡り、国側が「温暖で療養には最適」と述べ、原告側は「隔離の地として最適なために選ばれた」と反論し、見解の相違が浮き彫りになった。備前市役所で送稿をして光明園に戻った。「裁判長ら邑久光明園を検証」の記事と写真は翌日の岡山版で報じられた。

一月下旬から二月にかけて、私は休みも利用して群馬県の原告たちの取材を始めた。中原弘さんの自宅を訪ね、草津の栗生楽泉園にも何度か足を延ばした。楽泉園には、原告・弁護団の了解を得て、出張尋問の準備に入る弁護団に同行した。上越新幹線と吾妻線を乗り継ぎ、長野原草津口駅からは地元の弁護士の車やタクシーに分乗した。雪の積もったカーブの多い道を登り、五十分ほど行ったところに栗生楽泉園はあった。

楽泉園には東日本原告団長の谺雄二さんや浅井あいさん、鈴木幸次さんたちや支援者の中野泰さん、良枝さん夫妻が待っていた。目の不自由な浅井さんに、「点字でなくて申し訳ありませんが」と名刺を渡した。浅井さんの指に知覚がないことをそのときは知らなかった。鈴木幸次さんからは半生をつづった自著「わくら葉の心」をいただいたが、その冒頭には、小学校のとき膝にやけどをしたのを気づかずに帰宅したことが記されていた。

後で訪ねた鈴木時治さんも小学校の朝礼に遅れ、教師に軍靴で足をけられ皮膚がめくれて血だらけになったが、痛くなかったと語った。たとえば手足に「知覚まひ」のある人が強制労働に狩り出され、傷を作っても気づかずに悪化させてしまう――こうした悪循環で指などを失っていくという基本的なことを私は知らなかった。

後日、楽泉園で長く暮らした別の元患者か

らは「知覚がまひすると同時に発汗作用がとまっちゃうんだよ。何か物を握っても滑って落としてしまうんだ」と聞かされた。「あなたがたは気づいていないだろうけれど、物をつかんで滑らないのは手がちゃんと発汗をしているからなんだよ」とその人は教えてくれた。

ハンセン病を患ったひとたちがどんな障害を抱え、どんなことで日常生活に不自由を感じているのか、自分がいかに相手の立場を想わずに取材をしているのかを気づかされた。

浅井さんの部屋を訪ねたときのことだった。こたつでカセットテープを繰り返し聞いていた浅井さんが、一瞬、テープレコーダーのボタンのひとつを舌先でなめたのを見た。「舌で感覚を確かめているのか」と思った。

鈴木幸次さんは復元した炭俵を背負って往時の強制労働を再現して見せてくれた。その姿や、自分の描いた作品を前にした鈴木時治さんを撮影させてもらった。少女や花を描いた時治さんの油絵は赤い色が印象的だったが、少女の姿に二人の妹への思いが込められていることを、そのときは気づかなかった。

友だちや妹に先立たれ「この辺が切り上げどきだ」と自らの人生にも見切りをつけようとしたが、「死ぬ意味も見つけられなかったんだよ」と時治さんは話した。絵との出合い、ハンセン病だった父を恨み、自分自身をも呪って生きてきたこと。後になって、父が子どもをもうけたことは生き物として無理のないことだったのだと思えるようになったこと……時治さんのことばを夢中でノートに書き取った。

谺雄二さんの部屋で夜遅くまで話し合った。詩人でもある谺さんは「生きて行く証がつかめないか…文学をやることで何かをさぐりあてたいと思った」と青年時代について話してくれた。全生園から楽泉園に転園した理由を谺さんは「プロミンに救われ、病気が治っても生まれ育った東京の家には帰れない。このままではいずれ自分は自殺せざるを得ないと思った。あえて厳しい風土の中に身を置き、自分を試してみたかった。転園は私にとって、自分の存在の可能性を未来に向かって投げ企てる『自己投企』の試みでした」と語った。

面会人宿泊所石南楠《しゃくなげ》荘に初めて泊めてもらい、園内にある共同浴場の温泉に入った。この温泉を引く引湯管の埋設や修繕の作業もかつては入所者がしていたと後で知った。豊かな湯量の温泉につかりながら取材に応じてくれた一人一人の言葉をかみしめた。

凍てついた風景の中で星が輝いていた。

二月十三日、十四日の両日、栗生楽生園では東日本訴訟の出張尋問があった。

新しい裁判長に、隔離政策の象徴ともいえる重監房「特別病室」の跡などを見てもらいたいとの狙いも原告側にはあったようだ。

二月十四日、私たち報道関係者は尋問が行われている中央会館の建物の外で待機していた。尋問は非公開だった。園の職員から敷地外に出るように求められ、いったん正門から外に出た。

その後、改めて原告側の案内で園内に入り、重監房跡や「地獄谷」を見た。正門近くにある重監房跡は、周りを林で囲まれていた。幾部屋もの部屋の跡を示すコンクリートの土台が、除雪された地面に走っていた。裁判官の視察に備え、支援者や弁護士たちが中心になって雪かきをしたとのことだった。

「特別病室」の名で患者に恐怖を与えた栗生楽泉園の重監房は一九三八年十二月に完成した。全国の療養所から反抗的とされた患者が所長の恣意で送り込まれたという。

「一九三八年から四七年までの間に九十二人がこの重監房に送り込まれ、二十二人が監房の中で亡くなりました。多くは凍死や衰弱死でした。山井道太さん（七四ページ参照）のように重監房から重病棟に移され亡くなった人が三十五人との記録もあります」と鈴木幸次さんが説明をした。

重監房跡に続いて訪れた地獄谷は、深くえぐれた急斜面だった。この斜面に患者たちが列を作り「薪上げ」をしたのだ。

この後、報道関係者は原告側の報告集会が行われる福祉会館に向かった。会館内の和室には大勢の入所者や支援者たちが集まっていた。集会が始まった。取材ノートを広げたとき、職員に退出を求められた。部屋の外では報道関係者に報告集会を取材させようとする原告側と、報道関係者を排除しようとする園側が議論していた。園側の責任者は報道関係者に「ここは一種の病院だ。それなのに、あなた方は許可も得ないで入り込んで来て勝手に取材をしている」といった。

「病院でもあるが入所者の人たちの生活の場でもあるでしょう。報告集会を報道関係者が取材することに何の不都合があるんですか」と弁護団が報道関係者を弁護して反論した。

園側の責任者は「やるんだったら園の外へ出てやってください」と、譲らなかった。論争は延々と続き、結局、満足な取材はできなかった。

当時、ハンセン病療養所で取材すると、療養所の「施設管理権」と、「入所者の生活の場で入所者の許諾を得て取材をする自由」とが、せめぎ合う局面に遭遇することがあった。療養所によっても差があったが、ある療養所では入所者が弁護士も参加する集会を開こうとして、園側が弁護士の参加を認めなかったというケースもあり、「入所者の裁判を受ける権利や集会を持つ自由を侵害している」と批判された。

草津への取材の後、三月になって、全生園の園長を務めたことのある医師と園内で面会する機会を得た。私が東京地裁に通い出す前、その医師は原告側が申請した証人として同地裁で国や学会、メディア、そして自分自身の過ちを認める証言をした。「（園内作業で）患者が患者を看取るような構図がなかったら、もっと軽快した患者や、社会生活ができた患者がいただろう」、「患者の心に残された傷は簡単には治らない」とも証言していた。

訴訟について私が尋ねると、医師は「国が負ければいいと思っています」と、きっぱりといった。それは私がそれまで療養所の医師や職員に対してばく然と抱いていたイメージを覆すことばだった。

この証言に先立ち、熊本地裁では現役の療養所医師、元厚生省医務局長、療養所長経験者の医師が、元患者の側に立って国の隔離政策の過ちを認める証言をしていた。

三月十三日午後一時、私は再び東京地裁一〇三号法廷の傍聴席にいた。この日の原告本人尋問では、女性二人が証言することになっていた。ほどなく原告番号二三番、安逑壬（アン・スーニン）さんの主尋問が始まった。

父と一緒に邑久光明園に収容された経緯や園内作業、結婚、堕胎…と尋問が進められていった。妊娠九カ月で堕胎を余儀なくされた状況が語られた。

「大きくなった子どもをおろすというのは大変な手術だと思うんですが、子どもを無理やり引っぱり出したということなんですか」と弁護士が尋ねた。

「そうです…」と安さんが答えた。

「見せてもらった男の子はまだ生きていたんですよね」。

「生きていました。手も動かし泣き声もしました」。

「その後婦長はどういうふうにしたんですか」。

「『もういいでしょう』いうて目の前で子どもを伏せて持っていきました」。

「子どもを裏返したら当然子どもは殺されたと思ったんだね」。

「子どもは、（鼻と口をふさがれ）死んでますよね」と安さんはいい、さらに続けた。

「私は悪いことを何もしていない。人を殺したことも、泥棒をしたこともない…生まれた子どもを目の前で伏せて殺す、その姿を見て何と恐ろしい人間たちや、何で私だけこんな目にあわなならないのか。どうしてこんな悲しみにあわなならないのかと思いました。そのときの気持ち、絶対忘れません」。

とつとつと関西訛りで安さんは語った。傍聴席からはすすり泣きが聞こえ、主尋問が終わると拍手が起きた。

その後、国側の代理人による反対尋問が行われた。

「先ほどのお話しだと殺すところを見ていたわけではないんですね」と国側の代理人が尋ねた。

「殺すのを見てるんと同じでしょう」と安さんは反論した。そして、

「人殺しですよ。はっきりいって人殺しですよ」といった。

続いて証言した原告番号一〇番、柴田すい子さんは、療養所は病気を治して社会復帰させるような治療の仕方ではなかった。暗い穴の中に落ちていくような孤独と絶望感に陥ったが、夫との出会いを通じ、社会復帰を決意するようになったと語った。

食券販売の仕事をしたこともあったが、手に知覚まひがあるために食券やお金の処理が速やかにできない状況だったが、差別を恐れ、病気のことはいわなかった。社会復帰生活の中で自分のことを正直にいうことができず、人と深く交わることを警戒した。一生懸命失われたものを取り戻そう思って三十年間努力したが、家族は作れないし元の家族とは関係を修復できない…。

「こんなに自分の人生に深い傷を負ってダメージを受けてしまったことを認めてほしいと思います」と裁判官に訴えた。

閉廷後、司法記者クラブで開かれた記者会見で、証拠として示された写真のカラーコピー

が回覧された。「人工早産胎児」と書かれた棚に、液体の入った瓶が並んでいる。瓶の一つの中に体を丸めた胎児が横たわっていた。液体が蒸発したためなのか、体の一部が液体から露出していた。

三月二十二日、多磨全生園の満開の梅林の中で安さんの写真を撮らせてもらった。

撮影後、安さんの部屋で、現在の夫の堤良蔵さんが電子オルガンの演奏を聞かせてくれた。「浜千鳥」などのメロディーが部屋に流れた。

「昔から見たら、いまの療養所は天国ですよ」と安さんはいった。

「でも、やっぱり…あるべきものがないんだよな」と傍らの堤さんがいった。

「あるべきもの」とは、子や孫に囲まれた生活なのだろうと思った。

安さんの取材を終えて会社に戻り、これまでに撮影させてもらった人たちの写真と、その人たちを紹介する文章をまとめる作業にかかった。前から少しずつ準備していた。これまでハンセン病訴訟についての報道実績がほとんどない私だったが、取材したことを五月の熊本判決の前に読者に届けたかった。東日本訴訟や瀬戸内訴訟についても、三地裁初の司法判断が示される熊本地裁判決の前が、報道のタイミングだと思った。

デスクには紙面に掲載できないかと相談し、紙面掲載の必要性を強く訴えていた。「見本となる写真と文章を用意してほしい」といわれていた。五月から逆算すると、もうタイムリミットだった。これ以上の遅延は許されない、もう間に合わない、との危機感が強まった。午前三時半過ぎ、作業を終えてプリントした写真と文章をデスクの郵便受けに入れた。

数日後、デスクから熊本地裁判決前に全国の元患者を写真と文章で紹介する「特設面」の企画案が通りそうだが対応できるか、と打診があった。つまり、これまで主に取材した東日本訴訟だけでなく、西日本や瀬戸内訴訟に関わる人たちについての写真やデータが求められたのだった。

四月十三日、私は九州と岡山の療養所を回る出張に出た。

四月十四、十五の両日、福岡市内に全国の原告・弁護団が集結した。「全国原告団協議会」が結成され、大島青松園（香川県）の曽我野一美さんが会長に選ばれた。会長代理に谺さん、事務局長に国本さんが就任した。

四月十七日、柳澤記者の案内で菊池恵楓園に向かった。熊本支局から車で四十分ほどの恵楓園は、豊かな緑と療養所の敷地に沿ったコンクリートの厚く高い塀が印象的だった。

午前中、鷹志順さん・トキエさん夫妻の部屋を訪ねた。二人ともそれぞれ、最初に鹿児島の星塚敬愛園に収容され、その後、菊池恵楓園に転園してきたとのことだった。順さんは療養所に入る前、家の敷地内の小屋に離れて住み、小屋の中で読書をして過ごしたといっていた。

菊池恵楓園へ移ったときの印象について「恵楓園でびっくりするのは、やはり塀ですね。何か、重苦しい雰囲気というか、自由が奪われ、これで完全に社会から隔離されるんかなというのが印象だったですね」と語った。

トキエさんも恵楓園に来たときの印象を「門のところに警察がおったんですよ。ああ、刑務所につれてこられたと思いましたよ」と話した。私は、塀の前で二人の写真を撮らせてもらった。

次に訪ねた志村康さんは、妊娠した妻が堕胎を強いられたことや、その後の社会復帰、再入所などについて語ってくれた。社会復帰中に園外に家を建てていた。その家に堕胎で失った子どもの位牌が置いてあるという。

そこへ連れて行ってもらった。仏壇の中の位牌には「操童子之霊」と記されていた。位牌と一緒の志村さんの写真を撮影するとき、シャッターを切る手が震えた。

その二日後、熊本から岡山へ向かった。再び尾崎記者と長島の邑久光明園に行き、竹村栄一さんを訪ねた。

前年十月、光明園で解剖霊安棟の検証があったとき、竹村さんも立ち会った。小部屋の中に、瓶に入れられた胎児の姿があった。

「無性に腹が立った。あの子たちが『自分たちはここにいるんだよ』と訴えているような感じがした」と竹村さんはいった。夕方、瀬戸内の海を背にした竹村さんを撮影した。

四月二十二日朝、岡山空港から鹿児島行きのプロペラ機に乗った。旅の最後に訪問するのは鹿屋市の星塚敬愛園だった。鹿児島空港で柳澤記者と合流して敬愛園をめざした。車窓からは海の向こうに桜島が見えた。空港から二時間ほどで到着した。

敬愛園では全原協副会長、竪山勲さんの車で園内を案内してもらった。入所者の作業で造られた楓公園や、目には見えないが「患者地帯」と「職員地帯」を分けていた「三八度線」など園内を徐行しながら説明を聞いたが、車から降りることはなかった。園内で原告たちが置かれている立場の厳しさを肌で感じた。

竪山さんや恵楓園の志村さんは、一九九八年、初めてハンセン病訴訟が起こされたときからの原告だった。一九九五年、当時敬愛園に住んでいた作家の島比呂志さん(二〇〇三年三月死去)が九州弁護士連合会に「(らい予防法が廃止に向かっているのに)人権に最も深い関係をもつはずの法曹界が、何らの見解も発表せず、傍観を続けている」と、法曹界の責任を問う手紙を出した。これを受けて九州の弁護士たちが実態調査に動き出したことが、ハンセン病訴訟のきっかけになったといわれている。竪山さんは提訴前から原告団の結成に奔走した。

深夜まで竪山さんに話を聞いた。強制収容されたばかりの少年の日、同じ病棟の大人が義足を枕にして寝ていたり、包帯をたくさん巻いている姿を見て、恐怖で食事をとることもできず、泣くばかりだったといった。

この二月、竪山さんは母校の大口中学に招かれ、講演した。その様子を報じた地元テレビ番組のビデオも見せてもらった。講演の後、竪山さんは、学校の機関誌に「親から子へ、子から孫へと命はつながっている。つながらない命に誰がした」と書いたと語った。

翌日訪ねた上野八重子さんと玉城しげさんも、まさに命のつながりを断たれた人たちだった。上野さんは夫が断種され、玉城さんは子どもの命を奪われた。

上野さんは少女時代、沖縄から父に連れられ、船を乗り継ぎ、タクシーへの乗車を拒まれながら、やっとの思いで敬愛園にたどりついた。「水《みじぃ》ください」と職員に頼んだ。職員はいったんコップに水をくんで持ってきたが「診察の人はあそこで飲んでください。コップが違いますから」といった。「あそこ」とは患者地帯のことだった。父は上野さんの両手をコップ代わりにさせて水を飲ませ「地獄のようなところだな」といったという。

　裁判が終わったら本名の「正子」に戻りたいと上野さんはいっていた。ワープロに向かう上野さんを撮影した。手が不自由なので鉛筆でキーを押していた。

　玉城さんは堕胎されたときの苦しさや悔しさを「おなかの中のものがみんな引き出されるようでした。泣くに泣けなかった」と表現した。子どもは、母親の名前を書いた瓶にホルマリン漬けにされ、試験室の棚に並べられたといっていた。

　敬愛園での取材を終え、鹿児島空港から最終便で東京に戻った。

「特設面」の締め切りが迫っていた。写真と原稿の出稿を急いで済ませた。

　四月二十八、二十九の両日、故郷の新潟で墓参する中原さんに同行取材をした。中原さんから「六十年ぶりに故郷で墓参りをしたい。熊本の判決を前に、自分の心の区切りをつけたい」と事前に連絡を受けていた。その姿をカメラに収めたいと思った。

　中原さんと妻藤江さんに、静岡県清水市の支援者、坊ケ島重實さんと小林幸子《ゆきこ》さん、群馬の支援者、千綿洋一郎さんが加わって新潟に向かった。坊ケ島さんや小林さんは中原さんが清水で開業していたときからの友人だった。坊ケ島さんがワゴン車のハンドルを握り、私は助手席に乗せてもらった。

　群馬と新潟の県境を越え、車窓の右手にはまだ雪の残る八海山が姿を現した。視力を失った中原さんの眼にはふるさとの名峰の姿は映らない、そう思うと胸が痛んだ。二十八日昼、新潟市に到着した。

　午後、中原さんは市内で講演をすることになっていた。会場には主催者の酢山省三さんたちが待っていた。約三十人の参加者の前で中原さんは訴訟への理解と支援を訴えた。その場で新潟の「支援する会」が結成された。信濃川に架かる万代橋のたもとで静岡・群馬・新潟の支援者たちと一緒の中原夫妻を撮影した。

　翌日、墓地で墓を探した。中原さんは藤江さんたちに支えられて墓石の間を歩いた。やがて、支援者の一人が「あったよ、中原さん！」と声を上げた。墓は中原さんが子どもの頃記憶していた場所にあったが、墓石は新しいものに代わっていたようだった。墓石に手を触れた中原さんは、感触を確かめ、「ああ、六十年……」とつぶやいて合掌した。こうして十歳の夏の日以来の墓参が実現した。

　判決が近づいた。

　特設面は「ハンセン病訴訟見つめる元患者　生きる闘い半世紀余」のタイトルで五月五日の朝刊に、紙面の一ページを使って掲載された。記事の一部を柳澤記者と尾崎記者が執筆し、映像センター（現映像本部）の仲間がレイアウトを担当してくれた。

ハンセン病の元患者の写真を紙面に掲載するのは私にとって初めての経験だった。掲載される当事者や読者からどのような反応があるのか、不安な面もあった。私は入念に取材し、承諾を得て写真と文章を掲載したつもりだが、それでも不備な点があって間違っていたり、取材に協力してくれた人たちに迷惑がかからないか、トラブルが生じないか、心配だった。四日夜、刷り上がった早版に五枚のカラー写真と、元患者を紹介する記事が間違いなく掲載されていることを確認して帰宅した。

判決前の連載企画「閉ざされた命」は、関係支局と社会部の記者が執筆し、八日から三回、朝刊の社会面に掲載された。奪われた子どもの位牌に手を添える志村さん、六十年ぶりに先祖の墓にたどり着いた中原さん、邑久長島大橋の三枚の写真が載った。

判決が言い渡される五月十一日は、私は東京で取材をすることにした。熊本地裁で判決の言い渡しを受けた原告や弁護団の代表がその日のうちに上京し、夜には弁護士会館で集会を開くことになっていた。判決後は厚生労働省との交渉や国会議員への支援要請など、東京を舞台にした闘いが予定されていた。それを待ち受けることにした。

五月十一日朝、私は多磨全生園にいた。この日の夕刊（東京本社発行）では、現地の熊本から送られてくる記事や写真に加え、東日本訴訟の原告の表情も盛り込む計画だった。私は国本さんの写真を撮って送稿することになっていた。

この日、国本さんは日本ハンセン病学会関連行事に出席するため、鳥取県米子市に向かう予定だった。羽田空港への迎えの車の時間を午前十時に指定していた。ちょうど判決が言い渡される時間だった。

国本さんと妻の美代子さんが車に乗り込む直前、私は携帯電話で「『国の過ちを認め賠償金の支払いを命じる』とテレビのニュース速報が流れた」と知らされた。

そのときだった。「国本さーん！」と、支援する会の松崎功さんと松田悦子さんが駆け寄ってきた。「勝訴ですよ」のことばに、国本さんの顔がみるみる紅潮していった。「よかった！」。国本さんは松崎さんや松田さんと何度も握手をした。その様子をカメラに収めた。車は予定時刻を少し遅れて出発した。

撮影した写真を送稿した後、全生園で開かれた記者会見を取材した。会見の前、原告たちはウーロン茶で乾杯をした。森元さん、安さん、堤さん、鈴木禎一さん、柴田夫妻…そして弁護士や支援者たち。どの顔も喜びにあふれていた。

全生園での取材を終え、都心に向かった。原告や支援者たちも移動した。熊本から上京してくる原告・弁護団はまず厚生労働省を訪ね、大臣に控訴をしないように申し入れをするはずだった。

霞が関の弁護士会館と、厚生労働省が入っている合同庁舎は、道路を挟んで隣り合っている。その間の歩道に原告・弁護団、支援者たちがたくさん集まっていた。宣伝カーが出て、控訴をしないよう厚労省の建物に向かって呼びかけていた。

その日の夕刊一面トップには「ハンセン病隔離は違憲」の大きな見出しがついており、社会面には喜ぶ国本さんの写真も掲載されていた。

午後三時すぎ、弁護士会館前に熊本から来た曽我野一美全原協会長、谺雄二会長代理、竪山勲副会長らと弁護団が現れた。一行は歩道の支援者らからの声援を受けて厚生労働省に入った。省内の一室で、曽我野さんが控訴しないように求める厚労相あての文書を、応対した疾病対策課長に手渡した。カメラのストロボが光り、テレビライトが一行を照らした。ハンセン病訴訟は、この日、日本発のトップニュースとなって世界を駆けめぐった。

熊本地裁（杉山正士裁判長）の判決は「遅くとも一九六〇年以降には隔離の必要性は失われ、過度に人権を制限したらい予防法の違憲性は明らかだった」として、法の早期見直しを怠った旧厚生省と国会議員の責任を全面的に認めた。違憲性が明らかだった「らい予防法」の隔離規定を改廃しなかった国会議員の「立法不作為」の違法性を認め、国側が主張していた「除斥期間」（不法行為の時から二十年経過すると損害賠償請求権が一律に失われるという民法の原則）についても「被害は新法の廃止まで継続的に発生しており、生涯にわたって受けた被害を全体として評価すべきだ」として退けた。入所期間中に自由を制約されたことや、社会から差別・偏見を受ける位置に置かれたことによる精神的損害を患者に共通した被害としてとらえ、初回入所時期と入所期間に応じて賠償を命じていた。原告の全面勝訴といってよかった。

代表団の動きは、厚労省を出てからも慌ただしかった。参院、衆院の両院議長あてに全面解決への協力を要請し、司法記者クラブで記者会見に臨んだ。

午後六時、弁護士会館のホールで原告側の報告集会があった。

ステージに上がった谺雄二さんは集会参加者たちに両手を大きく振った。

「私たちは約一世紀にわたって長く暗いトンネルを歩み続け、今、ようやく人間の空を取り戻しました」と勝利を報告した。

判決言い渡しから二週間以内に国が控訴をしなければ、判決は確定する。熊本判決の勝訴は、原告側にとって国の「控訴断念」を求める新たな闘いの始まりでもあった。

五月十四日、原告・弁護団、支援者は手分けをして永田町の議員会館の部屋を回り、国会議員に控訴断念への協力を要請した。栗生楽生園から参加した浅井あいさんは土井たか子・社民党党首らに「私ももうすぐ八十一歳です。どうか控訴をしないようにしてください」と訴えていた。目の不自由なあいさんには群馬の支援者と東京の弁護士の二人の女性が付き添っていた。

夕方、原告・弁護団と坂口力・厚生労働大臣の面談があった。大臣室の長いテーブルをはさんで厚労省側と原告・弁護団が向き合って着席した。曽我野・全原協会長が坂口厚労相に申入書を手渡した。面談中、厚労相は謝罪をしようとしたが、曽我野会長は「控訴断念なしの謝罪は受け入れられない」と突っぱねた。

五月十六日、原告・弁護団は小泉純一郎首相

あての控訴断念を求める要請書を、福田官房長官に渡し「控訴して救済を遅らせることがさらなる人権侵害になる」と訴えた。また、十七日には国本さんや安さんら原告が森山真弓・法務大臣に会って控訴断念を求めた。

「ハンセン病訴訟、控訴へ　救済策示し和解探る　政府」の記事が朝日新聞朝刊一面トップ（最終版）に掲載されたのはその翌日、五月十八日だった。「政府が十七日、福岡高裁に控訴する方針を固めた」と報じていた。他のメディアも「『控訴して和解』案浮上」などと報じていた。

国が控訴をする方針を固めたことを知った記者の務めとして、そのことをいち早く読者や関係者に知らせなければならなかった。そういう意図で書かれた記事だろうと思ったが、私にはデリケートな問題をあまりに早く断定的に報じているように感じられた。首相官邸や中央官庁筋から出たと思われる情報が、取材競争の中、急速に膨れあがっていくことに、ある種の「怖さ」を覚えた。国は控訴すべきでないと改めて強く思った。

原告・弁護団は記者会見して「控訴して和解」は認められないとした。

全国の支援者らが控訴断念を求めるファクスやメール、電報などを首相官邸に送った。官邸のファクスやメールがストップしたとも伝えられた。

五月二十一日正午、厚生労働省前で全国ハンセン病療養所入所者協議会（全療協）などの抗議行動があった。バスで到着した全療協の支部長らは、「STOP控訴!」と記されたゼッケンをつけ「控訴阻止」などと書かれたプラカードを持って厚生労働省前に立った。報道関係者がそれを取り囲んだ。白いつえをついた人たちも座り込みをした。

プラカードで顔を隠して座り込んでいる人たちがいた。カメラの放列の前に顔を出したくない、しかし、何としても控訴を阻止しなければならない――そんな思いが伝わってくるようだった。

午後三時。首相官邸前に次々と全国の原告・弁護団や支援者たちが集まり、五百人近くなった。参加者は官邸前の交差点一帯の歩道に座り込んだ。

三時三十分、曽我野さんら原告・弁護団の代表が、首相との面会を求めて首相官邸へ向かった。超党派の「ハンセン病問題の最終解決

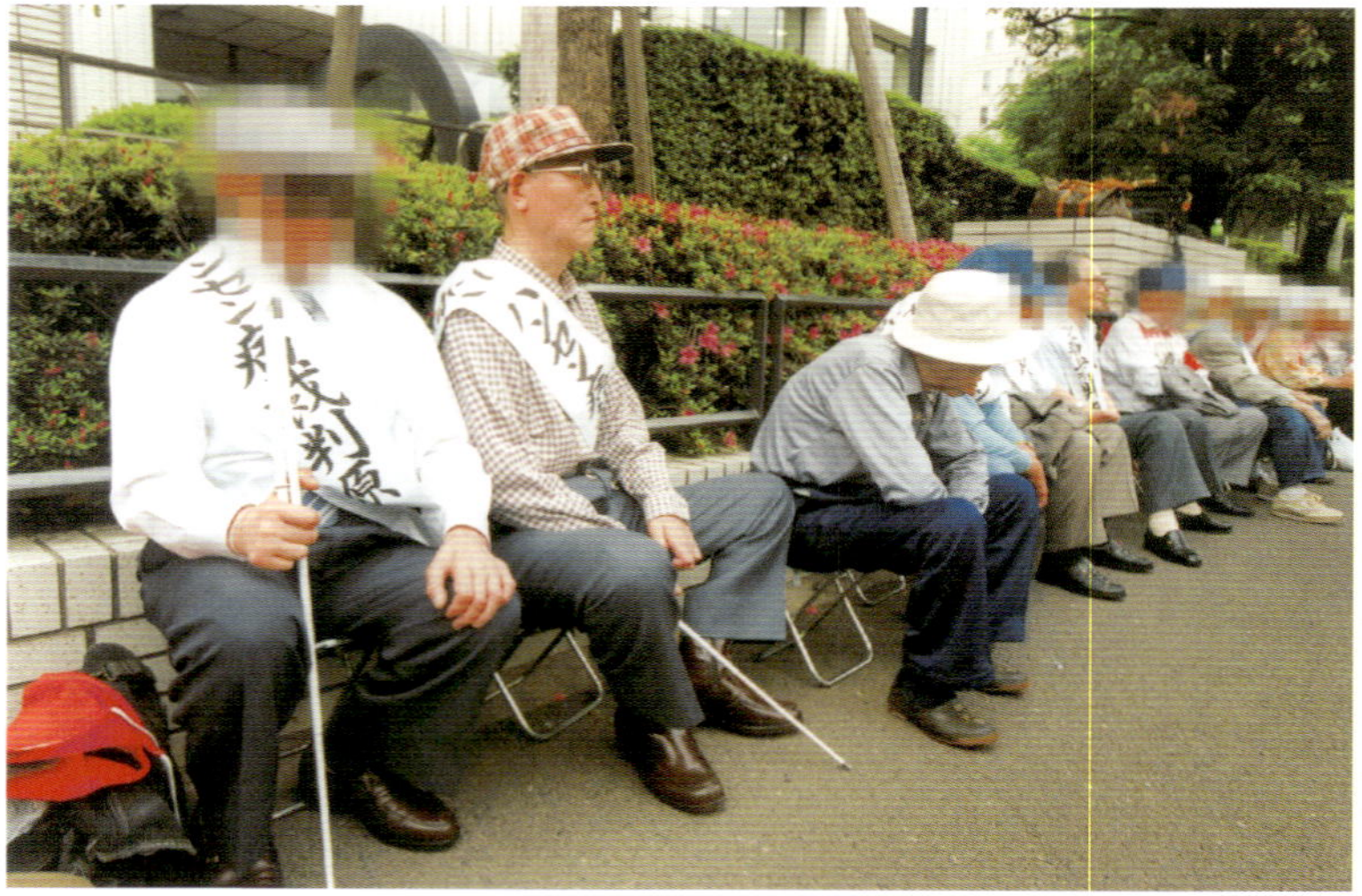

白いつえをついた人たちも座り込みをした／2001年5月21日、厚生労働省前で

を進める国会議員懇談会」の議員も同行して首相への取り次ぎを求めた。しかし、官邸は門を閉ざして代表団を中に入れなかった。

押し問答が続いた。報道関係者も多数詰めかけ、互いに身動きがとれない状態となった。やがて、官邸から首相の秘書官が出てきた。代表団が首相との面会を要求したが、秘書官は「これは集団の圧力だ。（首相に）会わせるわけにはいきません」と答えた。原告側からは「患者の人権を長年踏みにじっておいて何が『集団の圧力』だ」との声があがった。しかし、門は閉ざされたままだった。約二時間ほどで代表団は引き上げた。

その夜、永田町の星陵会館で原告側約四百人が集会を開き、控訴断念を求める闘いを続けることを確認した。集会には菊池恵楓園の鷹志トキエさんや志村康さん、溝口製次さんたちの姿もあった。

翌日、原告・弁護団らは再び首相官邸に出向き、面会を申し込んだ。このとき代表六人がはじめて官邸の中に通された。代表たちは応対した上野官房副長官に首相との面会や控訴断念を求めた。また、この日、原告約三十人が、開催中の参議院予算委員会を傍聴した。ハンセン病問題についての質疑があった。

控訴期限が迫っていた。

五月二十三日、原告・弁護団、支援者たちは午前九時、衆院第二議員会館に集まった。会館内の会議室を拠点に、議員の部屋を訪ねて控訴断念への協力を要請した。私は長島愛生園の千葉龍夫さんたちの後を追った。懸命に要請活動をする千葉さんを撮影し、夕刊用に送稿した。首相との面会が調整中と伝えられた。

「午後四時から首相と面会することになりました」。会議室に待機する関係者に弁護士が告げた。

ハンセン病の患者・元患者たちの長い闘いの歴史のなかで、初めて元患者たちが首相と会う。元患者たちと首相が面会するのは官邸内の「喫煙室」と呼ばれる部屋になるはずだった。取材できるカメラマンは一社一名に限られていた。官邸にはすでに私の後輩のカメラマンが待機していた。

「代わりましょうか」と後輩が気づかって携帯に連絡してきたが、その場面の撮影は彼に託した。

やがて首相と面会する原告の名前が議員会館会議室のホワイトボードに書き出された。曽我野一美、谺雄二、国本衛、竪山勲、鈴木禎一、千葉龍夫、宇佐美治、鷹志トキエ、日野弘毅（敬称略）の九人だということが分かった。

午後四時前、原告の代表たちが衆院第二議員会館を出発し、首相官邸に向かった。雨が降っていた。私は広角系のズームレンズをつけたカメラ一台だけを持ち、外に飛び出した。雨がっぱを着たテレビクルーが、移動する原告たちを撮影していた。衆院第二議員会館から首相官邸まで約二〇〇メートル。私は原告たちを追い越し、先回りしてシャッターを切った。許されるぎりぎりまで撮影しようと思った。

官邸前の交差点で、支援者たちがずぶぬれになりながら「控訴するな」と叫んでいた。私は記者証とバッジを示し、首相官邸に駆け込んだ。

官邸のロビーにも大勢の記者やカメラマンが待機していた。やがて原告九人と弁護団が入ってきた。一行は、いったん玄関を入って左手の部屋に通された後、テレビライトが照らされる中、喫煙室に姿を消した。

喫煙室に入る原告たちを撮影した後、急いで衆院第二議員会館に戻った。首相面談の後に開かれる原告側の記者会見に備えた。

首相との面談は十分程度と聞いていたが、原告たちはなかなか戻ってこなかった。

午後五時ごろ原告たちが戻って来て、記者会見が行われた。首相との面談は予定を大幅に超えて約四十分に及んだ。会見に臨んだ人たちは面談で良い感触を得たようだった。

記者会見が終わり、原告たちは弁護士会館に移動した。私は撮影した記者会見の写真を議員会館の待合室で送稿した。その最中に携帯が鳴った。

「テレビで控訴断念と伝えている……」。

大慌てで、パソコンの電源も切らずに弁護士会館に向かった。

弁護士会館の一室は、控訴断念を喜ぶ原告や弁護士、支援者たちでわき返っていた。報道関係者も続々と詰めかけた。抱き合う人、握手をする人、記者たちに囲まれて身動きのとれない人…慌てて駆けつけた私には、あせりもあり、なかなかうまくシャッターを切ることができなかった。

午後七時すぎ、控訴断念を受けての記者会見が始まった。

谺さんが話し始めた。

「追いつめられた思いでした。しかし、勝利の可能性がまだあると弁護士の激励を受けて首相と会い、大きな成果を得ることができました…私たちの運動を心から支えてくださった弁護団…肉親のように支えてくださった全国の支援する会の皆さん…そして何よりもこの訴えを支持し、励まし続けてくれた日本全国の国民の皆さん。本当にありがとうございました」。

谺さんはハンカチを取り出し、何度も涙をぬぐった。拍手が起きた。左隣りの竪山さんの目にも涙があった。

「人間として生きて行ける」と千葉龍夫さんがマイクを抱えて話した。沖縄愛楽園の金城幸子さんと宮古南静園の知念正勝さんが、また、長島愛生園の千葉さんと宇佐美治さんが握手を交わした。

「人生の蘇《よみがえ》りを覚えました。実に六十年ぶりの蘇りです！」国本衛さんはそう叫んだ。

「涙がとまりません」と鷹志トキエさんはマ

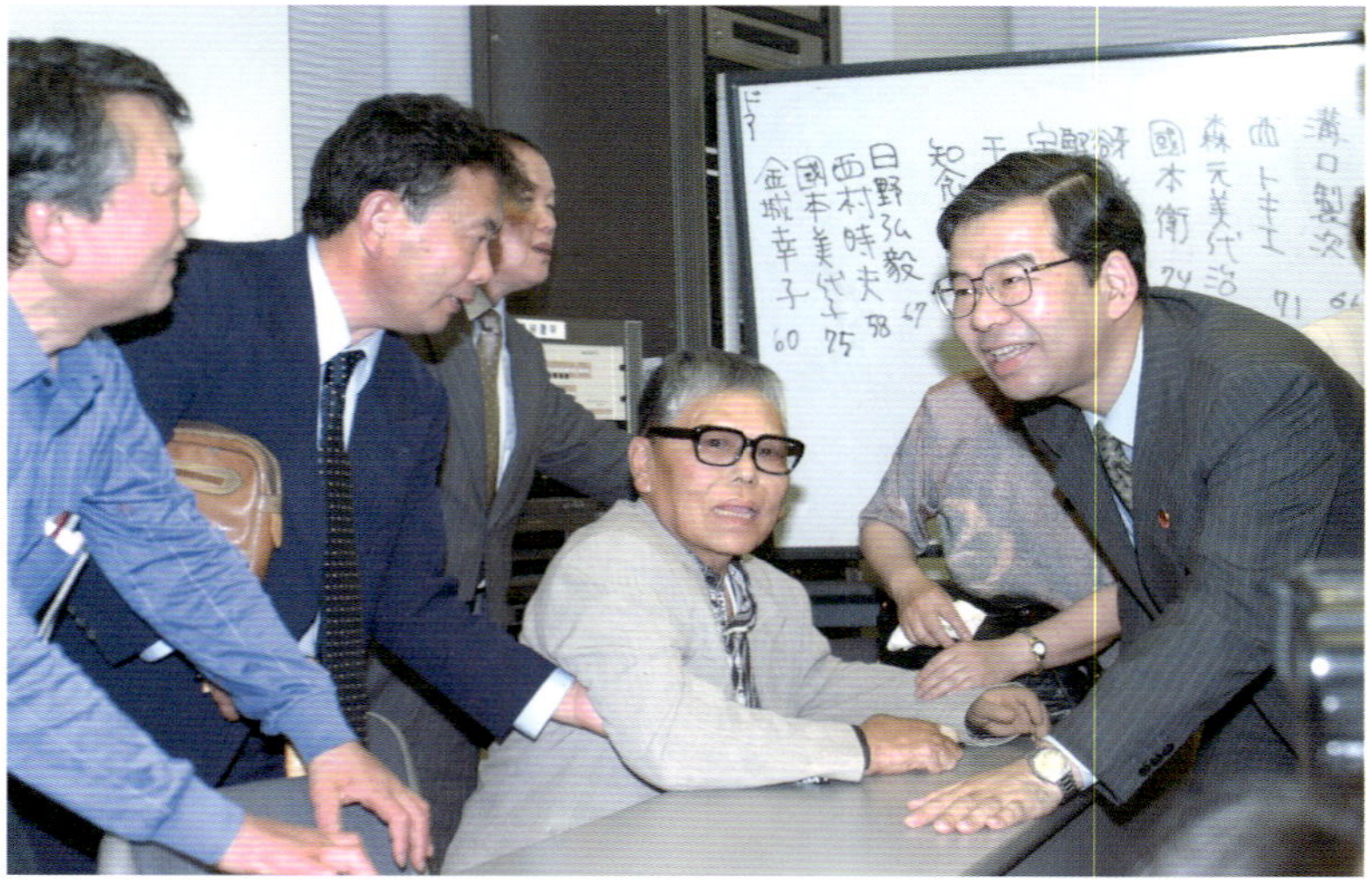

控訴断念の知らせを聞いて駆けつけた国会議員と喜ぶ原告ら／2001年5月23日

イクを握りしめてうつむき、日野弘毅さんは「太陽は輝いた…」と、判決の日につくった詩を朗読した。

記者会見が終わった。もう少しこの場にとどまって写真を撮っていたい気がした。しかし、私がしなければならないのは少しでも早く会社に戻り、この会見を伝える写真を出稿し、組み込まれる朝刊の紙面を点検することだった。

記者会見があった部屋を出た。そこには丹波さんや、浅井あいさんと一緒に国会議員を訪ねて回った弁護士の女性がいた。彼女の両ほおに二つ、太い涙の筋がついていた。

会社へ戻ると、仲間たちが写真の画像処理をして出稿を手伝ってくれた。

午後十時前、デスクが翌日の朝刊早版の大刷りを持ってきてくれた。

「ハンセン病訴訟　控訴断念」と一面に大きな見出しが踊っていた。その下に小泉首相と握手する国本さんの写真があり、社会面には記者会見する谺さんたちの写真が使われていた。

◇　◇

二〇〇一年七月二十七日、東京地裁一〇三号法廷――

ファインダーの中には見慣れた人たちが着席していた。

傍聴席の後ろの壁際で私は裁判所の許可を得て、開廷直前の法廷をカメラに収めた。この日、東日本訴訟で初めての和解が成立した。法廷は裁判長が和解成立を告げ、数分間で閉廷した。

迷いながらも初めてここを訪れてから、一年余りの時が流れていた。閉廷後、レンズを向け続けてきた人たちを、地下鉄霞ケ関駅で見送った。

法廷で、あるいは療養所の一室で、ハンセン病を患った人たちのつむぎ出すことばに耳を傾け、闘う姿を見た。その力に背中を押されるように取材をしてきた。

国家や社会から人として生きることを拒まれた人たち一人一人の人生はあまりに重く、その被害や絶望感や孤独の何万分の一でも分かったかどうか、私には分からないと思った。

勝訴、控訴断念への運動の大きなうねりをこの目で見た。それは問題解決への第一歩に過ぎず、これでハンセン病問題が終わったわけではない。社会の偏見や差別が簡単になくなるとは思えない。そんな中、元患者たちは残されたかけがいのない時間を、どのように生きていくのだろうか。

私はハンセン病をめぐる問題を、これからも、ささやかでも地道に見続けて、伝えていく努力をしていこうと思った。

取材を通じて得た映像や証言を、自分なりに記録に残していきたいと思った。

（終）

☆控訴断念後のハンセン病問題の推移☆

二〇〇一年五月二十五日に熊本地裁判決が確定した。六月十五日、ハンセン病補償法が成立し、原告にならない人も補償を受けられるようになった。二十九日には、元患者側と厚労省が恒久対策などを話し合う「ハンセン病問題対策協議会」がスタートした。七月、熊本、岡山、東京の各地裁で順次、和解が成立した。

ハンセン病問題対策協議会では、名誉回復や、療養所を退所した人への支援策、療養所にいることを希望する人への在園保障、人権侵害が起きたことについての真相究明などについて話し合いが持たれ、退所者給与金制度などの施策が決められた。

療養所に入所したことのない元患者や、入所後に死亡した元患者の遺族が原告となって起こした訴訟について、国はいったん和解を拒んだが、二〇〇二年一月三十日、熊本地裁で和解が成立した。三月二十三日には全国の新聞五十紙に国側の謝罪広告が掲載された。

真相究明のため国が設置を約束した「検証会議」は会議の位置づけをめぐり準備が難航し、二〇〇二年十月にようやく初会合が持たれた。入所歴のない元患者らの生活支援や日本の植民地支配下や占領下、朝鮮などに造られた療養所に収容された人たちの問題など、まだ多くの課題が残されている。

ハンセン病元患者の肖像と軌跡

強制労働を語り継ぐ

鈴木幸次さん〔一九二三年生まれ・栗生楽泉園〕

「もういいですから」。炭俵一俵を背負って登り坂を歩き始めた鈴木さんに裁判官や弁護士はそういった。二〇〇〇年三月七日、ハンセン病東日本訴訟の現地検証で、半世紀前に体験した強制労働「炭背負い（すみしょい）」を再現した。

「亡くなった先輩や療友すべてに代わってどうしても実演したかった。私たちは往復二十キロの山道を二俵、三俵と背負わされたんです」。検証を終えた裁判長は「この場を立ち去りがたい思いがする」と心情を吐露したという。

秋田県に生まれた。小学校五年の夏、膝にやけどをしているのに気づかずに帰宅した。高熱や手足の脱力感におそわれ病院を転々としたが、医師は病名をいわなかった。逓信省への就職も断念し、病気を治したい一心で草津で治療しながら働いているという同郷の「吉さん」を頼って十六歳のとき家出をした。母は反対したが、最後にはへそくりの包みを旅費にと渡してくれた。

行先がハンセン病療養所とは知らずに夜行列車に乗り一九四〇年一月十一日、栗生楽泉園に入所した。

後日、療養所の医師から「秋田の医者は病気が何だか知っていたが、当局への届け出や医院の消毒などを嫌って病名をいわずにたらい回しにしたのだ」といわれ、あ然とした。

様々な強制労働を体験した。不自由舎棟での看護作業、雪かき。松の丸太をくりぬいた温泉引湯管の埋設・修理交換はとりわけ重労働だった。戦時下、鉱山での黄土採掘にもかり出され、体から黄色い汗が噴き出たという。強制労働で傷を悪化させ、手の指を失った。綿打ち作業場で機械に巻き込まれ、命を落とした療友もいた。

「特別病室」といわれた重監房の収監者の臨時配食作業もした。「初めて訪れたときは震えが止まりませんでした」という。幾重もの重い扉をくぐって達した独房には高さ約十五センチ、幅約五十センチの食事の差し入れ口があり、そこから死人のような手が伸びてきたという。

半年に一度ほど収監者が外に出され、散髪や爪切りをされることがあった。「数カ月ぶりに入浴のために担架で担ぎ出された収監者は衰弱しきり、目だけがぎょろぎょろしていた。人間とは思えない形相を忘れることはできません」。

鈴木さんは治療薬プロミンの副作用で高熱に苦しみ、目も見えなくなった時期があった。その後回復し、自治会副会長などとして入所者の処遇改善に尽力し、雑居部屋だった不自由舎を個室にする闘いなどをした。

「私たちの苦しみを繰り返す世の中に戻ってはいけない」と、体験を語り継いでいる。

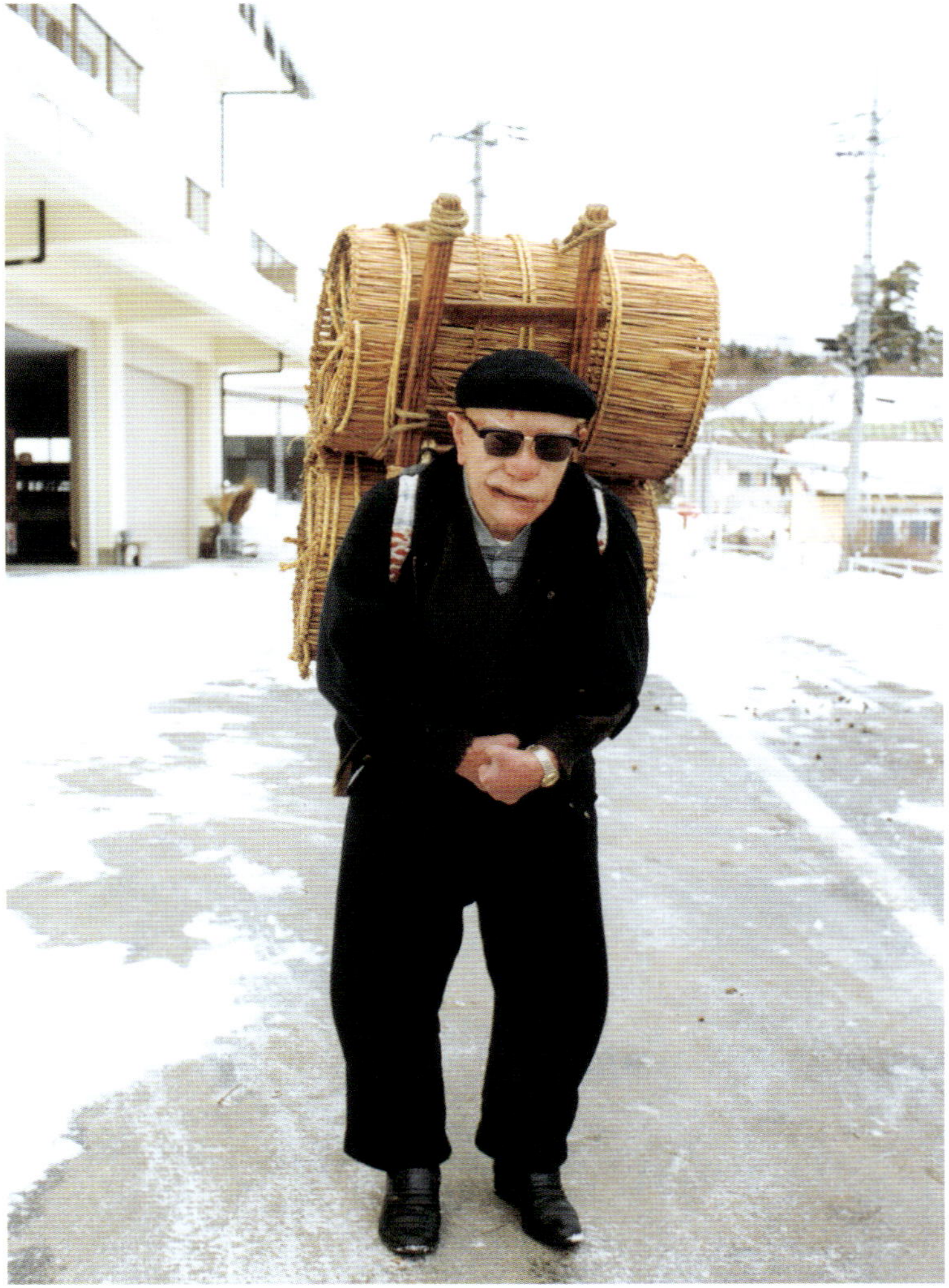

「こんな炭俵を三俵も背負わせられたんだよ」／2001年2月3日、栗生楽泉園で

生きる意味を絵筆で探る

鈴木時治さん［一九二六年生まれ・栗生楽泉園］

かすかな視力。指のない手に絵筆を固定して絵を描く。二〇〇一年二月、栗生楽泉園で開かれた東日本訴訟の出張尋問で「なぜ描くのか」を裁判官に訴えた。

群馬県に生まれた。ハンセン病だった父は時計店を営んだ。自身も一九三四年ごろ発病した。バスに乗車拒否され、銭湯では「来るなら終い湯にしてくれ」といわれた。

十四歳のとき母が亡くなった。警察官が頻繁に店に来て楽泉園への入所を強く勧めた。一九四一年、十五歳のとき父とともに楽泉園に入所した。弟と二人の妹のうち一人は同園の付属保育所へ預けられた。

療養所なのに「監房」があった。十分な治療は行われず病状は悪化した。将来に何の展望も開けなかった。父は四八年に世を去り、五八年、下の妹が服薬自殺した。自らも自殺未遂を経験した。

「何のために生きるのか」、「自分は生きる意味を考えることすら許されない存在なのか」――哲学書やカミュの小説を読みあさった。

そんなある日、ナチスの収容所で、ガス室に送り込まれる子どもたちに絵を教え続けたユダヤ人の女性画家がいたことを知り、衝撃を受けた。

「こんなにまで追いつめられても人間は生きられる」――これを機に独学で絵を学び始めた。

「もしかしたら自分にとっても絵を描くということが、自分を引き出してくれるもの、命をかけることが許されるものなのではないかと感じました」という。

七二年、二科展に初めて出展して入選した。だが、「自分は自己実現のために絵を描いている。入選は意味を持たないのではないか」と考え、それ以後は同展へ出展していない。

八一年、弟を失った。がんを告知された弟に「死ぬってどういうことなのかな」と聞かれた。「生きるか死ぬか、俺もずっと考えてきたけど、まだ、結論出ないよ」、「向こうに行っても寂しくないよ」と答えるのが精いっぱいだった。

やがて、自殺することは世間の偏見やそれを助長した国の隔離政策という「不条理」を認めてしまうことになると考えるようになる。

「裁判は生きてきた証を刻む最後の砦です。命をかけてこれまでの不条理を追求しなければ死んでも死に切れません」と語り、闘った。

今後も、ハンセン病を病みながら生き抜いた証しとして描き続ける。

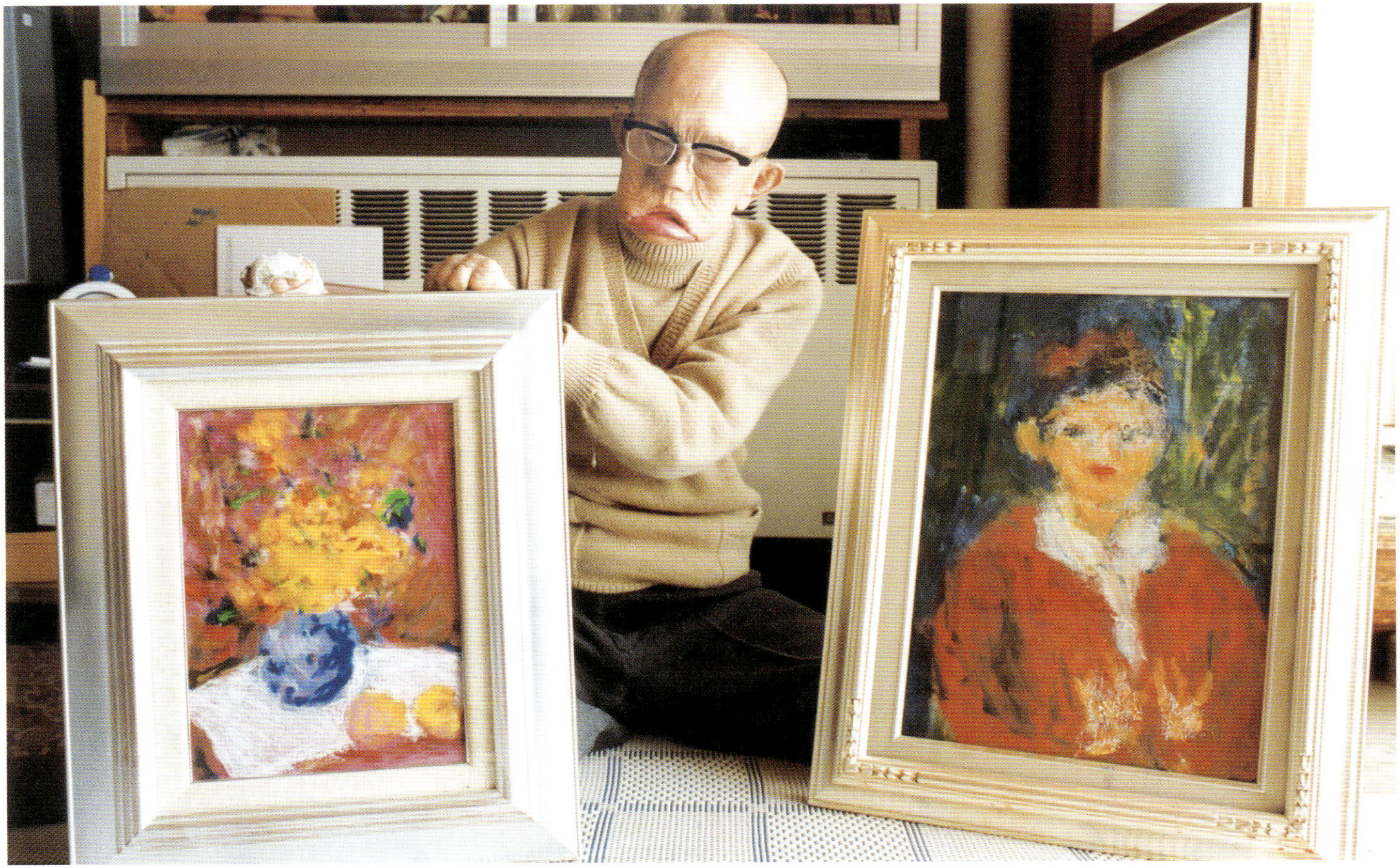

鈴木さんと作品／2001年2月11日、栗生楽泉園で

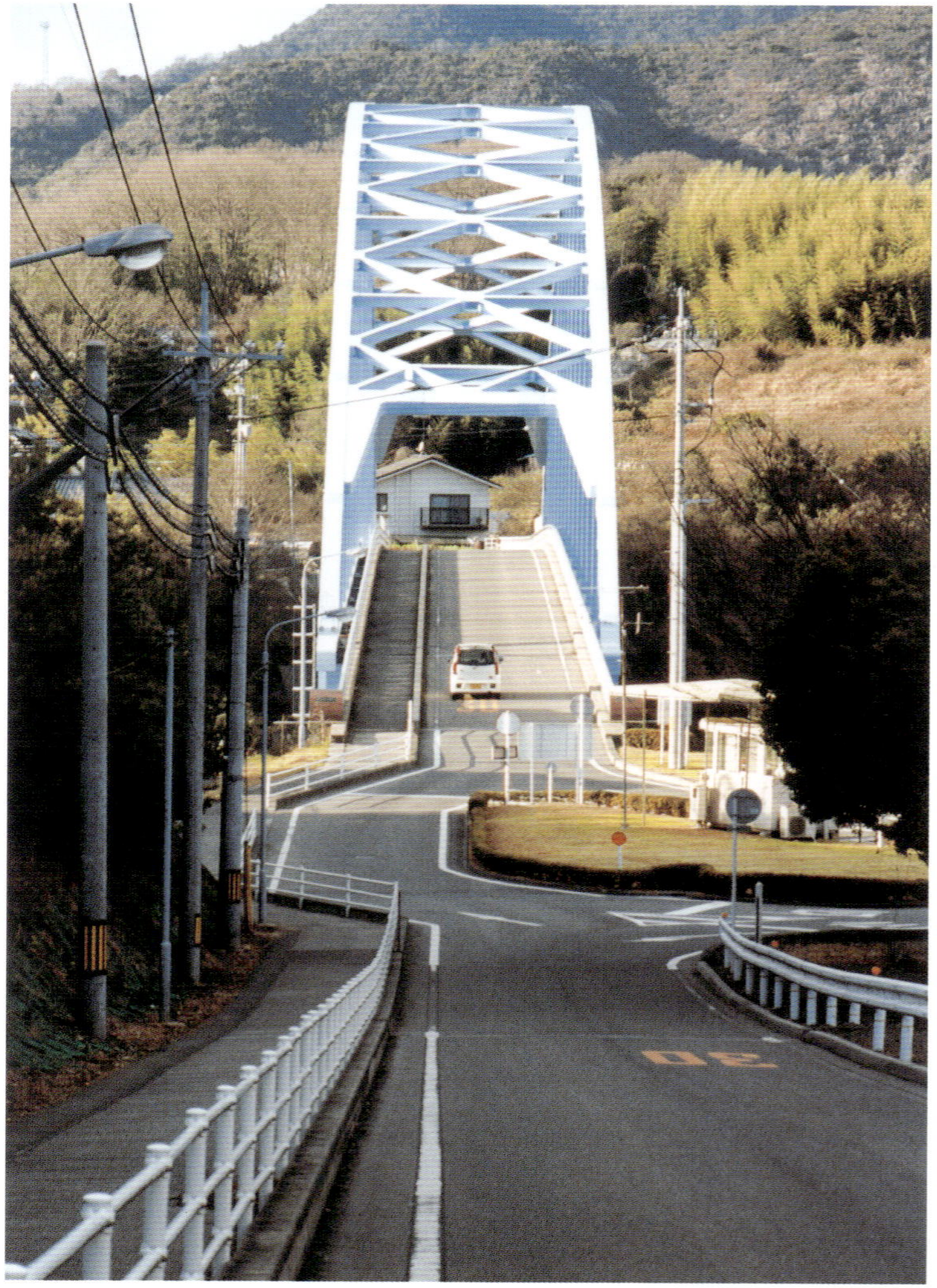

長島（手前）と本土を結ぶ邑久長島大橋／2001年1月29日

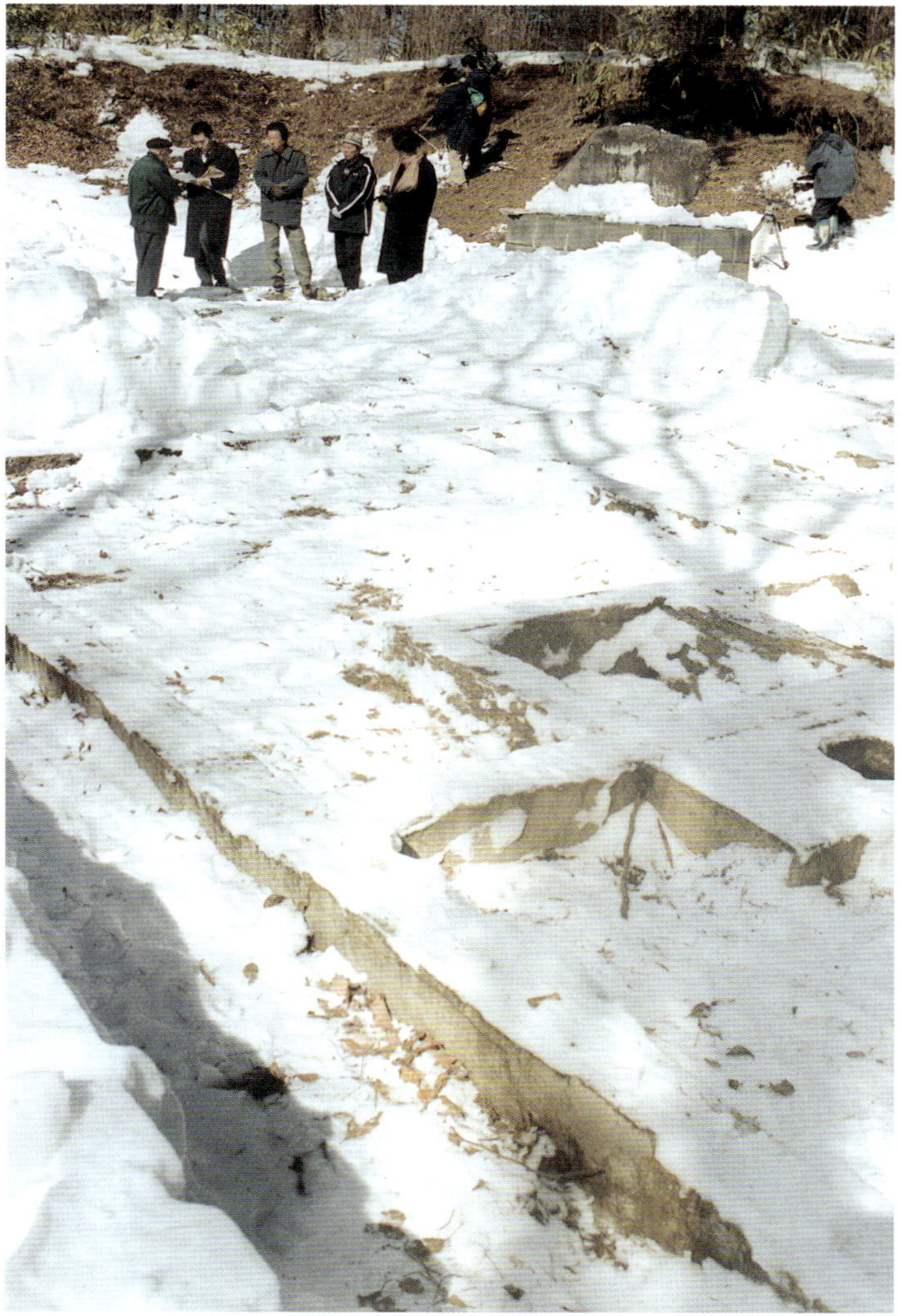

重監房跡／2001年2月14日、栗生楽泉園で

韓国に残した家族と再会

花井清（李慶雨　イ・ギョンウ）さん［一九一六年生まれ・多磨全生園］

韓国と日本――二つの国の家族の写真を療養所の自室に飾っている。韓国・慶尚北道出身の在日一世。農家に生まれた。日本に出稼ぎに来た。北海道の炭坑や神奈川・山梨などの建設工事現場などで働いた。韓国には妻と生まれたばかりの息子を残していた。山梨県で働いていたとき発病して多磨全生園に入所した。「私はもう日本で死んだのだと思わせよう」と、韓国の家族と連絡を絶った。

入所後、東北地方出身の女性入所者と知り合い、園内結婚した。戦後、療養所の食料事情が悪く、お腹がすいてしかたがなかった。妻と一緒に妻の故郷に食糧を分けてもらいにでかけた。川に上がるサケを捕まえて食べた。米一斗あまりと豆などを貰って列車で帰ったが、郡山で一斉検査があって摘発された。全生園に戻ってから園内の監房に約一か月監禁された。

「盗んできたわけではない。腹がへってもらってきただけなのに、なんでこんなことになるのかと思ったよ」という。

その後、妻の強い勧めで韓国の家族と連絡を取った。韓国に残した妻は亡くなっていたが、息子が元気で、孫もいることが分かった。韓国の空港で家族との対面が実現した。「空港には息子と孫三人が来ていた。周りには大勢の親戚もいた。夢かな。この世で会っているのかなと、信じられない思いだったよ」。息子や孫が日本に訪ねて来るようになった。

療養所から労務外出して土木建設現場で働いて韓国に仕送りをした。孫の学費や、ひ孫の手術費を援助したという。「孫たちが大学や専門学校を卒業できたことが嬉しかった。自分の子どもでもないのに、韓国の息子と連絡を取ったり援助することを勧めてくれた日本の妻の、こころの広さに感謝しています」と目を潤ませる。その妻は二〇〇〇年九月に世を去った。

「韓国と日本は近い。お互いに助け合って仲良くしていくことが大切だと思います」と語る。

思　郷

黄金有意来千里
白首無功送歳月
花開花落他郷涙
雲来雲去故国思

黄金に意有りて千里を来たり、／白首功無く、歳月を送る。／花開き花落ちて、他郷に涙し、／雲来たり雲去り、故国を思う。

（花井さんの漢詩＝緑蔭書房刊「生きぬいた証に」に収録。読み下し文・山田昭次氏）

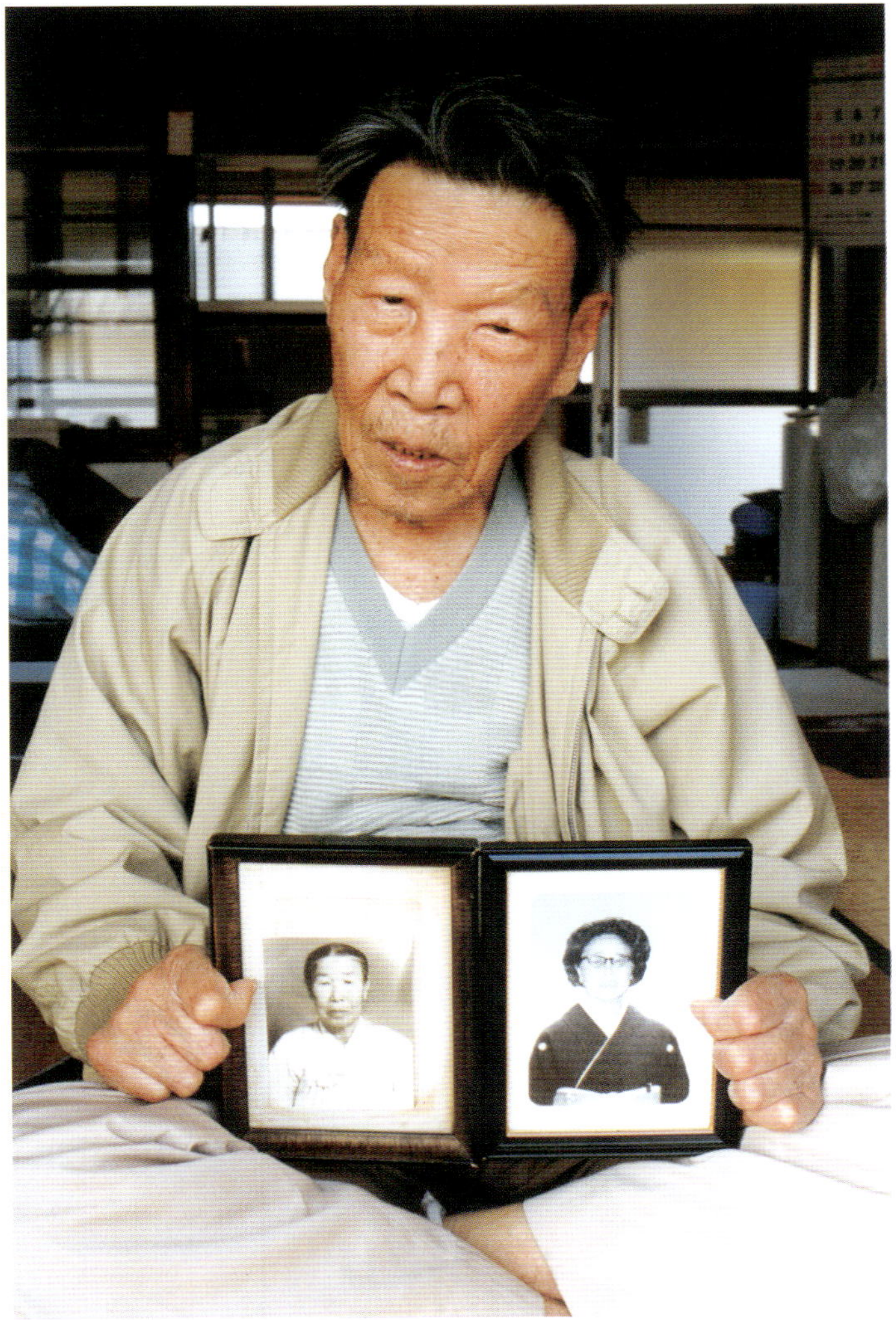

韓国の母と日本の妻の遺影を持つ／2001年2月26日、多磨全生園で

闘う生、幸いなり

国本衛（李衛　イ・ウィ）さん［一九二六年生まれ・多磨全生園］

「人生の蘇（よみがえ）りを覚えました。六十年ぶりの蘇りです！」。詰めかけた報道関係者にそう語った。

二〇〇一年五月二十三日夜、熊本判決の「控訴断念」にわき返る東京・弁護士会館。闘ってきた仲間たちとともに喜びを分かち合った。数時間前、小泉首相に「控訴となれば国民への背信行為だ。国はこれまでの人権侵害に更に人権侵害を重ねることになる」と訴えたばかりだった。

◇

「私には祖国はあっても故郷はない」という。韓国に生まれ、四歳のとき母に連れられ、茨城県内で土木事業をしていた父のもとへきた。十四歳で発病、多磨全生園の前身の全生病院に入った。左太ももに打った大風子油が化膿したとき「どうせまひしているんだろう」と看護士はその部分をハサミで切り込んだ。

同室の洗濯作業場の主任・山井道太さんは、穴のあいた長靴から水が入り足の傷を悪化させた作業員のために、長靴を施設に要求した。だが、聞き入れられず、作業に出る人がいなくなった。「彼は栗生楽泉園の重監房に送られて監禁された後、命を落としたんだよ」と語る。

国本さんも一九四七年冬、園からの燃料の支給が途絶えていたとき仲間と一緒に、煮炊きをし暖をとるため、松の木を切ったのをとがめられ全生園の監房に入れられた。「戦後民主主義の時代でも療養所はまだ戦前の暗黒時代が続いていたんだ」。

園内に開かれていた「賭場」に参加して、熱中した時期もあった。二十四時間体制で病棟の世話をする付き添いに従事して病状を悪化させた。死と向き合う生活の中で文学に活路を見いだそうとし五〇年、仲間とともに同人誌「灯泥（ひどろ）」を創刊した。園の機関誌「多磨」の編集長も務めた。全生園の子どもたちがバスで社会科見学をした際、目的地以外でバスを止めて降りることが許されなかった。このことを女性教師が同誌に寄稿した。園はこの部分の削除を求めたが、国本さんは応じなかった。在日韓国・朝鮮人ハンセン病患者同盟委員長を務め、在日同胞入所者の処遇改善に尽力した。

C型肝炎を病む。療養所で針を変えずに消毒もせず大勢の人に大風子油などの注射をしたこととの関連が指摘されている。「私たちはかつての大風子油時代を、いま病んでいるのです」と法廷で訴えた。訴訟では全国原告団協議会事務局長を務めた。

〇二年四月、控訴断念を勝ち取るまでの闘いを描いたルポルタージュ「再びの青春」で第三十二回新日本文学賞を受賞した。授賞式で「裁判はファシズムとの闘いでした。ファシズムへの回帰を認める訳にはいかない。新たな闘いが始まる」と語った。

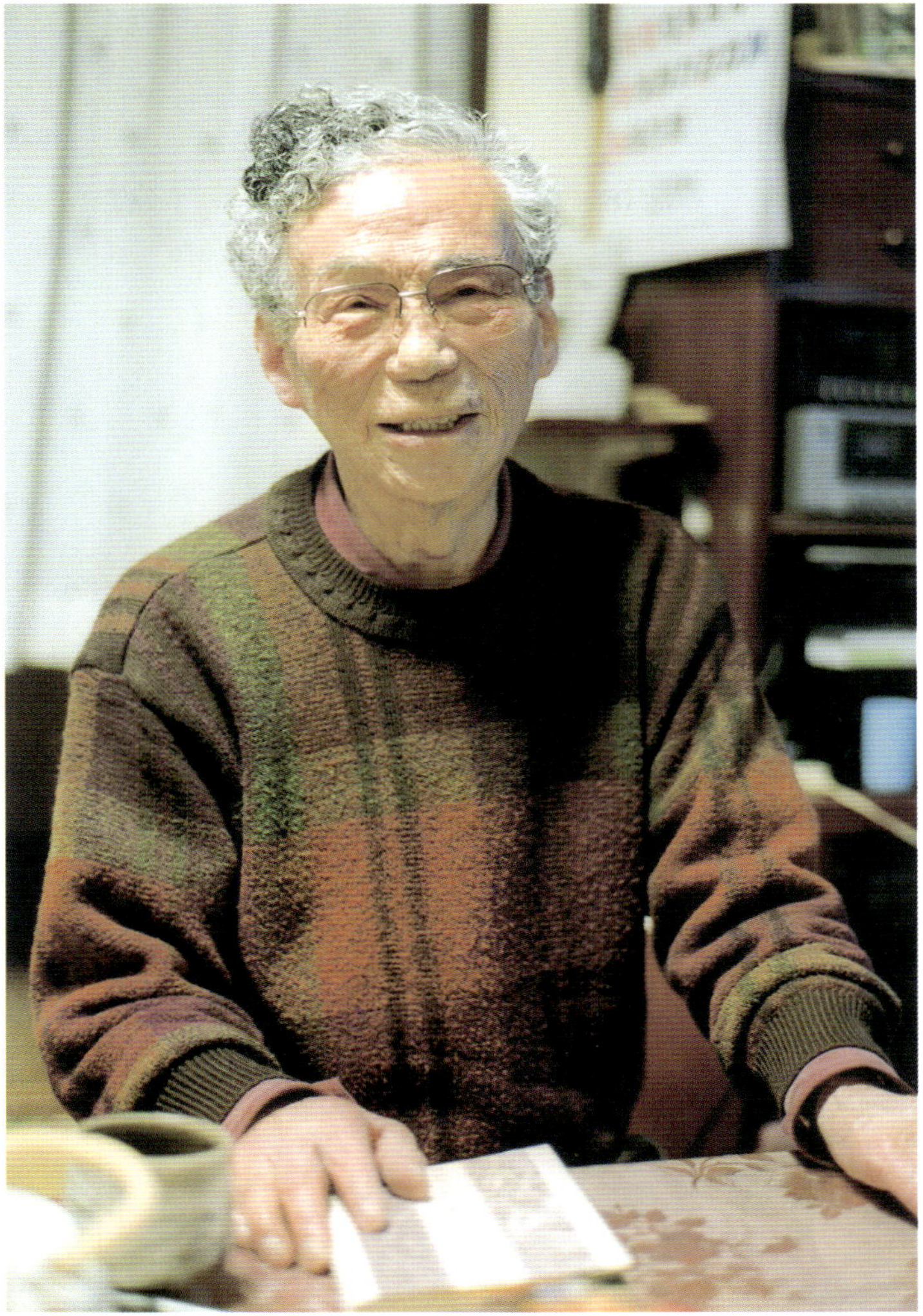

自室での国本さん／2001年2月26日、多磨全生園で

人間の尊厳、ペンに託し逝く

冬敏之さん〔一九三五年〜二〇〇二年・埼玉県〕

力の限り生き抜いた晩年だった。二〇〇〇年秋、肝臓がんを宣告された。〇一年五月、病床からハンセン病隔離を告発する短編小説集「ハンセン病療養所」（壺中庵書房刊）を出版。翌月には東日本訴訟の法廷で意見陳述し、実の母親にすら手を握ることを拒まれた体験を話し、隔離政策のむごさを訴えた。差別や偏見をなくすための講演を精力的に行った。体調が悪化してからも口述筆記で執筆を続け、最後までペンで闘う姿勢を崩さなかった。

小説集を読んだ中学生の少女の読書感想文が全国コンクールで入選した。〇二年一月八日、その表彰式に病をおして出席し、自分の作品をしっかりと受けとめてくれた少女の手を握り「晩年は幸せでした」と語ったという。二月二十日、プロレタリア文学者の小林多喜二と宮本百合子を記念した「多喜二・百合子賞」を入院先の病院で正装して受け取った。その六日後、妻の嘉子さんや親友に看取られて六七歳の生涯を閉じた。

愛知県に生まれ、七歳のときに父と二人の兄とともに多磨全生園に強制収容された。父は間もなく亡くなり、兄の一人もその後、慣れない療養所生活の中で体調を崩し、命を落とした。園内の学園で学んでいたころ、学園長を兼ねた園長は、ハンセン病の痕が残る冬さんの手や顔をつかみ「この子の手は鷲手」「この顔はライオンフェース」などと見学にきた医学生らに説明した。「傷ついた心には時効も除斥期間もありません」と、生前語っていた。療養所の悲劇を見つめ続けた。

長島愛生園内に開設された邑久高校新良田教室で学び、文学に望みを持った。栗生楽泉園で手の整形手術を受け、社会復帰をめざした。三十代で作品を文芸誌に発表して作家として歩み始めた。結婚し、埼玉県内の市役所に就職して定年まで勤め上げ、一人娘を育てた。

葬儀の会場には少女の姿もあった。「『らい予防法』という悲しい法律は、たくさんの患者達に死よりもつらい、超えられない苦しみ、悲しみを与えた。…私はこの事を過去のあやまちだと切り捨て、無関心を装うことは出来ない」感想文が静かに朗読された。冬さんが命をかけて闘った人間の尊厳への志は、確かに若い世代へと伝えられた。

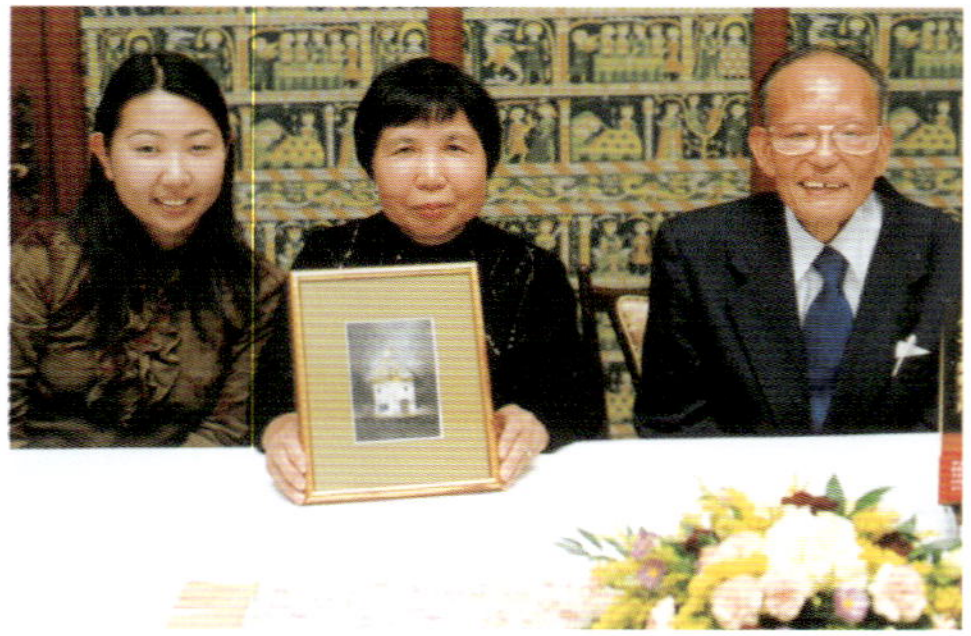

妻嘉子さんと娘の敦子さんと／
2001年11月23日、東京都内で

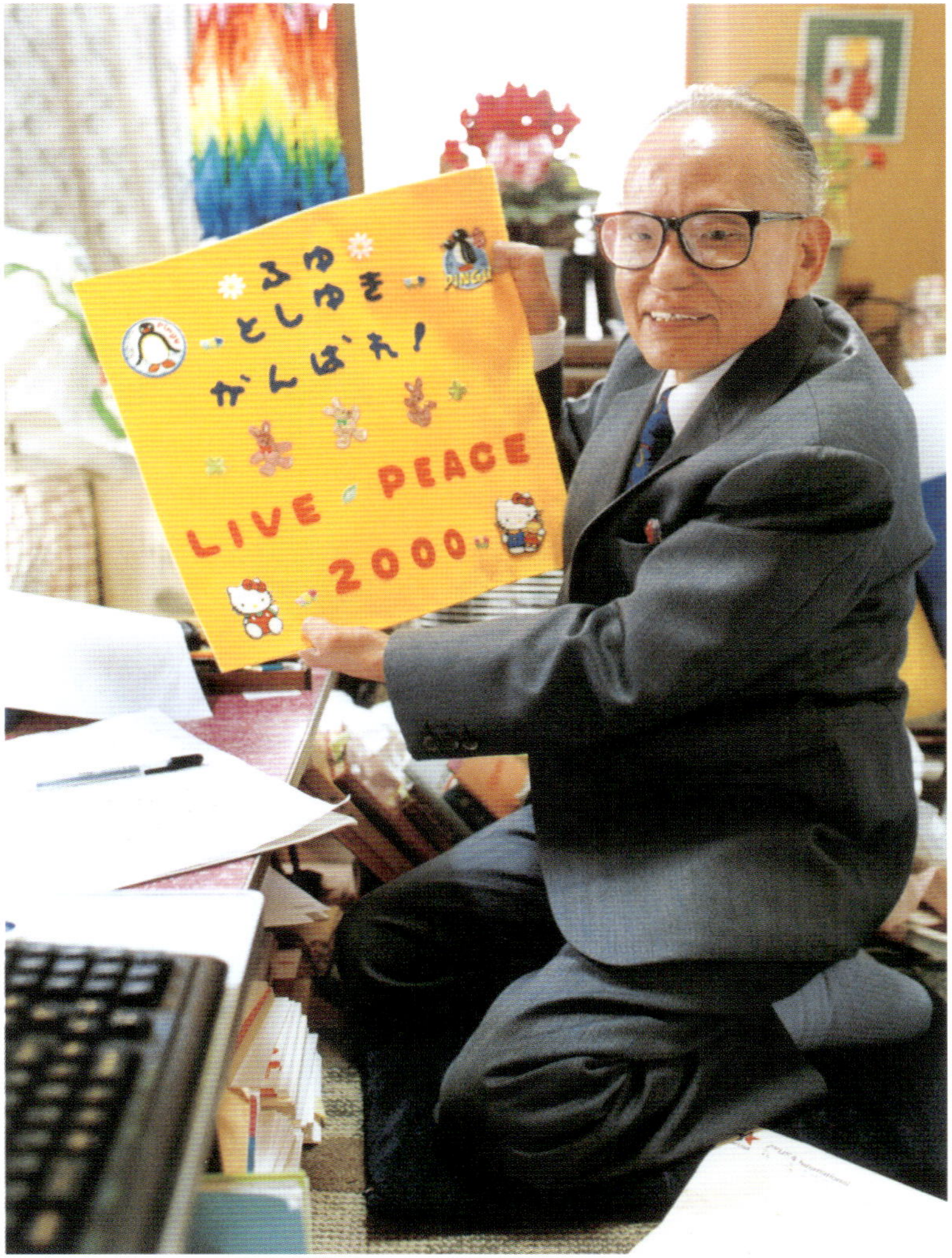

支援者から贈られたタペストリーを掲げる／ 2001 年 3 月 10 日、埼玉県で

奪われたいのちと人権

安述壬（アン・スーニン）さん［一九二四年生まれ・多磨全生園］

「同じ過ちを二度と繰り返したらあかん。私らは人間扱いされなかったが、人間としてのこころを持っとるんよ」——そんな思いで二〇〇一年三月十三日、東京地裁の法廷に立った。「証言を『死に土産』にしたい」。裁判所に向かうバスの中で原告の仲間や支援者たちに語った。

韓国に生まれ四歳のときに来日し、大阪に住んだ。十六歳のころ父親が邑久光明園に強制収容されたとき、一緒に収容された。療養所への収容を嫌って自殺しようとした父が心配で、父の付き添いのつもりで入所を決意した。

戦中や戦後、飛行機の燃料用の松の油を取るための「松根掘り」や開墾の園内作業を強いられた。素手で作業をして、痛めた手の指を看護士は「切った方が早く治るよ」と切断した。「手に感覚があるのに麻酔なんかかけなかった」という。左手の指がほとんどないことが大きな心の傷となった。

十八歳のころ園内で結婚・妊娠をした。園は堕胎を迫った。夫と一緒に逃走してでも産もうとしたが、夫が試験薬セファランチンの投与後、病状を悪化させたため断念せざるを得なかった。妊娠九カ月で堕胎手術を受けさせられた。

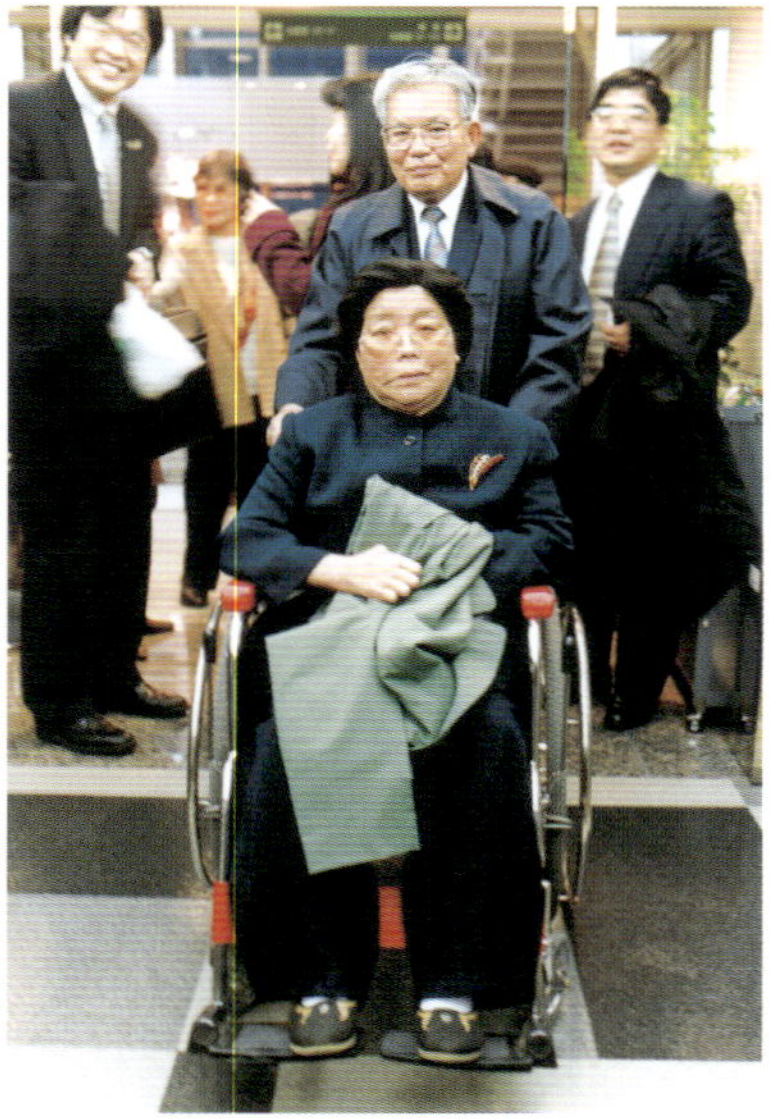

法廷での証言と報告集会を終えて／2001 年 3 月 13 日、東京・弁護士会館で

手術をしたのは医師ではなく婦長だった。「園に婦人科の医師なんかおらんかった。痛さと苦しさで死ぬと思った」。婦長が嬰児を引きだした。

「男の子ですよ」と子どもを見せた。手を動かし、声をあげて泣いていたが、婦長は「もういいでしょう」と、かねのお盆に乗せた子どもをうつぶせにして持ち去った。

亡くなった子どもに済まないという気持ちから園内の神社に百日間通った。「こんな不運な親でなく、もっとええところの子どもに生まれ変わって……」と泣きながら祈った。堕胎の後、ほどなく夫は死亡した。

その後、光明園から逃走するなど、波乱に富んだ人生を歩み、現在は多磨全生園で再婚して暮らしている。

「殺された子どものことを思うと今も涙が出ますが『日々喜びなさい』という聖書の言葉を信じて生きています」と語る。

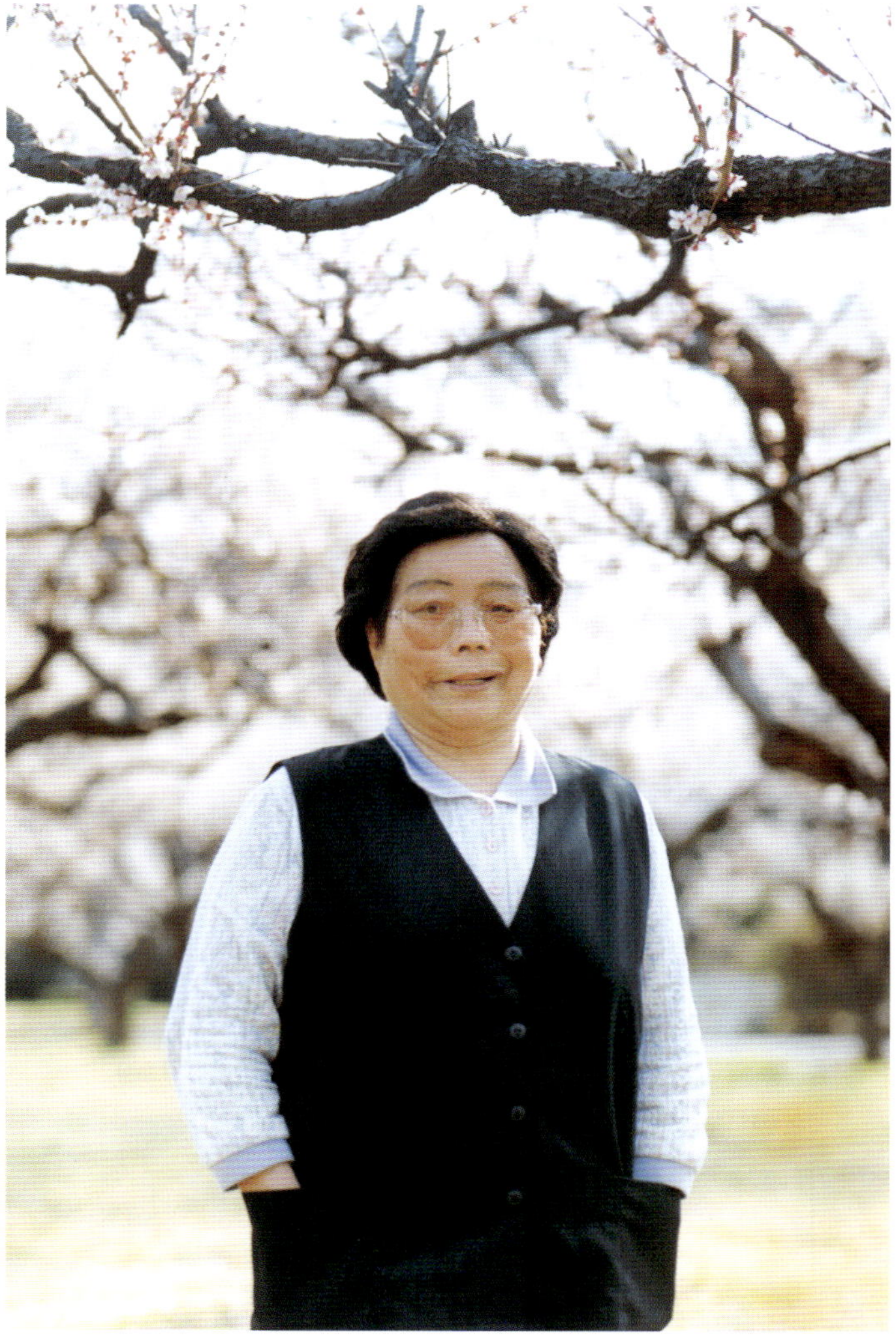

満開の梅を背に／2001年3月22日、多磨全生園で

より困難な道を求めて

堤良蔵さん［一九三〇年生まれ・多磨全生園］

滋賀県に生まれ、十歳で父に連れられ邑久光明園に入所、少年舎で暮らした。子どもには過酷な食搬作業を強いられ、急勾配の道を重い飯ごうを担いだ。不安や淋しさをまぎらわすため、園内の学園にあったオルガンに向かい、いつの間にか演奏法を覚えた。

釣りが好きだった。その釣りにでかけたときのことで忘れられない光景がある。

桟橋に人だかりがしていた。そこには、ござをかけられた遺体があった。療養所のある長島から、海峡を泳いで逃げようとして溺死した入所者だった。何回か、同じような光景を目にし、ショックを受けた。少年舎の寮父母の影響でキリスト教徒になった。

青春時代、結婚したいと願ったが、療養所の先輩に「結婚したら断種手術を受けなければならないよ」といわれた。「人として生まれながら子孫も残せないなんて。誰がこんなことを決めたのか…」と苦悩し、死を考えたこともあった。

二十六歳で邑久高校新良田教室に入学した。校歌の作曲もした。卒業後は長島愛生園内の聖書学舎に学び、キリスト教の伝導に努めた。「病気が治っているのになぜ自分は療養所にいるのか」と悩むようになった。

「人生の岐路に立たされたとき、より困難な道を選びなさい」と教えた牧師の言葉を信じ、社会復帰の準備をした。通信教育で勉強し、宅地建物取引主任者の資格を取った。測量師補の資格も取った。

一九七二年、四十歳を過ぎてから「一時帰省」の形で社会復帰した。履歴書で三十年の「空白」を埋めるために苦労した。家業の農業の手伝いをしていたと記し、後遺症の残る手は、「小児まひ」や「空襲でけがをした」と偽った。

東京の自動車の座席を作る会社や不動産会社で働いた。「初めて給料をもらい、税金を納めたとき、心の底から湧き上がる喜びを味わいました。仕事は辛かったが、一日一日が充実していました」という。

四十六歳で同じアパートに住んでいた女性と結婚した。しかし、定年を前に「らい予防法がある限り、老後二人で同じ老人ホームには入れない」と考えて協議離婚した。「らい予防法が私たちの生活を奪った。予防法にがんじがらめにされた人生でした」。

五十八歳のとき療養所の生活に戻り、多磨全生園で、光明園時代からの知り合いだった安逑壬さんと再婚した。ボランティアで、園外の病院のロビーで行われる礼拝のオルガニストを勤め、また、園外の教会の庭の管理もしている。訴訟で勝訴・和解後も、人権侵害がなぜ起きたかを究明する検証会議や、恒久対策を話し合う厚生労働省との交渉に熱い視線を注ぐ。

「最後まで神が自分に与えてくれた能力を生かして日々を過ごしたい」と語る。

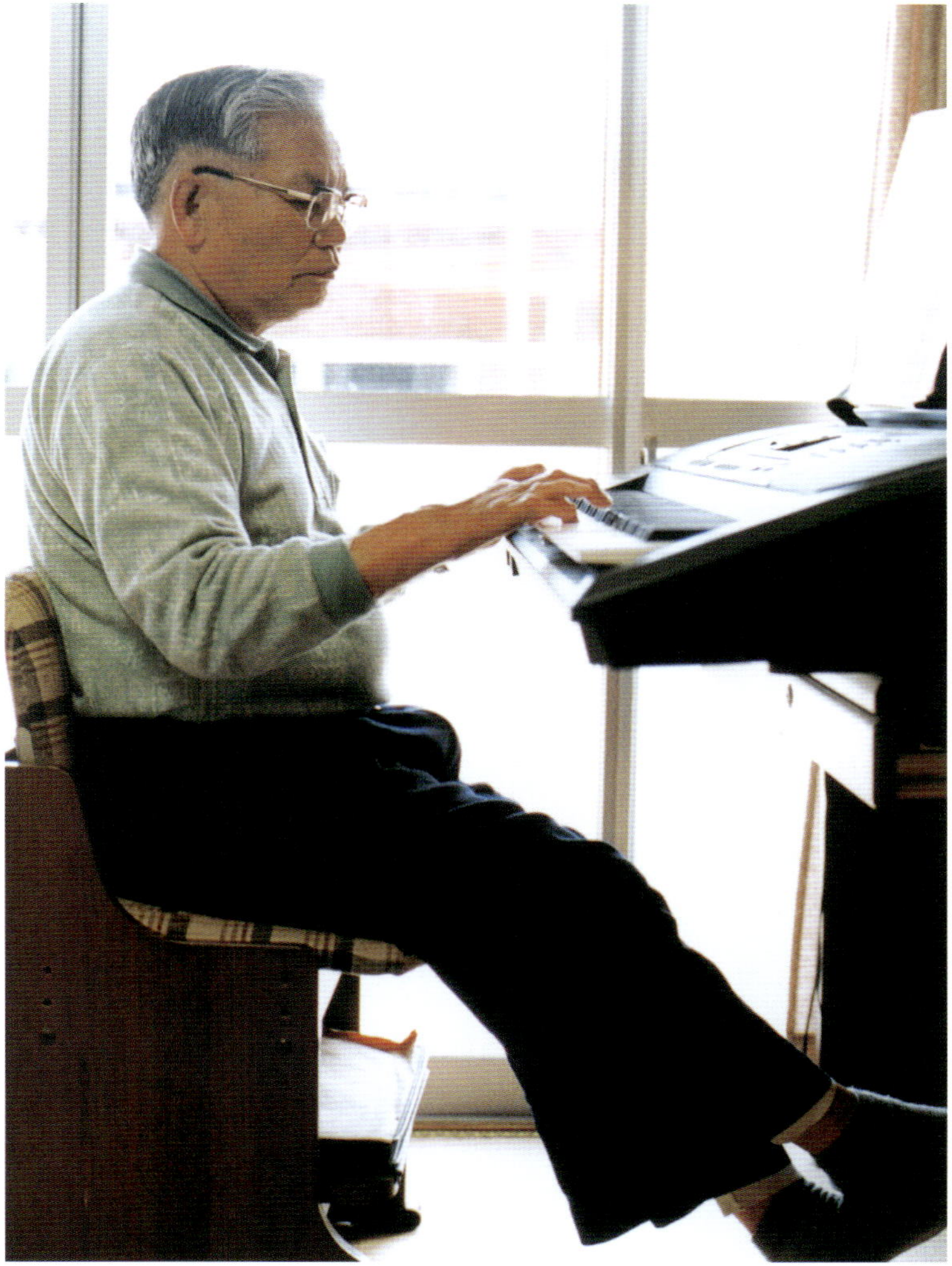

自室で電子オルガンを弾く／2001年3月22日、多磨全生園で

都心デモを決行

鈴木禎一さん［一九一五年生まれ・多磨全生園］

一九七二年夏。東京・日比谷公園内の喫茶店で、全国ハンセン氏病患者協議会本部の鈴木禎一さんたちは、「ハンセン氏病療養所の医療を充実させる総決起集会」の開催を巡って、厚生省の官僚たちと激しい議論を戦わせていた。

「集会を開くのはやむを得ない。しかしデモだけはやめてもらいたい」と、官僚たちはデモの中止を求めた。だが、鈴木さんは「デモは憲法で保証された表現の自由だ」、「機動隊で弾圧されても私たちは闘う」と、応じなかった。

同年七月三日、虎ノ門の日消ホールで大規模な集会を開いた。参加者たちはそこから首相官邸―国会―厚生省―日比谷公園の都心を初めてデモ行進し、「医者をよこせ」、「差別医療をなくせ」などと訴えた。

岩手県に生まれた。幼いときに母と死別し、北海道・根室に移り住んだ。継母は愛情あふれる人だったという。商業学校在学中に発病、二〇歳で松丘保養園に入所した。継母は、本やスキーを療養所に送ってくれた。園内の学園の教師や自治会の役員をした。

五〇年、駿河療養所へ転園した。その際、施設側に「政治活動をしない」との誓約書を書かされた。しかし、自治会会長として積極的に活動した。施設側が倉庫の陰にひそかに監房を作った。これに抗議して座り込みをして、監房を使わせないようにした。

七一年、全患協の中央執行委員となり多磨全生園に移った。その後、同協議会の事務局長を八年務め、療養所入所者の人間の尊厳回復に取り組んだ。二〇〇一年五月二十三日には小泉首相と面会して熊本地裁判決への控訴断念を求めた。

「国際障害者年を進める東村山市民の会」事務局員として、障害者の全面参加と平等の実現に向けて活動を続けている。障害のある人とない人が一緒にダンスを楽しむ「ユニークダンス」のパーティーを約二十年開いている。

八九年には同市の社会教育委員に当選した。いまも「市民の会」の機関誌発行やハンセン病図書館での資料整理などで多忙な日々を送る。「残された時間を尊厳回復のため努力したい。僕のストレス解消法は新宿で行き当たりばったりで洋画を見ることなんです」という。

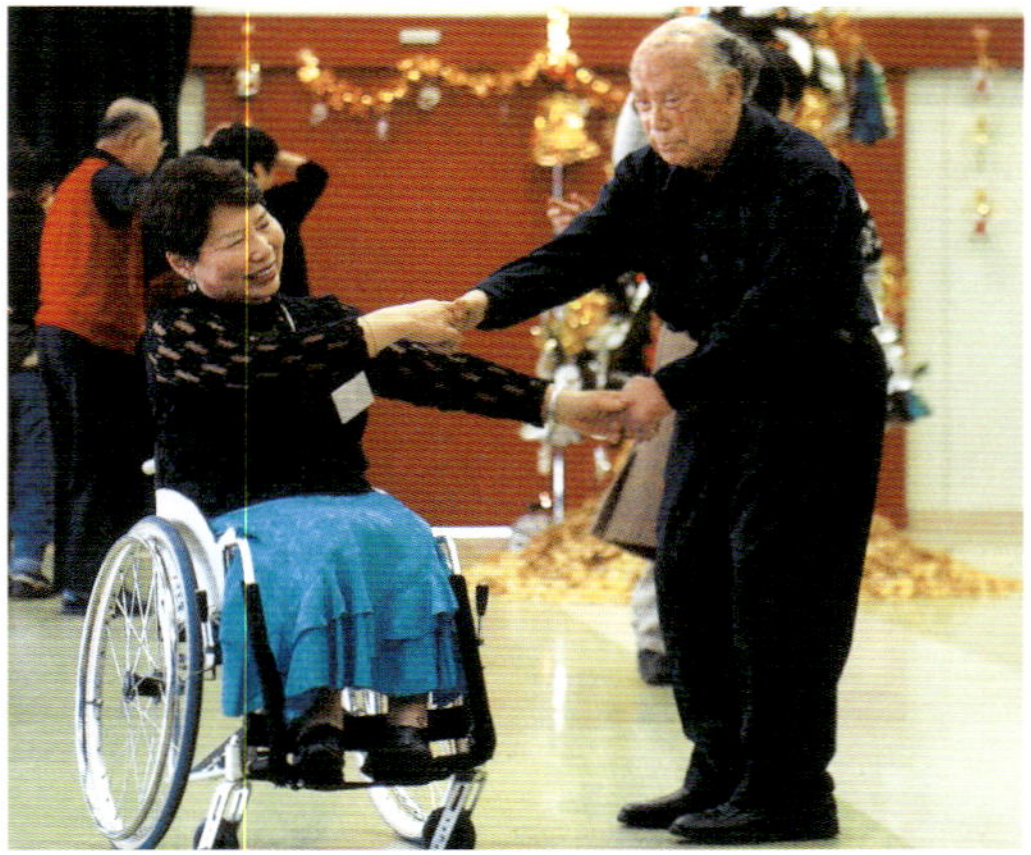

86歳で「ユニークダンス」を踊る／
2001年12月2日多磨全生園で

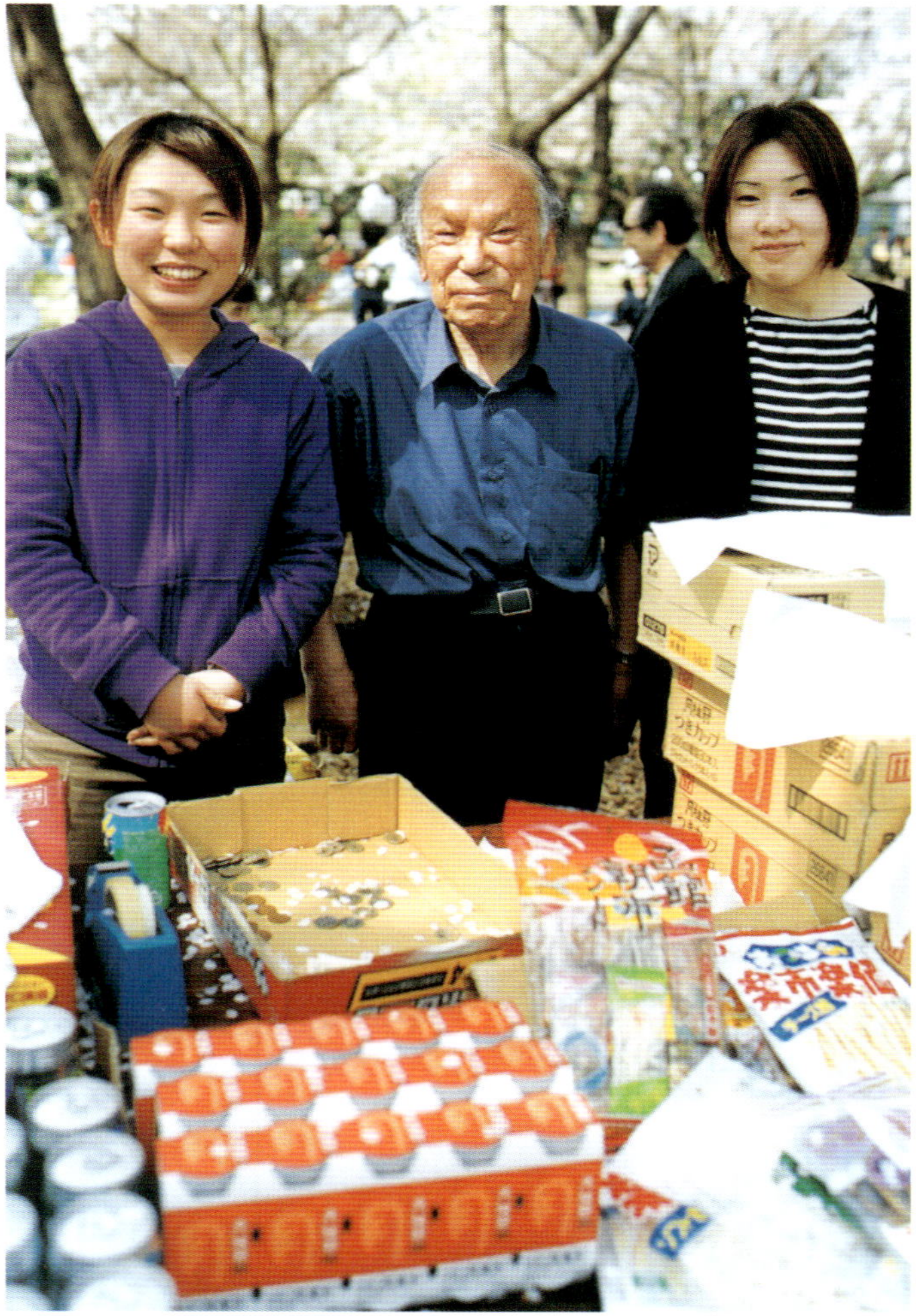

多磨全生園の花見会場に「国際障害者年を進める東村山市民の会」の出店を出す。手伝いの看護学生と／ 2001 年 4 月 8 日

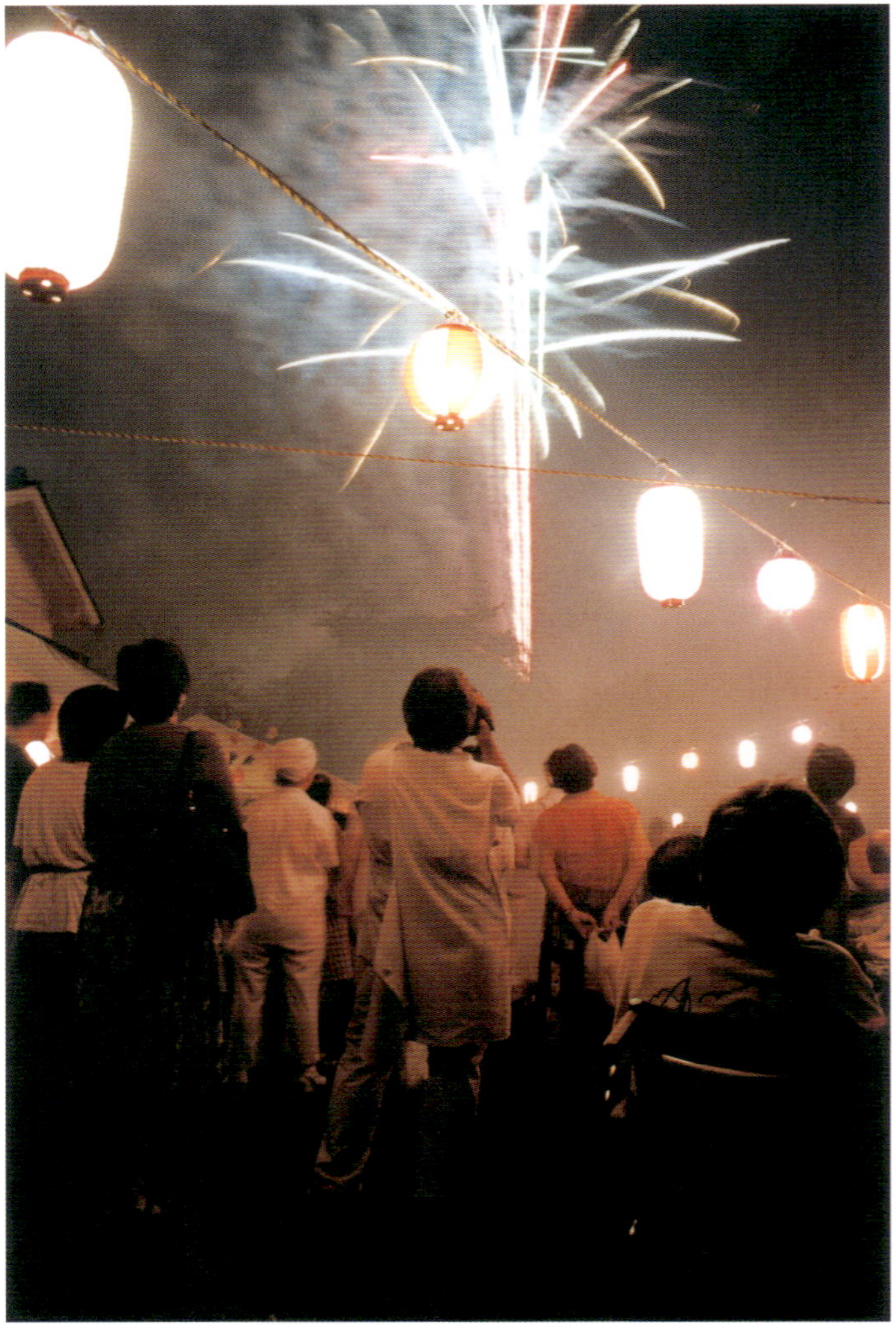

納涼祭／2001年8月24日、多磨全生園で

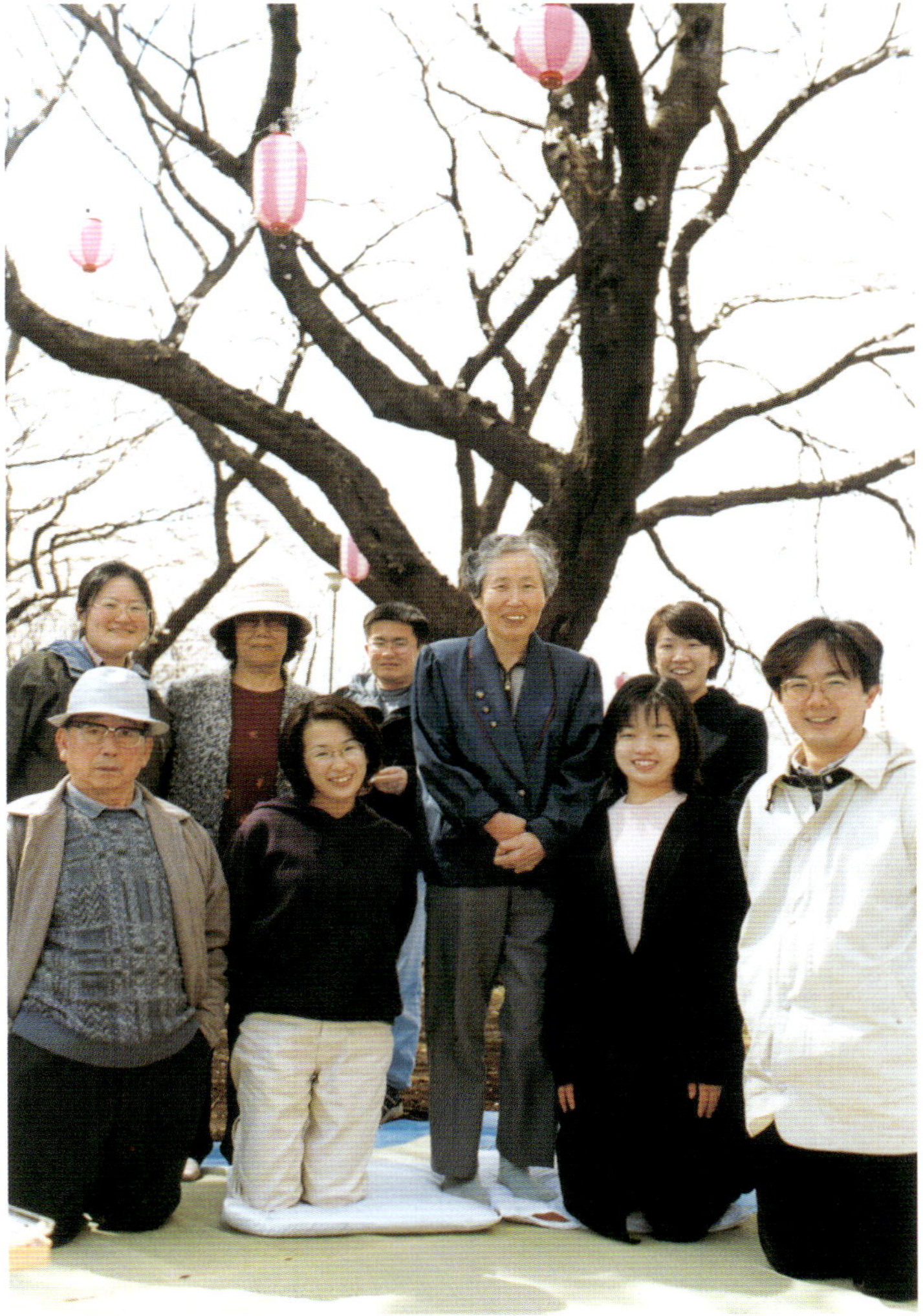

支援者との花見／2001年4月1日、多磨全生園で

断ち切られた絆

鷹志順さん［一九三五年生まれ］トキエさん［一九三〇年生まれ・ともに菊池恵楓園］

順さんは長崎県に生まれ、一九四五年ごろ疎開先で発病した。自宅敷地内の小屋で家族と離れて過ごし、四九年に星塚敬愛園に入所した。五三年に菊池恵楓園に転園した。園内作業中、くぎを踏んだのがもとで右足のすねから下を切断した。また、胆石、腎石があったのに十年ほど放置された。痛みを我慢するため下唇をかみ切ってしまった。

「園内作業がなければ足を切ることはなかった。そのうえ十分な医療体制がなかったんですね」という。

六〇年ごろ面会に来た兄に「一族全員断種して、家を絶とうと思う」と切り出された。当時、ハンセン病は遺伝病という誤解があった。順さんは「遺伝病ではない」と必死で説得し、一族断絶は免れた。今は兄や妹と頻繁に連絡を取っている。

小さいころから読書が好きだった。安部公房やカフカを読みあさった。「不条理の哲学を日本ではっきり書いたのは安部公房。不条理と思いますね、強制的に隔離されて人権を奪い去られているというのは」と語る。順さん自身も小説を書いた。小屋で過ごした経験や、病気のせいで表情がなくなり笑えなくなった自分を題材に文学雑誌に作品を発表した。園の自治会機関誌の編集も手がけた。

国賠訴訟に立ち上がった。「人権は空気みたいなものです。空気がないと息苦しくなるでしょう。でもなくなるまで存在に気付かない。差別も偏見も、法がなくなったからといってなくなりはしない。裁判を通じて、自分たちの手で偏見を取り除きたい」と訴え続けた。

順さんと一九六六年に園内結婚したトキエさんは一人娘として宮崎県で生まれた。四九年ごろ顔などに斑紋が出た。病院から連絡を受けた保健所や役場に入所を迫られた。山などに隠れたが、白衣を着た医者たちが家に来たことで地域や親戚から差別を受け、五一年、星塚敬愛園に入所を余儀なくされた。

可愛がってくれた父親が八七年、亡くなった。「帰ってくるな」と言われたが、葬式に駆けつけた。父の遺体にしがみつき「跡継ぎできなくてごめんね」と泣いた。葬列の一番後ろからついていった。

その後、それまでしばしば面会に来ていた母に突然、「帰ってくるな」と言われた。両親は、トキエさんの入所後、養子を迎えた。電話することすら拒まれた。母は養子に気を遣っているのだとトキエさんは察する。

「それでもせめてもう一度、『お母さん』と呼んでみたい。予防法が私たちを引き離したのです」とトキエさんは肩を震わせた。

（文・柳澤尚樹）

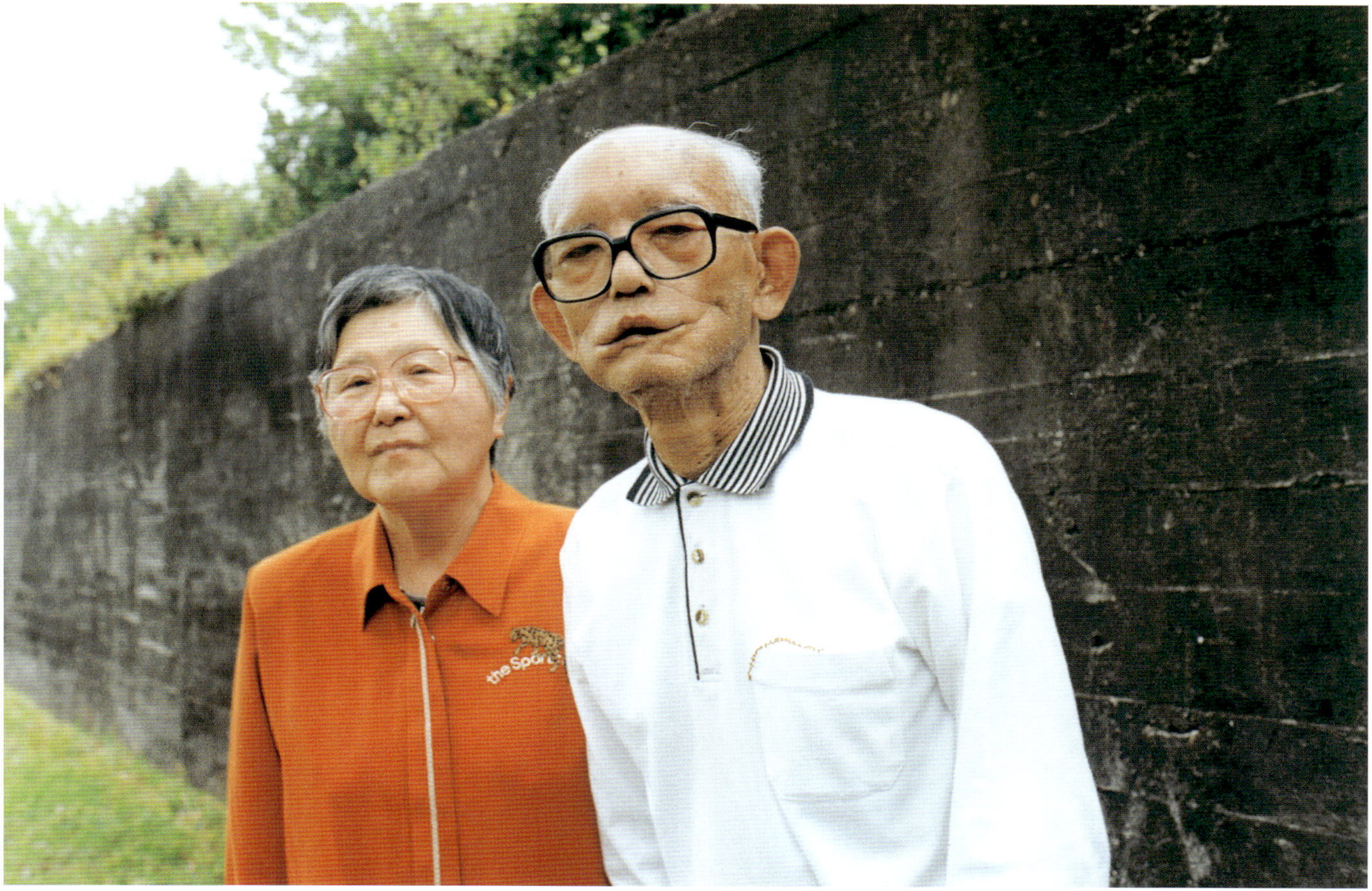

恵楓園の塀の前で。「入園当時、まわりを塀で囲まれていて、正門の横には派出所があった。
刑務所に来たと思いましたよ」／2001 年 4 月 17 日

裁判は子や療友の弔い合戦

志村康さん［一九三三年生まれ・菊池恵楓園］

佐賀県に生まれる。

旧制中学三年のときだった。教師が「伝染病を知っているやつは手を挙げろ」と生徒たちに命じた。ペスト、コレラ、マラリア……。一通り出終わったところで一人が手を挙げた。「レプラ」。

「もし罹ったら、瀬戸の小島に強制収容される。男は断種される」。教師がそういうと教室は騒然となった。

当時、先天性梅毒の治療を受けていた。翌年の三月に九州大病院を受診。学生やインターン十五人ほどが半円形に並ぶ中、上半身裸にされた。医学用語が飛び交う中で「レプラ」という言葉だけが耳に残った。「血の気がさあっと引くのがわかりました。授業の様子が浮かんで。自分はこれからどうなるだろうと、恐怖を感じました」

一九四八年三月、菊池恵楓園に入所。五八年初冬に結婚した。翌年、妊娠がわかった。「産科もなければ出産も一件もない。外に逃げ出して生むか、堕胎するしかなかった」。妻は妊娠三カ月で堕胎手術を余儀なくされた。

「はい、終わりましたよ」。…我が子の命を奪った医師に、「ありがとうございました」というしかなかった。妻は診察室のベッドに寝かされ、命の重さを思い知り慟哭した。

六二年、園から社会復帰の許可が下りた。山林を買って切り開き養鶏を始めた。近くの団地からひっきりなしに卵を買いにやって来た。園外に家を建てるまでになった。

それでも九一年に再入所。作業中にけがをし、なかなか治らなかった。両脚が義足になっていた。「入りたくて入ってきたわけじゃない。外で働くのは生きがいがありました」。

子の命を奪った国が、法が、許せなかった。国賠訴訟の第一次提訴に参加した。「ただ病んだだけじゃないか。堕胎した子どものために罪を感じて生きないかん。国家の第一義は国民の生命や財産を守ることでしょ。いい加減な治療をし、強制収容をし、子は堕胎させる。こんなことが許されるはずがない」

九〇年に建てた家には、子どもの位牌がある。母が「男でも女でもいいように」と「操」と名付けてくれた。「操が生きておれば四十一かな。療友もずいぶん死んだ。弔い合戦でしたよ、裁判は」。

（文・柳澤尚樹）

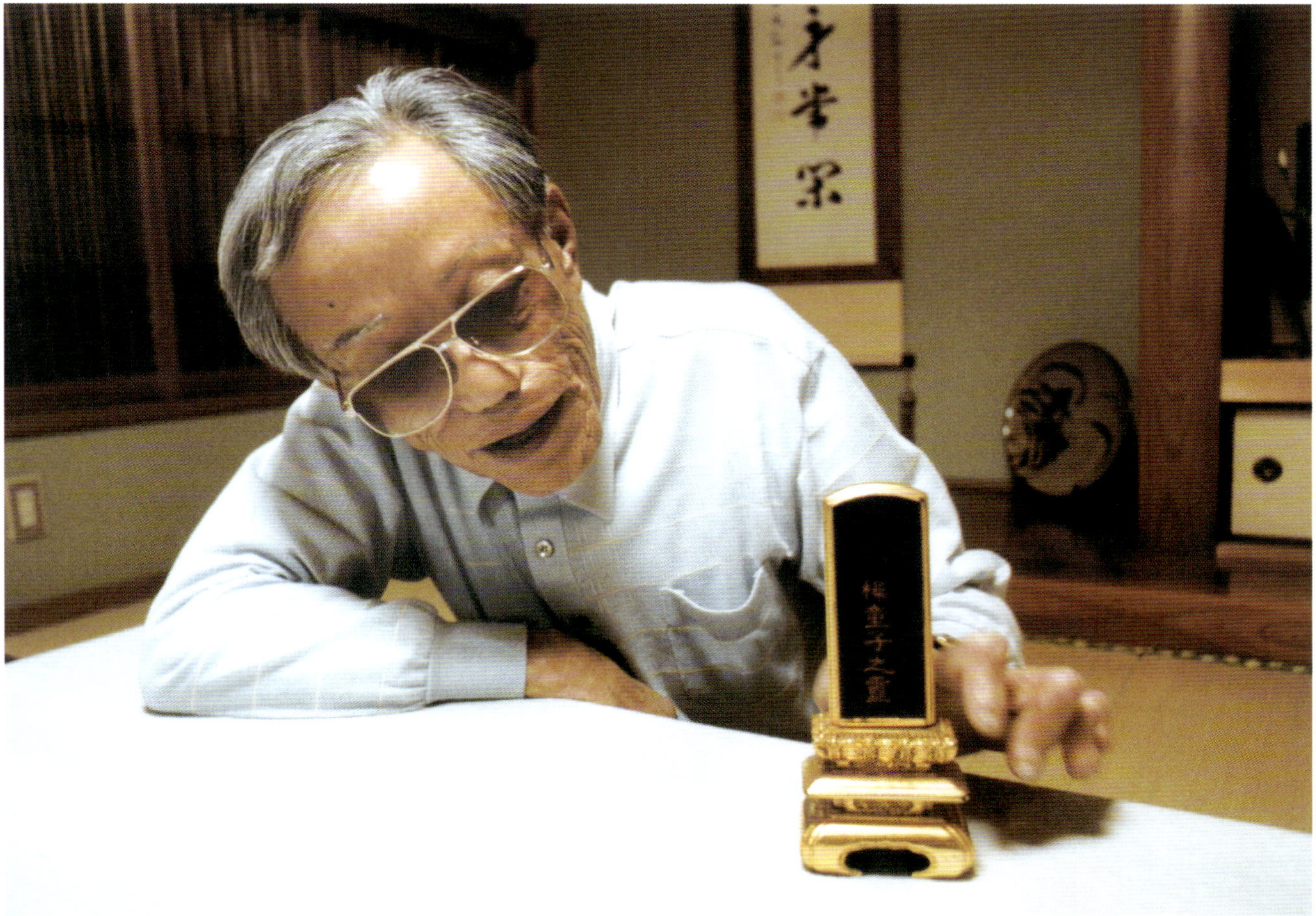

堕胎で失った子どもの位牌に手を添える／ 2001 年 4 月 17 日、熊本県内で

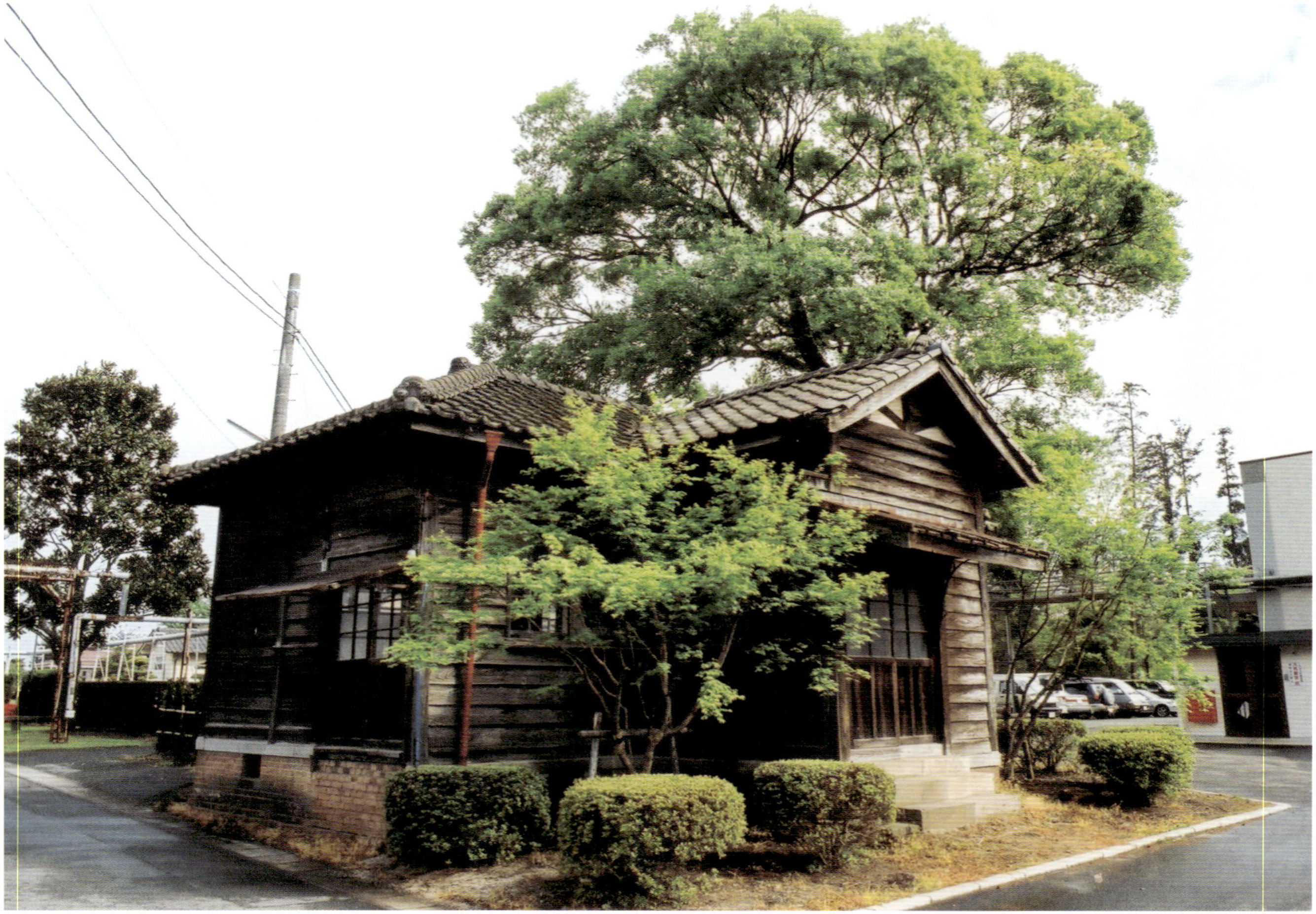

旧監禁室／2001 年 4 月 18 日、菊池恵楓園

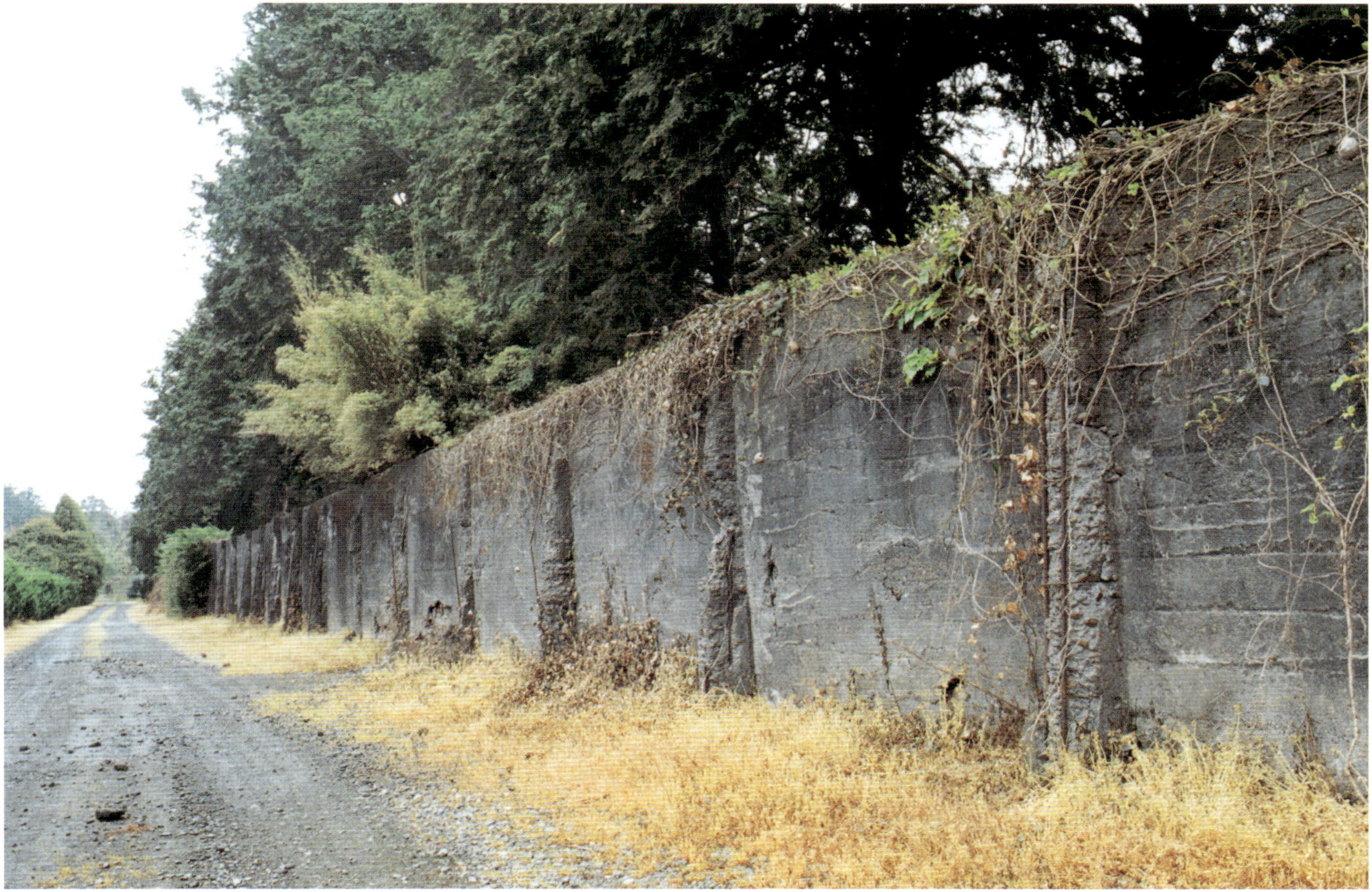

菊池恵楓園の塀／ 2001 年 4 月 18 日

生まれ変わっても妻と一緒になりたい

竹村栄一さん［一九二六〜二〇〇三年・邑久光明園］

金婚式を迎えて三年になった。

生まれ変わっても妻と一緒になりたいね。今度はごく普通の家庭として――。胸の内をぽつりと語った。

療養所内で結婚したのは一九五〇年三月。「断種手術が結婚の条件。職員に頼んでも、例外は認められなかった」。

ハンセン病国家賠償訴訟では、原告として、岡山地裁の証言台に立った。

「ある日、自分を執刀した看護士長が、ブタの去勢手術をしている場面を目にしました。ブタは悲鳴をあげながら、逃げ回っていました」。

絞り出すように、くみ取ってほしい思いを精いっぱい、込めた。

二〇〇一年五月十一日。自身の身を削った訴えは届くのか。光明園内の一室に仲間たちと集まり、テレビ画面を食い入るように見つめた。勝訴という文字が画面に映し出された瞬間、隣にいた仲間たちの手をぎゅっと握りしめた。大粒の涙がこぼれた。

「今まで、生きてきた甲斐があった」

何度も何度も繰り返した。

判決後、ふるさとの福井県小浜市に一本の桜の苗木を植えた。市内を一望できる場所。しかし、自分の名を示すようなものは何もない。

「ひっそりと自然の中にとけ込んで、ふるさとに自分の証しを残したかった」

十年ほど前から趣味で始めたカメラ。釣りをする兄弟、泳ぐコブハクチョウの親子。部屋には「家族」の写真が並ぶ。子どもや孫に囲まれた生活を今でも思い浮かべる。

「二十世紀に起きた悲しい出来事が、二十一世紀の初めの年にようやく終わりを迎えた。この新しい世紀には二度とこんな悲しい思いをする人がいないように――」。

そう願い続けた。

（文・尾崎千裕）

追伸　竹村さんは〇三年一月十二日にお亡くなりになりました。

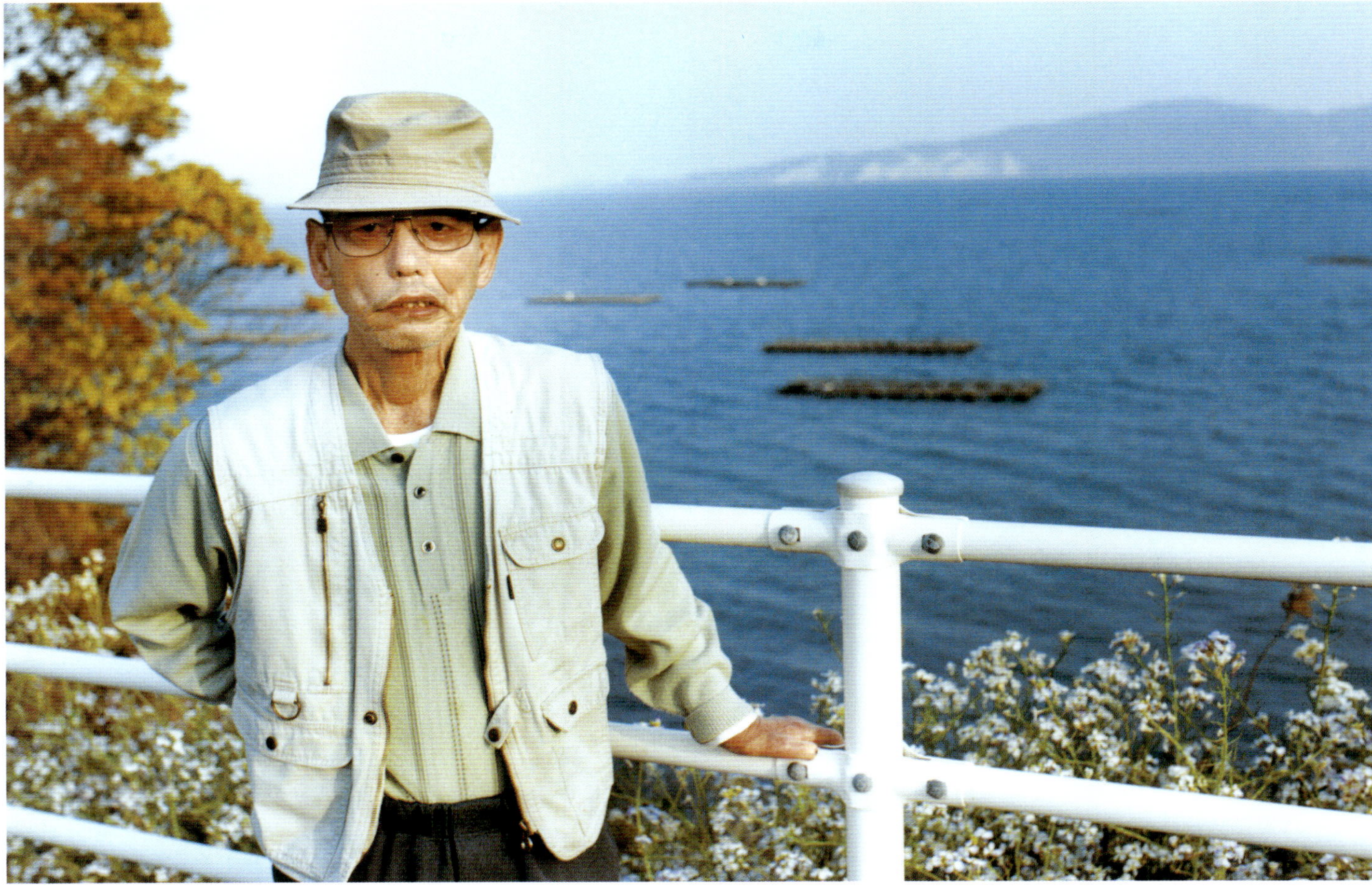

故郷・小浜の海と違って瀬戸内の海は穏やか。しかし、「何人もの療友がこの海で命を絶ちました」／2001年4月19日

真の解決はまだまだ

中山秋夫さん［一九二〇年生まれ・邑久光明園］

病は視力をも奪った。しかし、時には自身にも厳しい言葉で、強烈な感情を詠み上げてきた。「らい」に人生を奪われた怒りや哀しみ、そして焦り——。

一九六三年に失明してから、執筆は支援者らの助けを借りての口述筆記だ。二〇〇二年、初の詩集「囲みの中の歳月」を自費出版した。一九五四年からの二十八編を収めている。

風／さえずり／足音／ガラスのそとの季節／季節のそとの私／いつも待たされながら／待ついらだちのおとろえ

（『白いうた』より）

富士山を望む静岡県に生まれた。七人兄妹の末っ子。ハンセン病だった父は六歳の時、家族と縁を切った。一九三四年ごろに病気の兆候が現れ、父がいた群馬県で一緒に過ごし、父の死後は大阪で通院した。「中西秋夫」という偽名を使い、息を潜めるように暮らしたが、感染が知れ、十九歳で療養所行きを余儀なくされた。

二十七歳の時、八つ下の園内の女性と結婚を決意した。選択の余地はなく、優生手術を受けた。その夜、手術個所が熱を出して悪化。結婚相手の女性が深夜まで看病してくれたが、それがもとで女性は風邪をひき、こじらせて急性肺炎に。その年の春に亡くなった。

園内労働の一環として重病患者の看護にあたった。八年間で三百人以上の死に顔を見てきた。

亡くなった先輩や仲間の弔い合戦と思って、歌を詠み、裁判を闘ってきた。

骨だけになるまでのあなたたち／遺していったその重さを／生き残りの我々が／背負って／それが終末の療養所の暮らし

（『骨たちよ』より）

岡山地裁で和解が成立した後も、入所歴のない元患者や元患者の遺族らの訴訟に大きな関心を持ち続けている。

「彼らの被害の方が、自分たちより大きかったかもしれない。『らい予防法』は、単に隔離療養所だけではなく、日本全国に張られていた網だった」。

「まだ終わりじゃない。真の解決はまだまだだ」と事あるごとに繰り返した。

そして、自分たちに対しても厳しく訴える。「これからは勇気を持って自分自身で自らの殻を破り、自らを解放しなくてはなりません」。

もういいかい骨になってもまあだだよ

（句集『一代樹の四季』より）

（文・尾崎千裕）

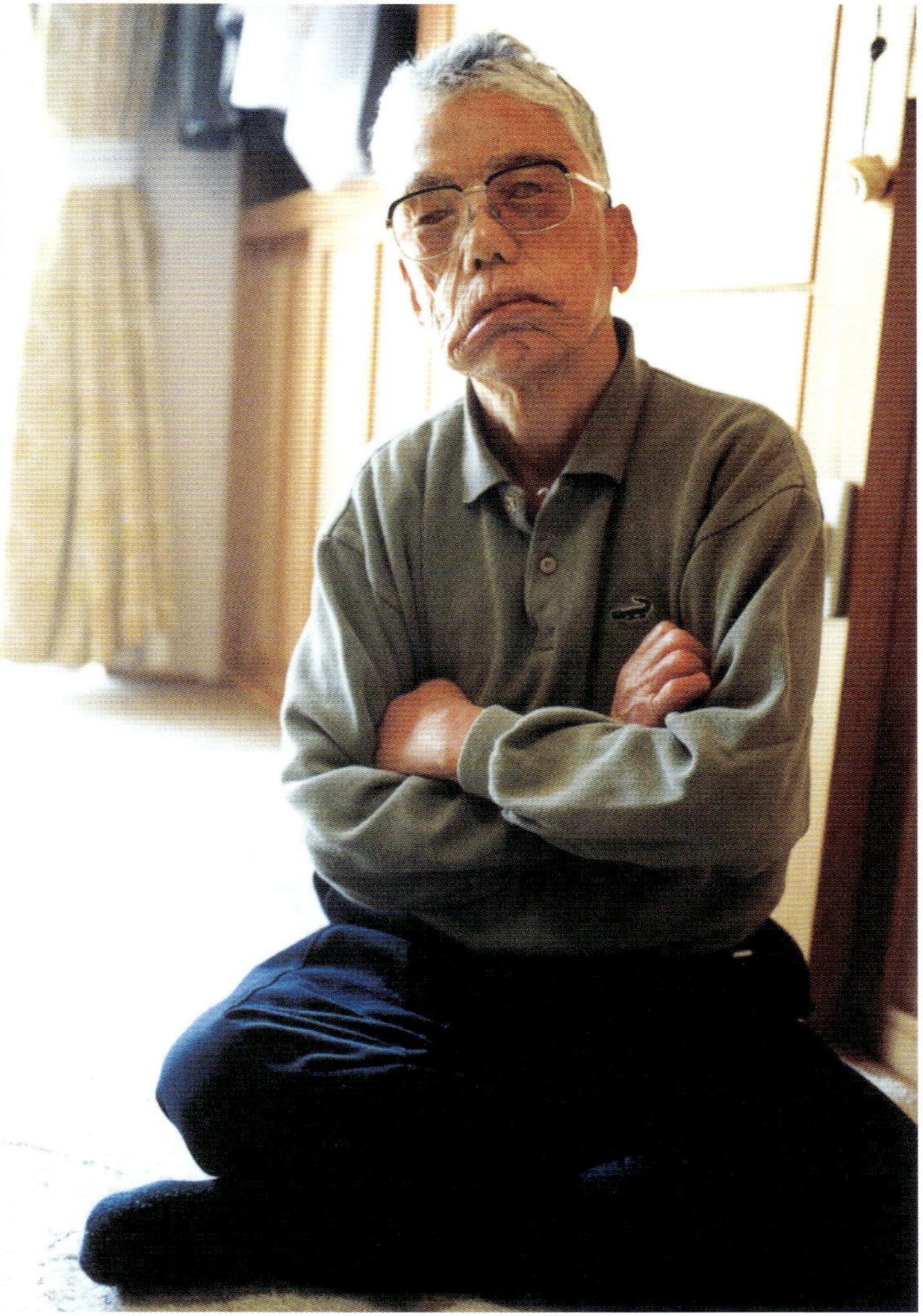

邑久光明園の自室で／2001年4月20日

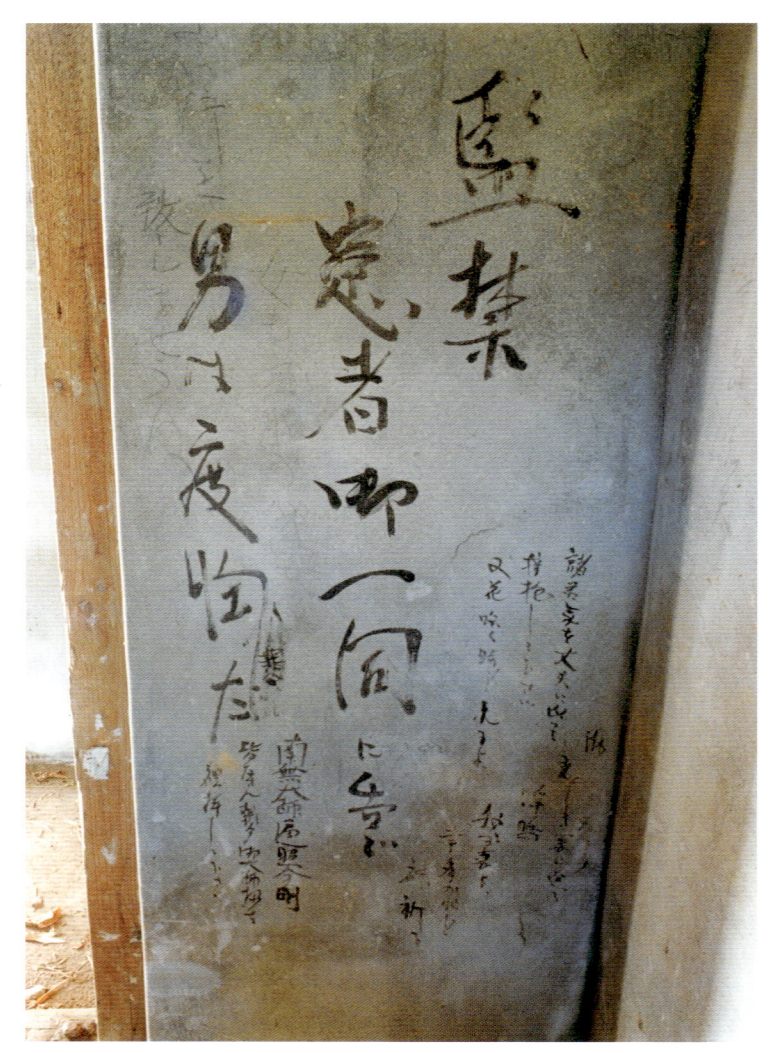

旧監禁室内に記された落書／2001年10月25日、邑久光明園

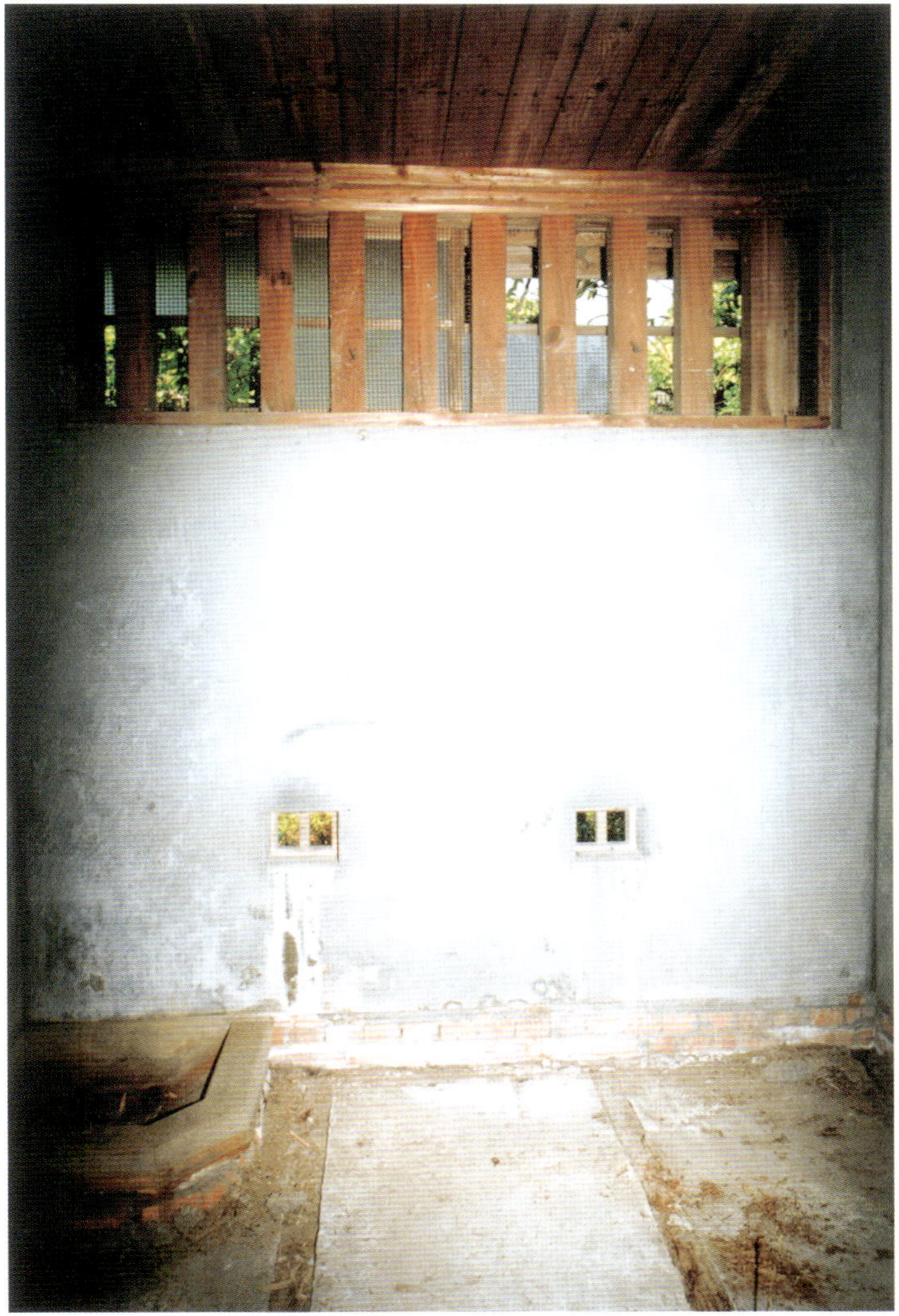

旧監禁室内／2001年10月25日、邑久光明園

「鬼の竪山」と言われて

竪山勲さん［一九四八年生まれ・星塚敬愛園］

「十一歳の私が読むお経を聞きながら、母は息を引き取りました」。ハンセン病だった母は、自宅でたんをのどに詰まらせ、竪山さん一人に看取られて世を去った。「母は信仰心の厚い人でお経をよくあげていたので、私も自然に覚えていました。母には親孝行することができたと思います。私が強制収容されるところも見せずにすんだから」という。

鹿児島県に生まれ、少年時代に発病、中学二年で星塚敬愛園に強制収容された。早朝、県の予防課職員が用意したタクシーに乗った。霧の中に、見送った父の姿が消えていった。敬愛園に着くと、乗っていたタクシーは真っ白になるほど消毒された。その日のうちに名前を「田中勲」に変えさせられ、遺体解剖承諾書への署名捺印を強いられた。

一度だけ許可を得て帰省した。父の好きだった「ゴールデンバット」を五個、土産に買っていった。囲炉裏に手をかざしていた父は、悲しそうな顔で「なあ勲な、世間体があるから、もう帰ってきてくれるな」といった。この帰省が父との今生の別れとなった。父の死を知ったのは後年、七回忌の後だった。

「帰ってくるなという父のことばは、『らい予防法』がいわせたのだと思っています」。

敬愛園では、自治会役員として活動した。二十歳のとき園を逃走し、東京で塗装工やパチンコ店従業員をして働いた。再発して多磨全生園の病棟を経て、再び星塚敬愛園に。

一九九六年、らい予防法が廃止されたが納得できなかった。国家賠償請求訴訟を決意して、原告団の結成に力を尽くした。九八年、仲間とともに熊本地裁に提訴した。父の遺骨の写真をポケットに忍ばせ、一緒に闘うつもりで裁判所へ通った。

二〇〇一年五月、勝訴、控訴断念…そして厚生労働省との協議。東京や熊本に何十回と足を運び、鋭く国を追及した。被害を受けたすべての人のために闘った。激しい闘いぶりは「鬼の竪山」、「武闘派」などと言われたが、「それが私の勲章だと思っています」という。

「判決に基づいた施策が行われるのはこれからです。これからが新たな始まりだと思います」と決意を新たにしている。

短く刈り込んだ頭にしているのは、父がそうしていたからだという。

「強制収容された日に、おやじと別れた場所のコンクリートの下には、いまでもおやじの涙が詰まっているような気がします」と語る。

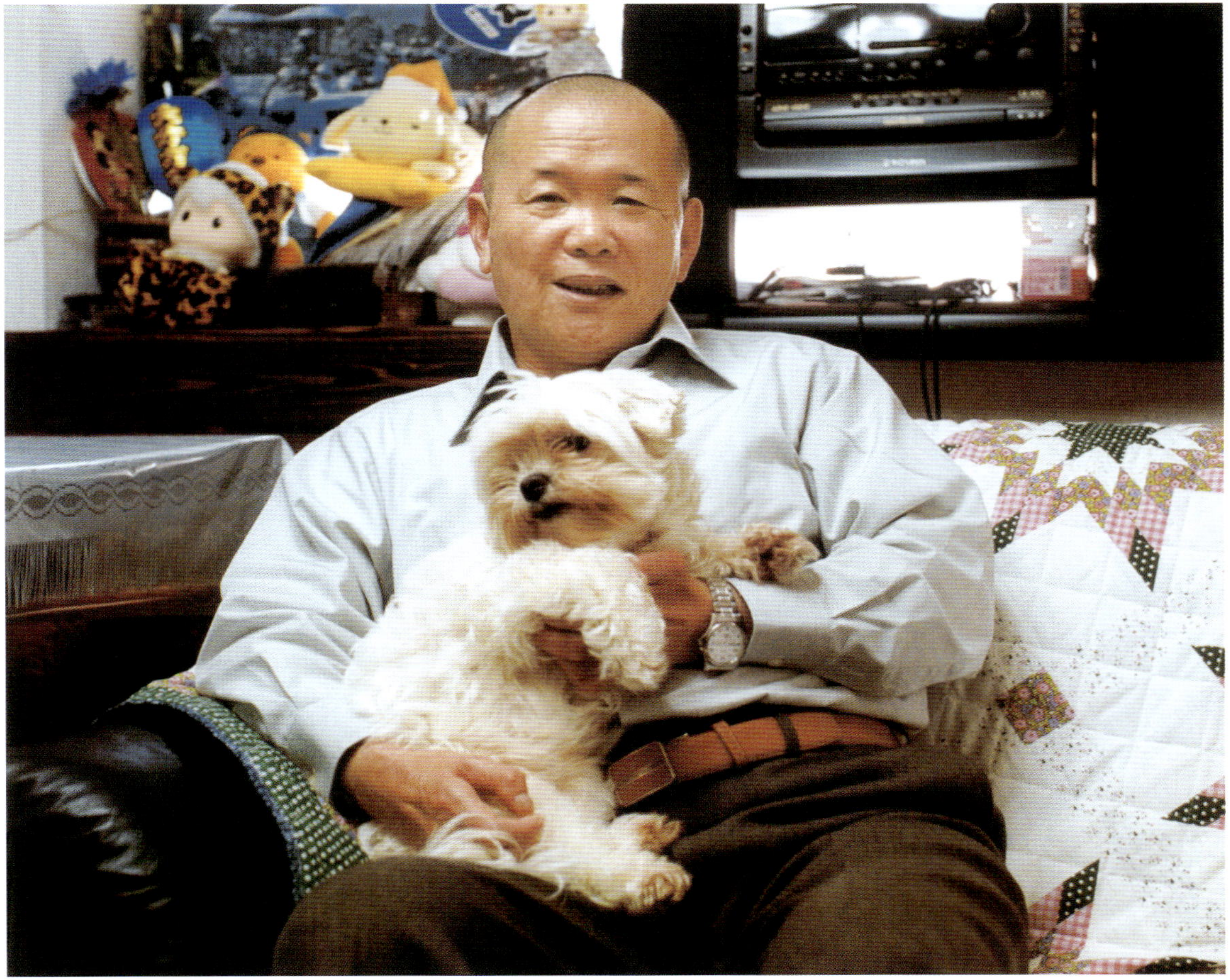

愛犬「シーちゃん」と一緒に／2001年4月22日、鹿児島県鹿屋市で

光を求めて扉を開かん

上野正子さん［一九二七年生まれ・星塚敬愛園］

二〇〇一年五月十一日、ハンセン病国賠訴訟判決。勝訴判決にわき返る熊本地裁前に呼びかける声があった。「正子さん」。一瞬の沈黙ののち、正子さんは答えた。「はい。私は正子です」。一九四〇年の入所と同時に奪われた本名を、六十年ぶりに名乗った瞬間だった。

「本名を名乗ることは人間回復につながる」。正子さんは信じて裁判に臨んできた。「裁判が終わったら本名に戻りたい」。そう言い続けて闘ってきた。

正子さんは沖縄県出身。女学校の生徒だった十三歳で星塚敬愛園に入所してすぐに、有無を言わさず「八重子」という園名を名乗らされた。

四六年に園内結婚。夫は結婚を届け出てすぐに断種された。「初夜よね。遠慮がちに『洗濯させて下さい』と言うんですけれども…」。ふんどしに血痕とヨードチンキが赤黒くこびりついていた。「妊娠したら堕胎でしょ。主人は私をかばって手術したと。子どもをつくって社会復帰する夢が崩れたという思いでした」

社会復帰したいと、夫は鹿児島市内の職業安定所に出かけて仕事を探した。正子さんは弁当を作って送り出した。それでも夫が仕事の口を持ち帰ってくることはなかった。保証人はおらず、住所を言うことができなかったからだ。

「『敬愛園から来ました』と言ったら刑務所から来ましたと言っているようなもの。夫は正直な人だから、だれかの住所を借りるようなこともしませんでした」。

夫は中古車を買い、デンプンにするカライモなどを運んだ。正子さんは夫と時折車に乗り、療養所の外の空気を吸った。「ただ二人で信号のないところを選びながら、近くの丘に上って帰ってくる。これが唯一の生きがいでしたね」。

裁判に立ち、新聞やテレビの報道を通じて小学校の同級生から連絡がきた。「六十年ぶりね。生きていたことを知った、消息を知ったと言ってとても喜んでくれました」。

（文・柳澤尚樹）

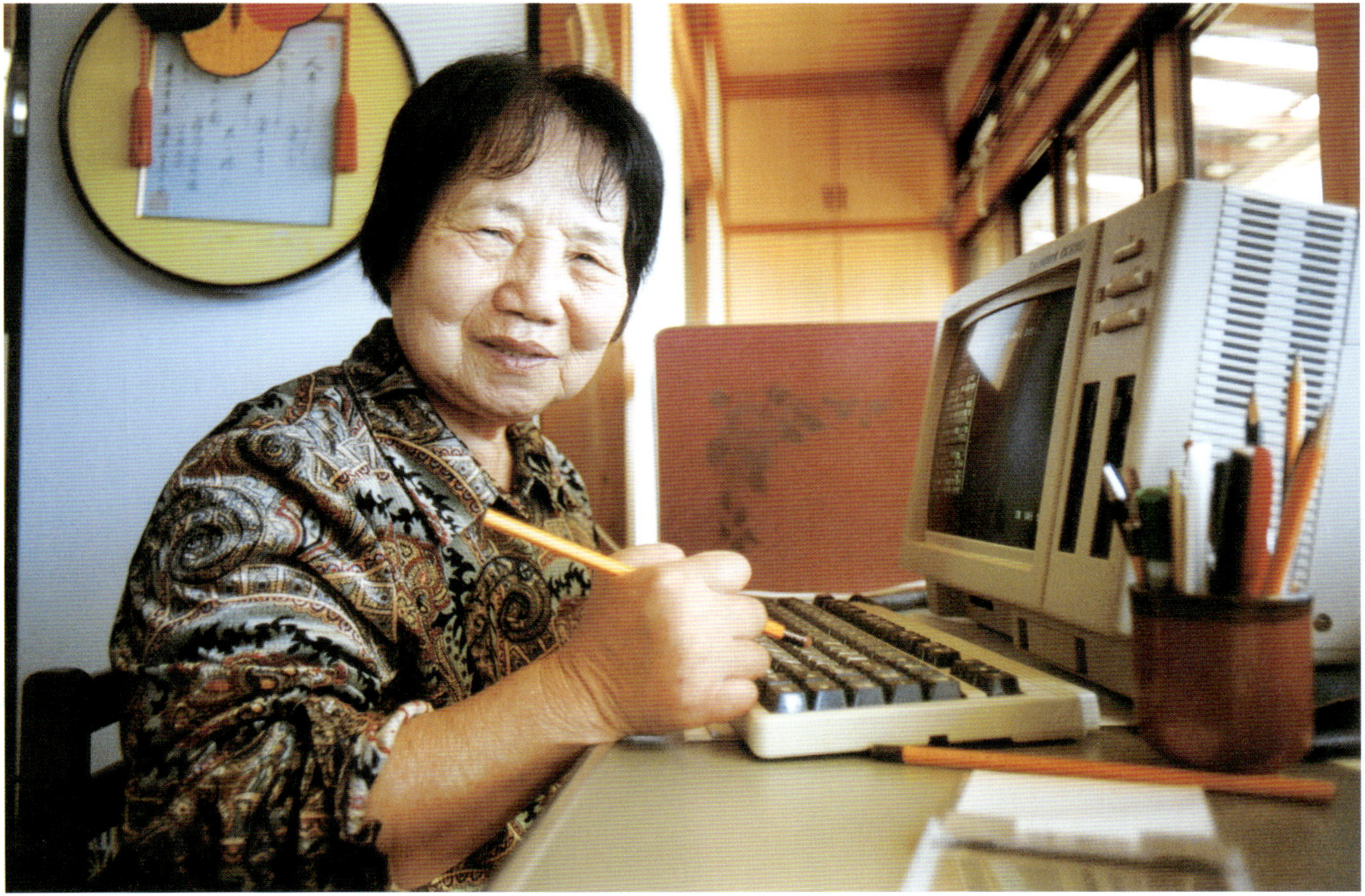

ワープロをたたく正子さん。「キーは手が不自由なので鉛筆で押すんです。毎朝いろいろなことを書きますよ。いつか自分史を出したい」／2001年4月22日

本名に戻る

田中民市さん〔一九一八年生まれ・星塚敬愛園〕

宮崎県日南市に生まれる。無らい県運動の真っただ中、発病がわかった。火口に飛び込んで死のうと考え、一九四一年三月半ば阿蘇山に登った。朝の冷気の中、太陽が上り残雪が美しく輝いた。生きようと決意した。自ら療養所の門をたたき、「荒田重夫」を名乗った。

四三年一月にミエさんと結婚したが、同年五月、妊娠がわかり堕胎。七月には自身も断種手術を受けさせられた。「人間扱いじゃない」と憤ったが、らい予防法下では声を上げることもできなかった。怒りを法廃止を求める自治会活動にぶつけた。ミエさんは会議のたびにお茶をいれたり食事を作ったり、民市さんを支え続けた。

九六年の法廃止。国は補償も謝罪もしなかった。「堕胎、断種という屈辱は忘れられない。死んでもなお故郷に帰れず園内の納骨堂に入る状況は変わらなかった」。

九八年七月、ミエさんとともに第一次原告として熊本地裁に提訴した。一緒に立ち上がったのは星塚敬愛園と菊池恵楓園の十三人。園の自治会長を務めた経験から、提訴当初から原告団長としてまとめ役をこなした。十月、熊本地裁の証言台に立ち、「ハンセン病者の苦難と屈辱の歴史を明白にしてほしい」と訴えた。「法廷が人間回復の第一歩でした」。

二〇〇一年五月十一日。判決の日、「原告団長・荒田重夫」の姿は熊本地裁になかった。九九年に痴ほうで入院したミエさんと園にいることを望んだ。「判決をこの目で見たいのは山々。でも、残された家内との時間は短い」。テレビに映し出される「勝訴」の垂れ幕を自室の居間で見守った。「荒田重夫」が「田中民市」に戻った瞬間だった。

今は、毎日の半分以上を、自室から徒歩五分ほどのミエさんの病室で過ごしている。陽当たりのいい八畳ほどの部屋で、食事を食べさせ、布団をかけ直す。薬を飲ませ、髪をとかす。園内を車いすを押して散歩に出かけることもある。

「料理も洗い物もずいぶんうまくなりましたよ」とはにかむが、ミエさんは「とうちゃんな、とうちゃんな」と繰り返すだけだ。

（文・柳澤尚樹）

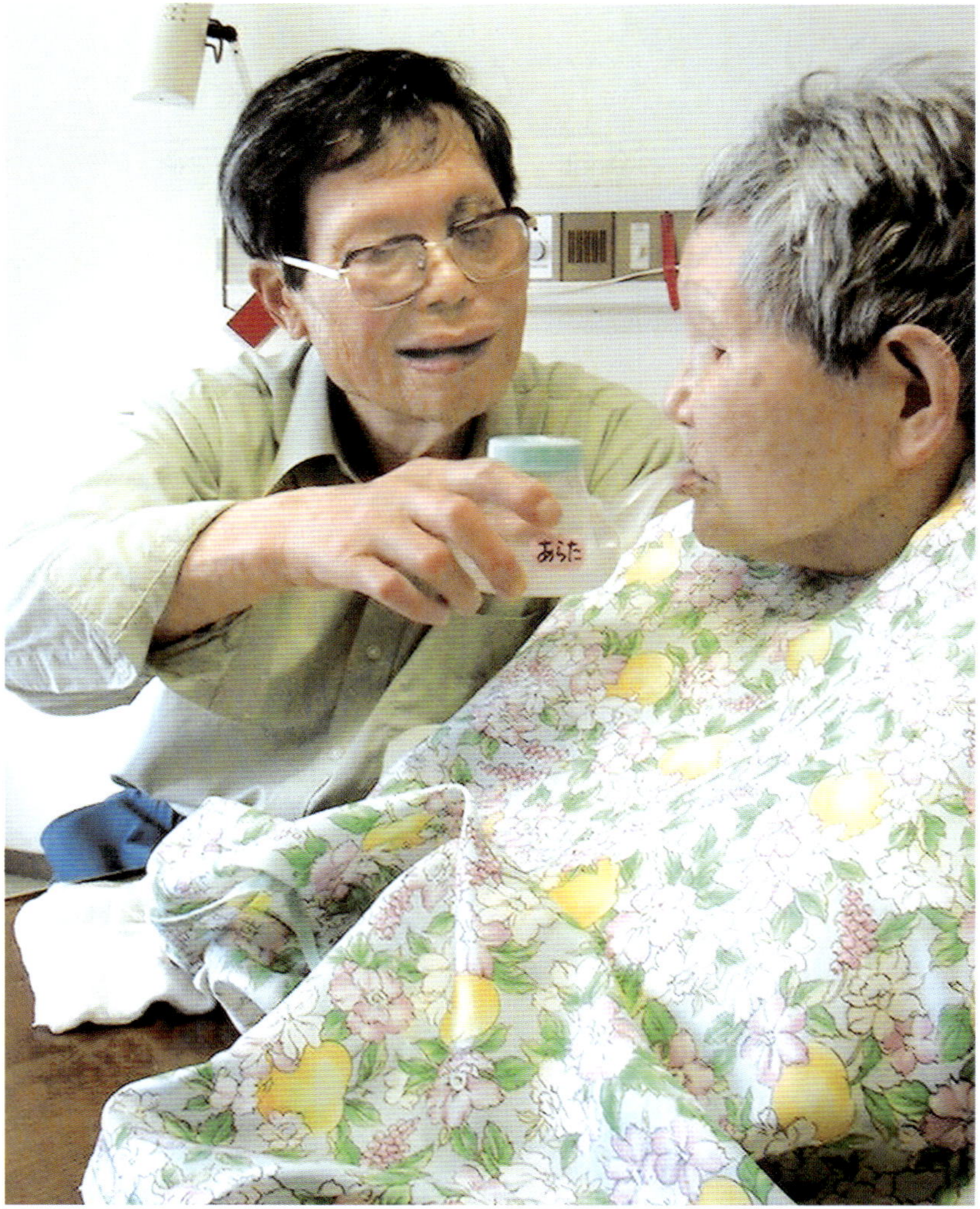

ミエさんと病室で過ごす田中さん／2001年4月（撮影・柳澤尚樹 © 朝日新聞）

今も子どもの姿を夢に見る

玉城しげさん［一九一八年生まれ・星塚敬愛園］

今も子どもの姿を夢に見る。「かわいい女の子だよ。髪の毛もふさふさしてあんたに似ているよ」。看護婦はこう言うと、声が出ないうちに赤ん坊の顔を押さえた。顔にガーゼをかぶせられ、足をばたばたさせたのを見た。それが我が子を見た最後だった。

沖縄県に生まれ、十三歳のころ発病。七年間は漢方薬を飲みながら自宅で療養していた。一九三八年ごろ、開園したばかりの沖縄愛楽園の園長が検診にやって来た。「一年したら帰れる。いいところだよ」とパンフレットを見せられた。

そのころ新聞に「浮浪患者収容」と大きな活字が踊った。「これはもう大変なことになった」と思った。一カ月したら帰って来ようと、軽い気持ちで星塚敬愛園に入所した。一九三九年五月だった。

裸にしてふろに入れられた。消毒液のにおいが鼻をついた。「こんなふろに入りたくない」。足だけ洗って、園から渡された黒と茶のしまの着物に木綿の帯を締めた。

実家から持ってきた五十円は入所と同時に取り上げられた。「預かり証を下さい」というと、代わりにブリキの「お金」を渡された。「これが園内でつかえるお金だ。一円五十銭だ。これが一カ月の小遣いだ。それ以外のお金はやれない」といわれた。「仕事（作業）をしなさい。しないとお金はあげられない」という職員に「私は仕事ではなく治療に来たのです」と抗議したが、「遊んでただ飯食うことは許されない」と認められなかった。家から手紙や小包が着くと、全て開封されていた。砂糖も鰹節も豚肉も、みなかき混ぜられていた。脱走する金が入っていないか調べるためだった。

包帯巻き、看護婦の補助、園内の築山づくり……。入所前、茶わんすら洗ったことがなかった。手にまめができ、指先は霜焼けになった。「ここに来たらもう帰れないよ。帰りたいなんてわがままだよ」。そう言われた。

一九四一年、園内結婚。十二畳半の部屋に四組の夫婦が押し込まれた雑居生活だった。仕切りもカーテンもなかった。一年もたたずに子どもができた。いつ呼び出されるかとおびえ、眠れなかった。

そんなとき医局に呼び出され、堕胎を強いられた。腹の中のものが全部引き出されるような痛みだった。泣いたら負けだと思った。泣き声の代わりに繰り返した。

「水を飲みたい、水を飲みたい、水を飲みたい……」。

「勝手に園の規則を破っておいて。戦場で兵隊さんはお国のために一生懸命戦っているのに。ただ飯を食って療養所で勝手なことをして恥ずかしくないのか」。そう言われた。

「子どもが生きておったらもう六十歳ですよ。孫もいる、ひ孫もいるような年ですよ」。深いしわを涙が伝った。

（文・柳澤尚樹）

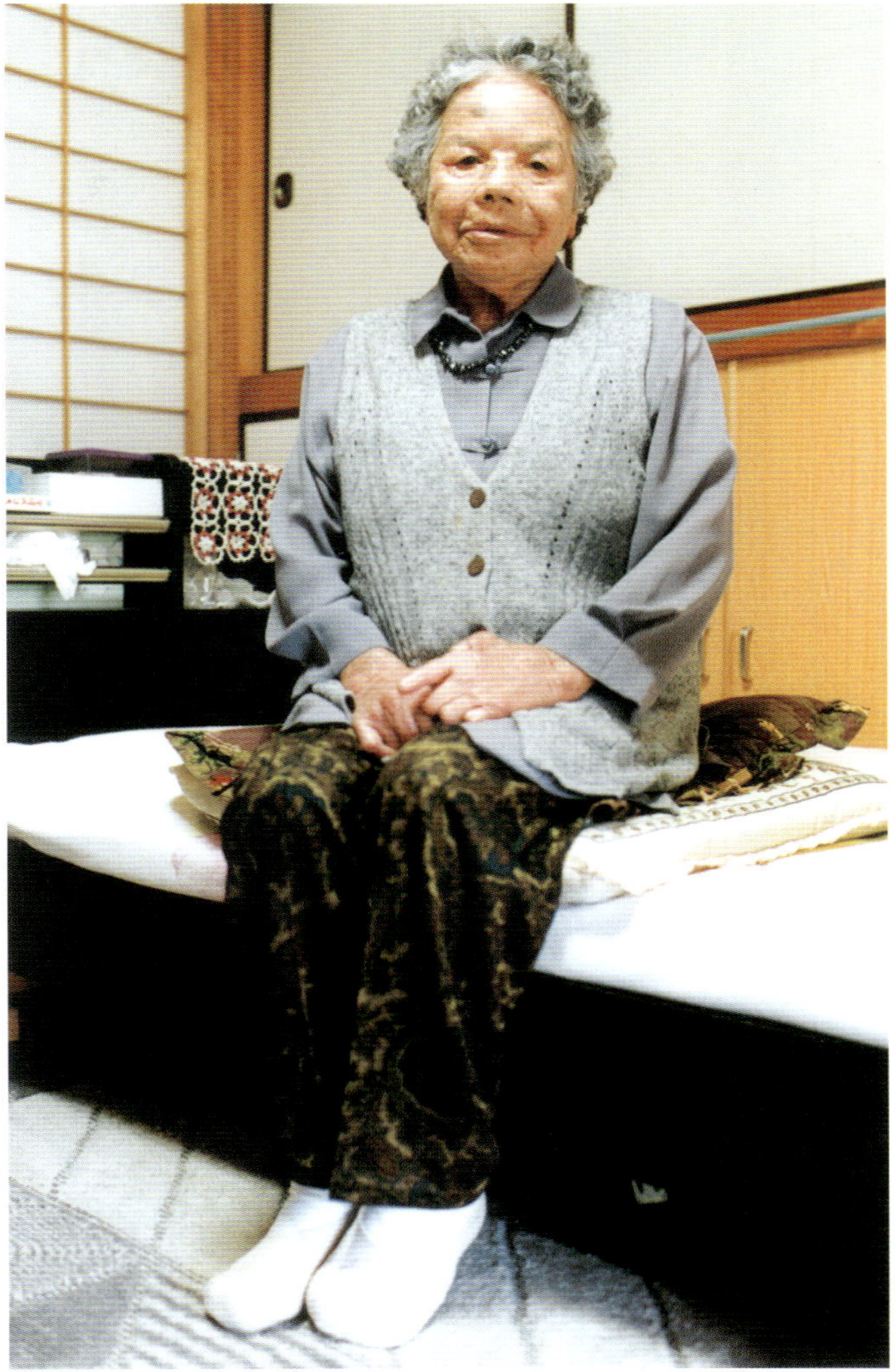

自室で／2001年4月22日

強制労働、失明…絶望の中から社会復帰

中原弘さん［一九三二年生まれ・群馬県］

「しょせんは崩壊していく地球の中で人間は何をしているのか」——絶望感の中で考え抜き、ニヒリズムに活路を見いだそうとした時期もあったという。

新潟県に生まれた。五歳のとき、ハンセン病だった祖母が療養所への収容を嫌って自殺した。自分自身も発病して一九四二年、十歳の夏、栗生楽泉園に入所した。父親から「東京へ連れて行ってやる」といわれて列車に乗り込んだが、着いたところは草津だった。

園では最初「水田」という姓を名乗らせられた。やがて中原家の戸籍から抜かれた。

少年時代から「人間索道」と呼ばれた「薪上げ」や、「炭背負い（すみしょい）」などの強制労働を経験した。薪上げは谷底から尾根まで並んだ入所者が、手渡しでリレーして薪を運ぶもの。手足の不自由な人もかり出され、運ばれてくる薪には、血のついたものもあったという。

一俵が約十六キロの俵を背負わされた炭背負いは、肋膜炎を患った直後にも割り当てがきたという。同じ寮にいて逃走して捕まった入所者は「特別病室」という名の重監房で命を落とした。十六歳で失明した。自殺しようとしたが、死にきれなかった。

六三年に退所し、翌年、楽泉園の看護婦をしていた藤江さんと結婚し、静岡県清水市に住んだ。静岡、新潟、長野の県立盲学校や、国立東京視力障害センターに入学申請をするが、すべて断られた。それでも社会復帰して働きたいと思った。

七〇年、知人の紹介でようやく埼玉県内の私立の盲学校に入学した。あん摩マッサージ指圧師免許、針師、きゅう師の免許を取得し、清水で針院を開業した。妻は市内の県立病院で働いた。

八五年、群馬県内に転居して治療院を開業したが、その後、C型肝炎で休業を余儀なくされた。

二〇〇一年、六十年ぶりに故郷での墓参を実現した。

「人間を奴隷のように扱う療養所で暮らし、多くの仲間の死に立ち会って生きる意味を考え続けた。それでも人生を肯定せざるを得なかった」。

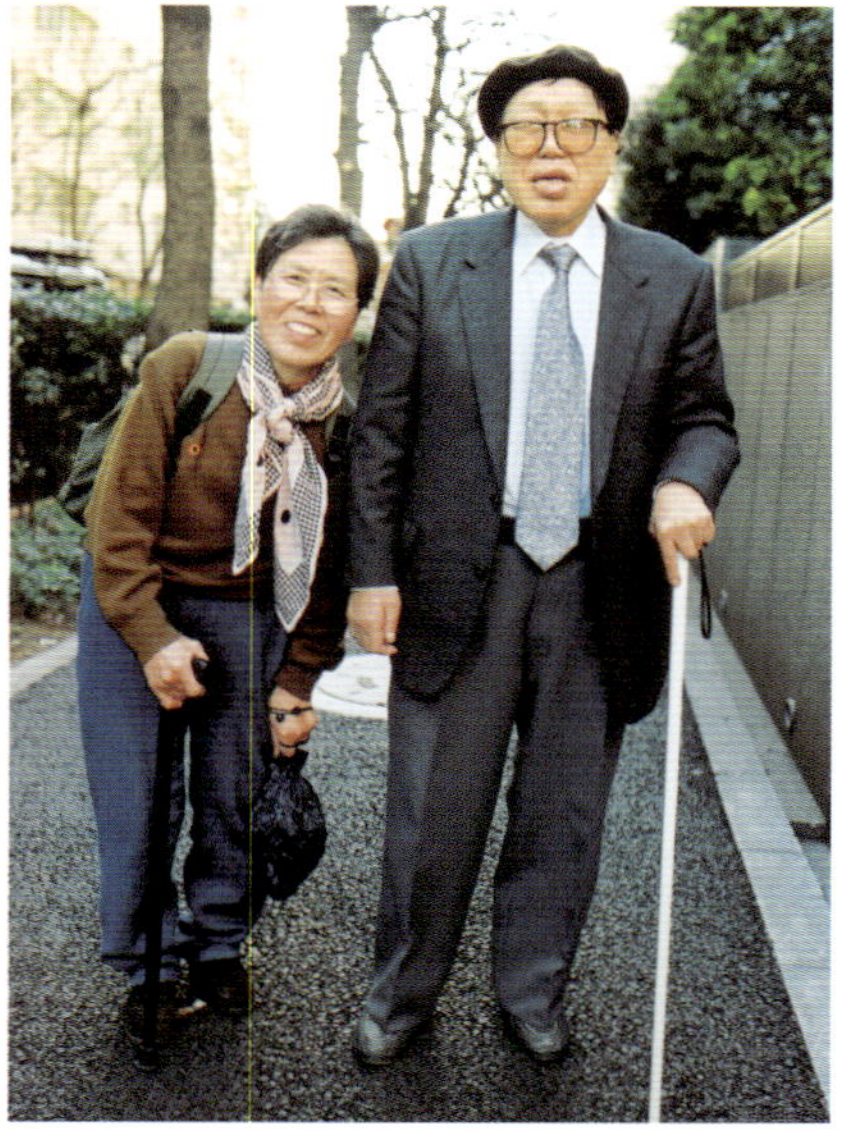

夫婦で東京地裁に通った／2001年3月13日、東京・霞が関で

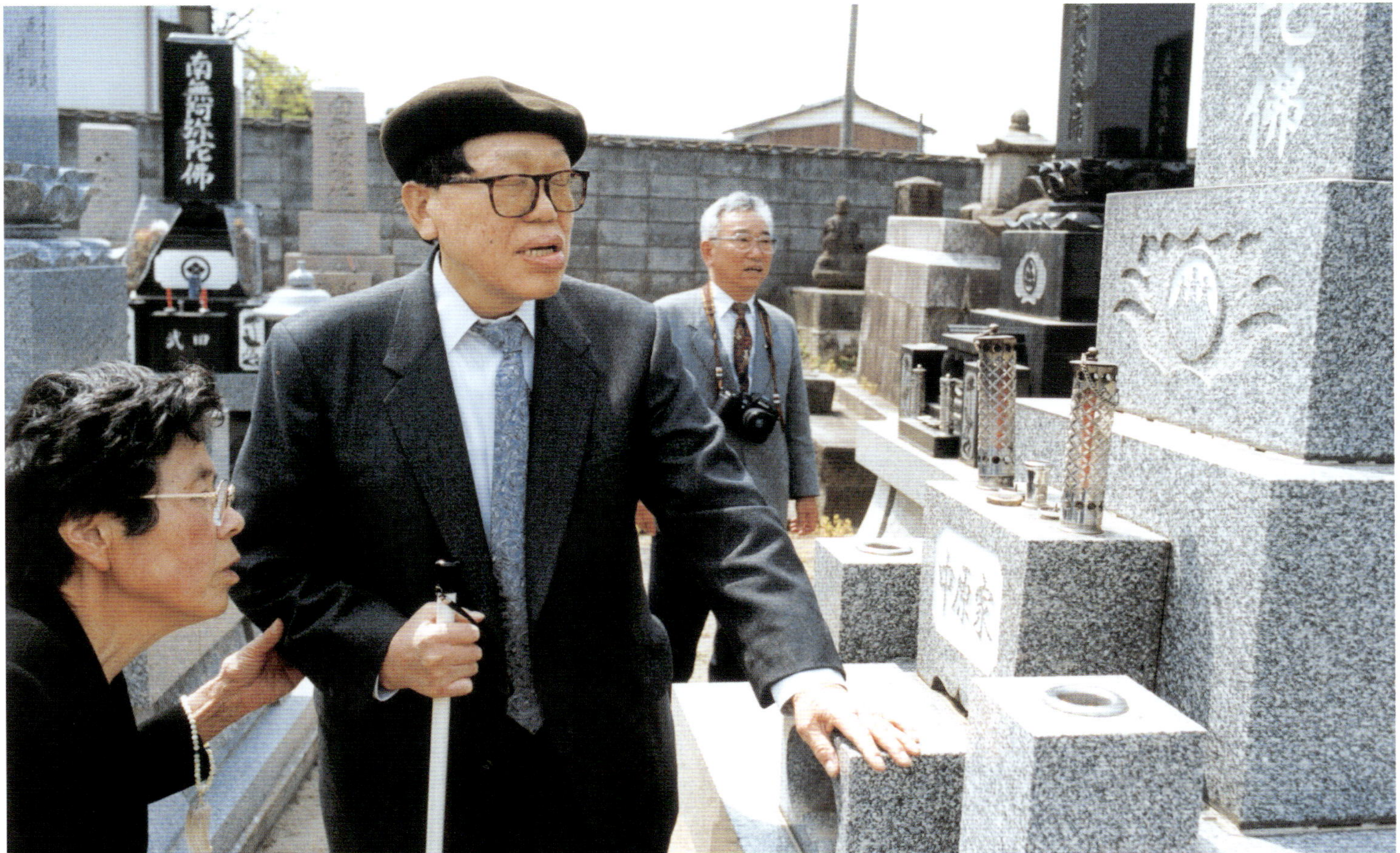

妻の藤江さん（左）に導かれ、60年ぶりに先祖の眠る墓にたどりつく／2001年4月29日、新潟県内で

人間の空を取り戻した

冴（こだま）雄二さん［一九三二年生まれ・栗生楽泉園］

「人間の空を取り戻した」。そう叫んでいた。二〇〇一年五月十一日夜、東京・弁護士会館で開かれた勝訴の報告集会。ステージの上の冴さんは参加者たちに両手を大きく振り、全身で喜びを表した。この日午前、熊本地裁で判決を聞いた。その日のうちに上京して厚生労働省に控訴しないよう求めた。

「この判決は何が何でも守らなければならない」と、国会議員の部屋を回った。五月二十一日には仲間とともに首相官邸前に行き、門を開けるように求めた。二日後、小泉首相との面会が実現した。「私は判決で人間回復をした。これを元に戻さないでほしい」と首相に訴えて、控訴断念を勝ち取った。

東京生まれ。七歳のとき母とともに多磨全生園の前身の全生病院に。兄の一人も発病して入所し、右足を切断した。母は失明し耳も聞こえなくなり、気管切開手術を受けた。幼い身で、母と兄の補助看護に奔走した。

東京大空襲のときも兄と一緒に、皆が避難した病棟で母をベッドの下に移して、徹夜で護った。その母と兄の最後を療養所で看取った。

石川啄木の歌集や兄が愛読していたドストエフスキーの小説を貪り読んだ。生きる意味を問い直し、新たに自分を見つめ直すため十九歳で栗生楽泉園に転園した。らい予防法闘争に打ち込む生活の中で、哲学書を読み、詩や文をつづった。訴訟では全国原告団協議会会長代理、東日本原告団長として力を尽くし、全国を精力的に回った。

二〇〇二年一月、草津町議補欠選挙に立候補した。当選には届かなかったが、約千票を獲得した。社会復帰をめざす大きな一歩だった。

「ハンセン病患者は人間なんだ。あなたがたとおなじ人間ですよ」と語る。

鬼　瓦　よ

僕は、地べたを這い／赫土の香気をかぐ。
ときどき空をみる。
鬼瓦よ。
地上に僕という小さな呪詛者がいるのだ。
おまえの顔もすごいな。
おまえの顔のうしろに月がいる。
おまえの上を鳥が飛ぶ。
鬼瓦よ。
おまえをみていると僕は勇気がでる。
呪詛する勇気。
その中に微かな純血性がある。
太陽と／気流の層。
鳥は飛ばなければならぬ。
獣は地を這わなければならぬ。
僕は歩かなければならぬ。
僕は鬼瓦に危険信号を視た。

（冴さんの詩より）

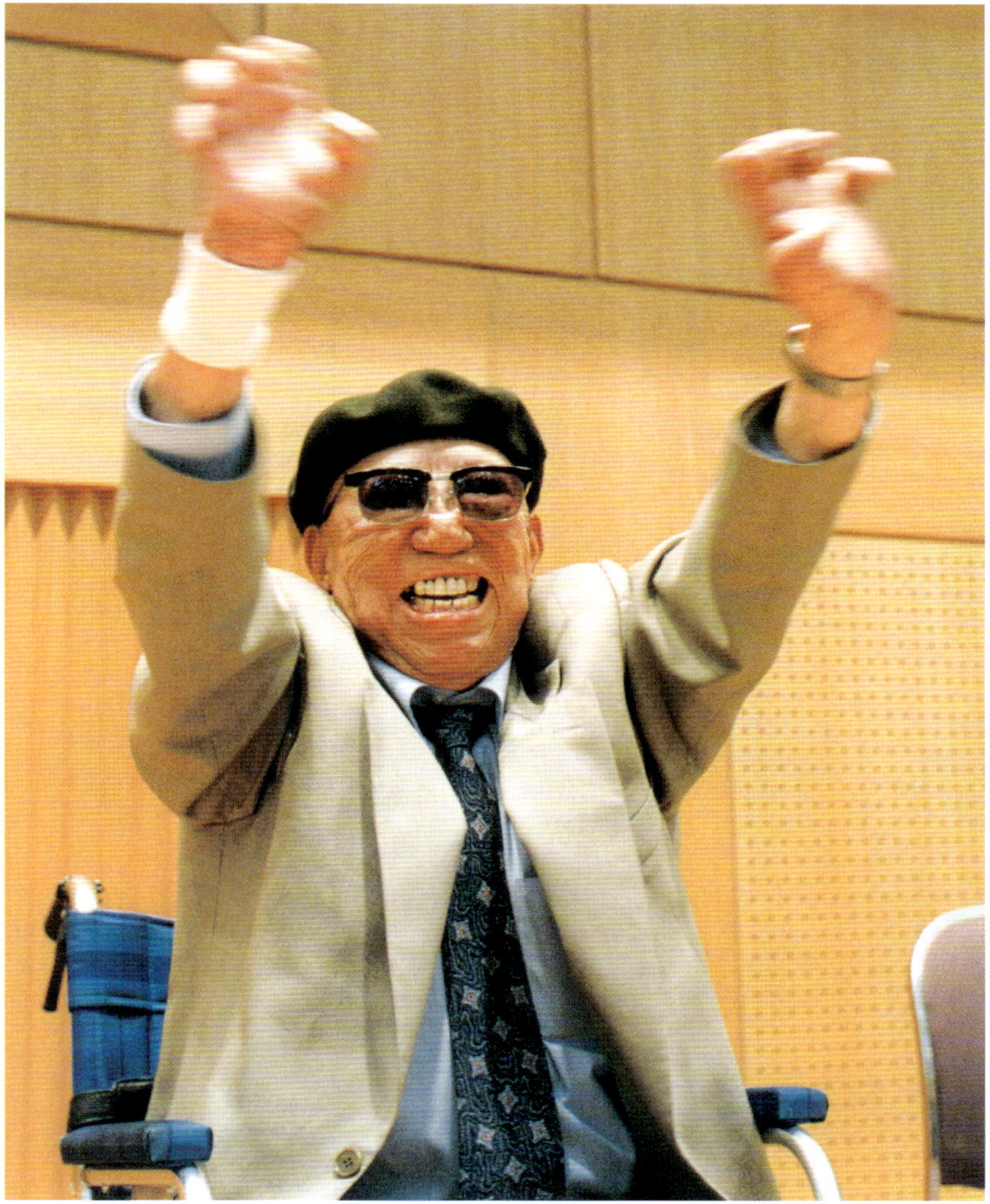

熊本地裁判決を勝ち取った夜に／ 2001 年 5 月 11 日、東京・弁護士会館で

支えとなった姉のことば

浅井あいさん〔一九二〇年生まれ・栗生楽泉園〕

二〇〇一年十二月二十五日、八十一歳で、かつてハンセン病のために退学を余儀なくされた石川県立女子師範付属尋常高等小学校の卒業証書を故郷の金沢で受け取った。視力を失った目に卒業証書は映らなかったが「亡き両親はどんなに喜んでいることか。この時を起点としてさらに学び、働いていきたい」と答辞を述べたという。

石川県に生まれた。家では家族と百人一首を楽しむ、食欲おう盛な明るい少女だった。教師をめざしていた。退学してからも自宅で勉強する娘に、母は「また勉強かね」とさびしそうにいった。

群馬県・草津の湯之沢地区で灸治療をし、いったん帰郷した。あいさんの病気に対する偏見のため、上の姉が嫁ぎ先から離縁された。荷物の陰で泣いていた姉の姿を忘れることはできない。「みんなが私のために不幸になっては困る」と思い、家を出て再び草津に向かった。旅館で働いたが過労で倒れ意識を失い、栗生楽泉園に運び込まれた。十六歳のときだった。

入園後間もなく結婚したが夫は断種された。二十数人分のみそ汁などをてんびん棒で運ぶ「食搬作業」に従事した。厳しい作業と栄養不足、十分な治療が受けられない中、一九四九年に失明した。夫も失明した。「すいとんを作って食べようとしたらタワシが入っていました。野菜を入れるときに間違えたのです。悲しかったです」という。

失明や手のまひに加え、耳も不自由になる中、舌で点字を読む「点字舌読《ぜつどく》」に取り組み、口述筆記で短歌を詠み、エッセイもしたためた。支えになったのは上の姉の「療養所へいったら必ず文学をやるように。その費用ぐらいは私たちが送るから」という言葉だった。姉は死ぬまで約束を守ってくれた。

積極的に歩行訓練も行い、らい予防法闘争にも参加した。園内で白い杖をつきながら「新婦人しんぶん」約五十部を配り続けた。

見ゆる眼を指の知覚をわれに返せ憤らんにも過去は遙けし

麻痺しるき手より落ちんとする新聞持ち直し持ち直しわれ配り行く

難聴の盲い我なれど来ぬ年に更に出来得る仕事は何ぞ

（浅井あいさんの歌集「今日を生きる」より）

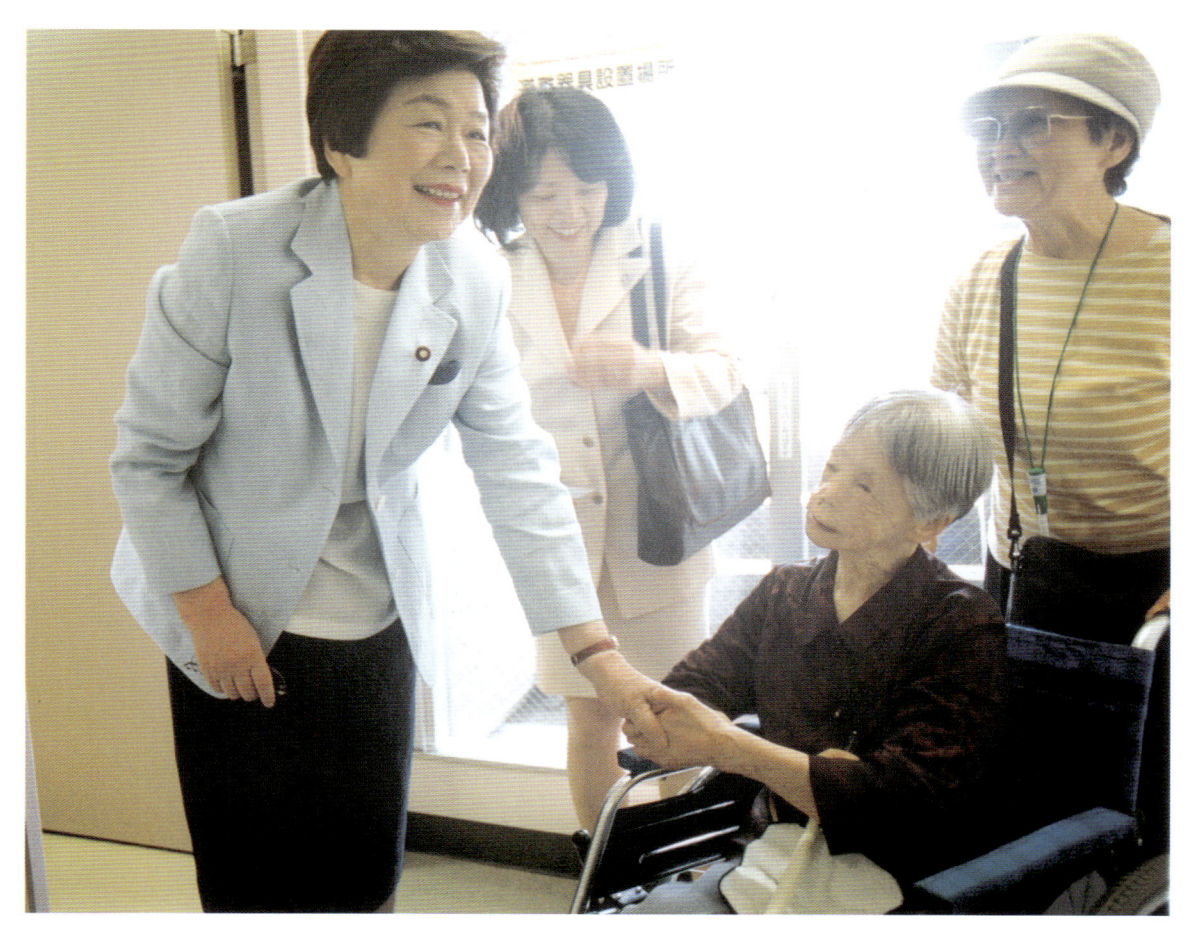

上京して国会議員に控訴断念への支援を求める。「私ももうすぐ81歳です。
どうか控訴をしないようにしてください」／2001年5月14日、東京・永田町で

息子と母、四十年ぶりの再会

千葉龍夫さん［一九四〇年生まれ・大阪府］

「病歴を隠さず、ありのままの自分で生きていく――」

新たな決意を胸に二〇〇二年四月、長島愛生園を退所し、生まれ故郷の大阪市内のマンションで一人暮らしを始めた。

本名を千龍夫（チョン・ヨンブ）といい、韓国籍の在日二世。一九五二年五月八日、奇しくも十二歳の誕生日に長島愛生園に強制収容された。

家族に会いたい一心で、園から逃げ出しては実家を訪ねた。「お前が来たら妹たちが結婚できなくなる」。二十歳の時、父の葬儀に出た後、母からこう告げられた。その後、こっそり訪ねていくと家族は引っ越していた。これ以上迷惑をかけたくないと、あえて捜さなかった。

「五本の指はどれをかんでも痛いんやよ」。そう言って抱きしめてくれた母の言葉を支えにした。自分の指になぞらえて子どもはみな大事という愛情を示した母に、親孝行するためにも必ず社会復帰しようと心に決めた。

三十代初め、無断で園を出て、大阪や東京でセールスの仕事などを転々とした。どんなに親しくなった相手にも病気のことは隠し、手足の後遺症は別の病気と偽った。気の休まる時はなかった。二十年前、左足を切断した。十年前、目なども不自由になって社会で暮らすことが難しくなり、やむなく園に戻った。

看護婦の女性と結婚を意識した時期もあった。しかし、断種や堕胎を強制される恐れが頭をよぎった。「病気は罪悪と思い込まされていた。ハンセン病というだけで人間らしい営みができなかった」。

熊本地裁判決後、生き別れだった母親を捜し始めた。近所の人の話をたどり、二〇〇一年の八月上旬、故郷の大阪で母親（八〇）と再会した。四十年という月日が流れていた。「お母ちゃん、おれが一緒に住んでもええか」。おそるおそる尋ねた。「ええよ」。母は静かに答えた。

「外の生活はすごく気楽。多少の苦労なんて気にならないよ」。すがすがしい表情で、こう話す。タクシーに乗って、指の曲がった手のことを尋ねられたら、「元ハンセンやから」ときっぱり答えている。「自分はどこまで行っても千葉龍夫やからね。怖がらず、自分自身を隠さず生きていく。それがこれからのおれの闘い」。

ただ、無念さは今なお残る。「この年では、結婚や子どもはあきらめざるを得ない。せめてあと二十年、いや十年でも早ければ」。遠くを見つめてポツリと漏らした。

（文・尾崎千裕）

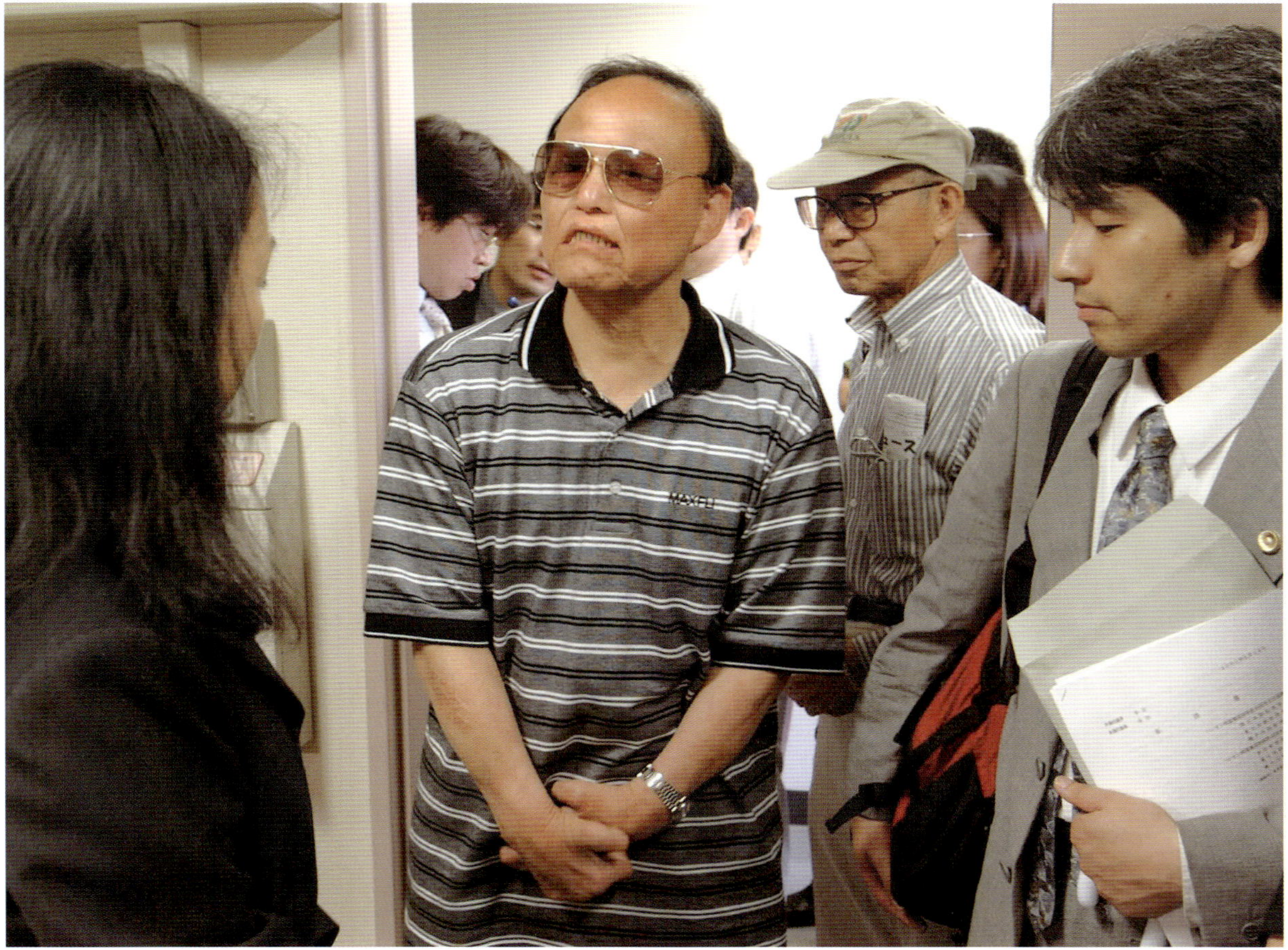

控訴断念を求めて要請行動をする。「これから人間としての誇りや自信を取り戻したい。
判決はその一歩です」／2001年5月23日、衆院第二議員会館で

人間回復の原点は故郷に

日野弘毅さん［一九三三年生まれ・宮崎県］

宮崎県で生まれた。

映画の好きな子どもだった。毎日、学校に隠れて映画館に通い詰めた。同じ映画であっても何度も何度も飽かず観ていた。

小学三年のとき、右ひざに斑紋が出た。予防着を着た保健所の職員らが家にやって来るようになった。隣近所は避けて通るようになった。弟は母の背中をたたきながら「僕は病気じゃないよね、病気じゃないよね」と泣いた。一九四九年、自ら市役所に入所を申し出た。

鹿屋市の星塚敬愛園に入所後、何度か実家に帰った。帰省すると必ず、母は駅に迎えに来ていた。帰るたびに家が変わっていたからだ。うわさが家族を追い立てた。「私さえ入所すれば家族は助かると思っていた。でも、そうではなかったんですね」。姉は縁談が壊れ、家を飛び出した。

七二年、母が面会に来た。同じ布団で寝た。ぬくもりが伝わってきた。駅のホームで急行に乗り込む母を見送った。「待っているからきっと帰ってきて」。これが最後の別れだった。この日の母のカバンの中に故郷までの片道切符が一枚、使われずに残っていたと後で聞かされた。

母は八三年に死んだ。初七日に知らされた。病床を見舞うことも葬式で骨を拾うこともかなわなかった。

予防法廃止の年の十一月、姉がガス自殺した。「鹿屋には一週間後に知らせて欲しい」と言い残して。「姉は廃止法を読んだでしょう。何度も何度も読んだでしょう。けれどもそこには姉の期待するものは何も書いていなかったんでしょうね」。

二〇〇一年五月十一日、国賠訴訟判決の日。勝訴の喜びと未来への希望を詩に託した。

太陽は輝いた
九十年、長い長い暗闇の中
ひとすじの光が走った
鮮烈となって
硬い巌を砕き
光が走った
私はうつむかないでいい
市民のみなさんと光の中を
胸を張って歩ける
もう私はうつむかないでいい
太陽が輝いた

二〇〇三年三月、愛する母と姉が眠る故郷の光の中で社会復帰した。「私にとって人間回復の原点は故郷にあるのです」。

（文・柳澤尚樹）

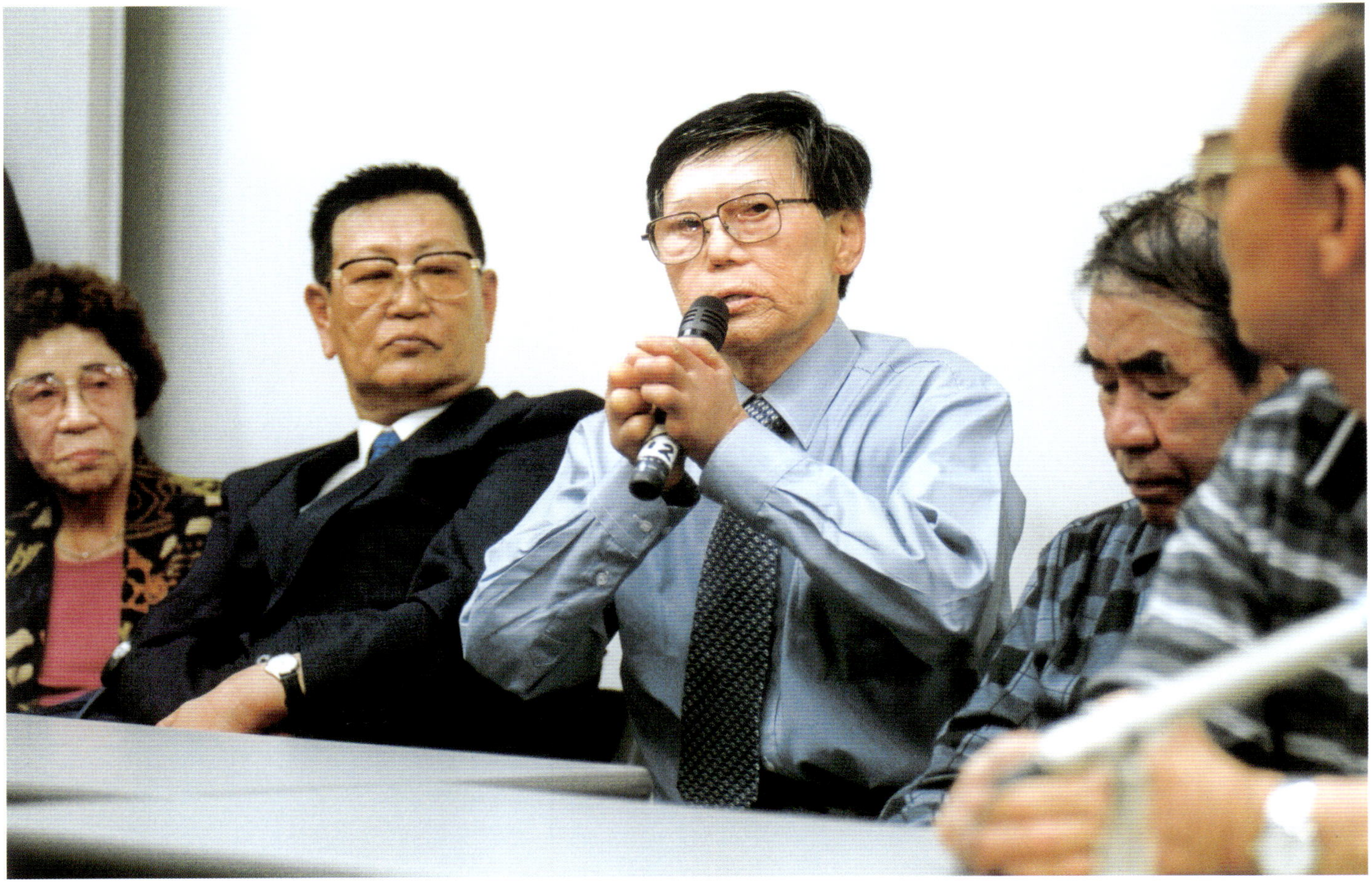

控訴断念を受けての記者会見／2001年5月23日、弁護士会館で

絶滅政策に抗して

澤田二郎さん［一九二四年生まれ・駿河療養所］

　気温マイナス二五度。外気をさえぎるのは窓ガラスだけ。一九四四年一月、雪が舞い込む栗生楽泉園の病室で、十九歳の澤田さんは「特別看護」の仕事をしていた。過酷な義務看護作業で体調を悪化させた療友を、十三日間、夜もほとんど寝ずに看病した。熱を下げるため、氷嚢に雪を詰め、絶え間なく取り換えた。

　しかし、看護のかいなく療友は命を落とした。その後、澤田さん自身の体調が悪化した。三月には両手がまひした。やがて、手足の指をほぼ失うことになる。

　群馬県に生まれ、十三歳で楽泉園に入所した。「医療なき療養所でした。そのことはいくら口で説明しても分かってもらえないと思います」という。四八年、気管切開の手術を受けた。麻酔なしだった。痛みを訴えると医師は「そうか、痛いか」といってそのまま手術を続けた。左目を悪くしていた。五四年、強い痛みを訴えると、医師は「緑内障で眼圧が上がっている。このままだと右目にも移るから」と左目を摘出し、まぶたを切って縫いつけた。

　後遺症と闘いながら自治会会長として入所者の復権運動に取り組んだ。七一年、四十六歳で文通で知り合った健常者の女性と結婚した。「世間から嫌われる病気で後遺症のひどい自分が、健常者と結婚できるのか」と悩んだ。病気であることを告げる手紙と自分の姿を写した写真を送った。「人間は外見ではなく心」という返事をもらった。

「一度は人並みの社会生活を望んでもいいのではないか」——人間の能力の限界に挑むつもりで結婚と社会復帰を決意し、新しい生活に踏み切った。

　園の元保育所を借り、タイピストの療友の協力を得て印刷業を始めた。仕事がこなくて苦しんだこともあったが、仕事を回してくれる同業者もあって印刷所は十五年続けた。妻が病に倒れ、自らも目の治療のために療養生活に戻った。いまは駿河療養所に住む。

「病気になっても、国の絶滅政策に抗して人間として生きて来た。そのことに悔いはありません」という。

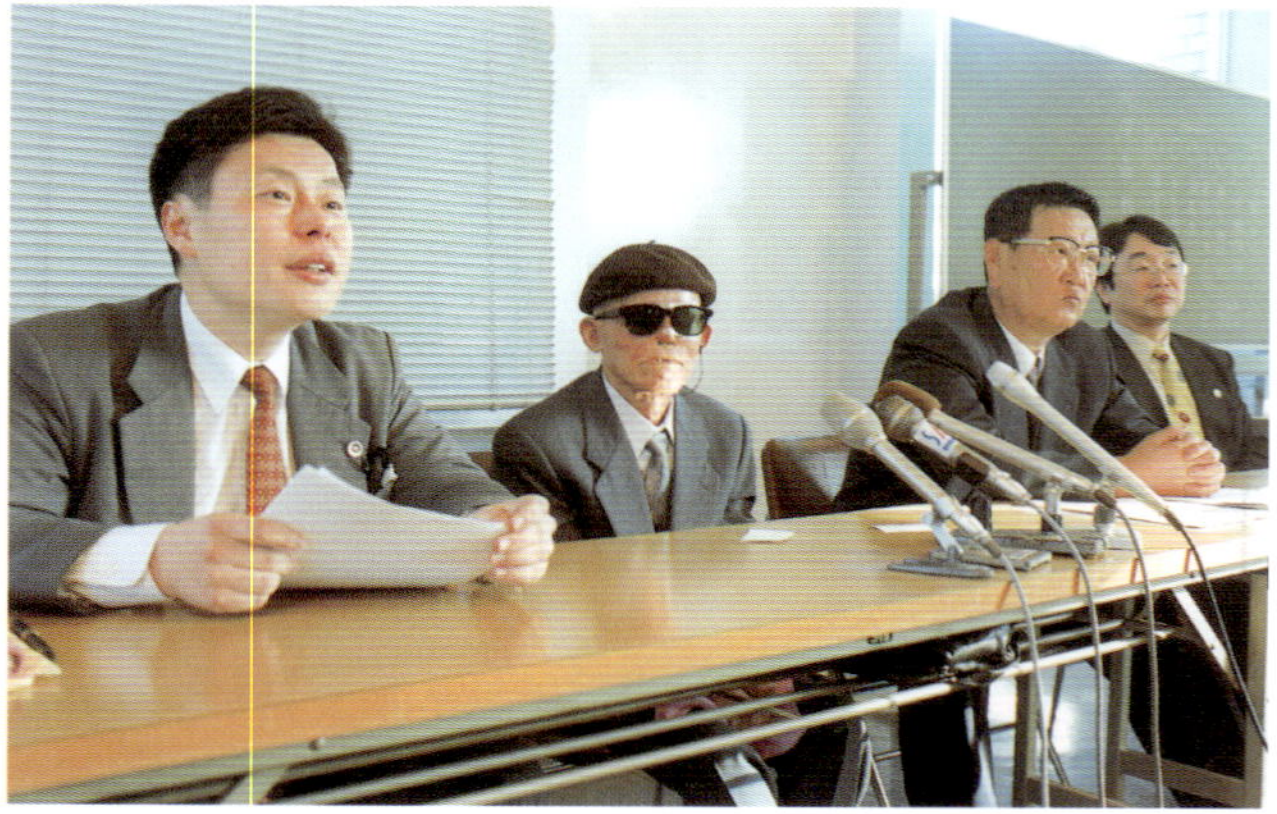

記者会見／2001年5月28日、沼津弁護士会館で

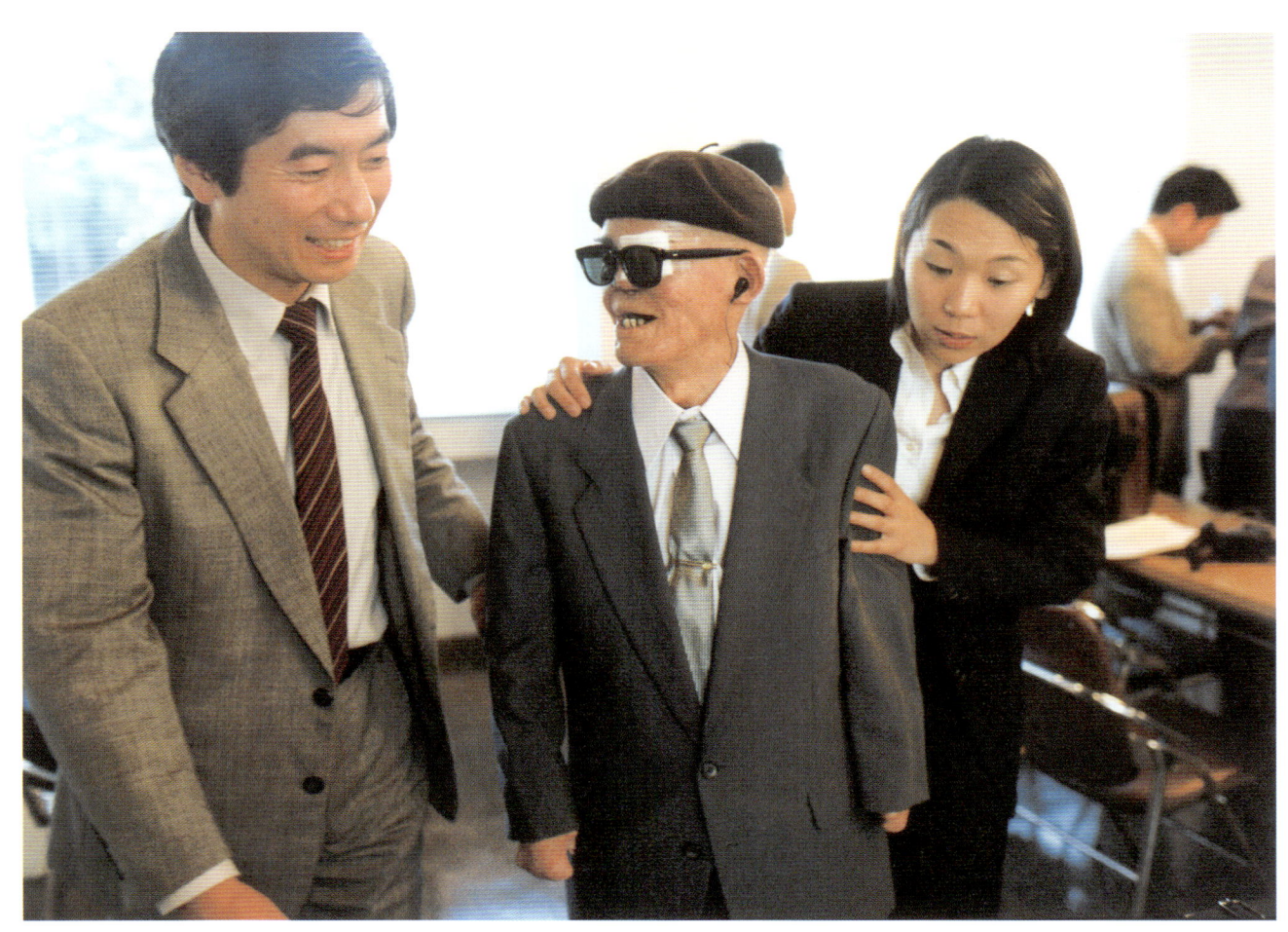

東日本訴訟の出張尋問と記者会見を終え、弁護士にねぎらわれる／2001年5月28日、沼津弁護士会館で

焦らず怠らず資料残しに励む

山下道輔さん［一九二九年生まれ・多磨全生園］

ハンセン病に関する資料の収集・整理に情熱を注いでいる。「入所者の生きた証しである資料を社会に生かし、伝えたい。隔離の中で育まれた文化が何だったのかを歴史として残し、今後の社会に役立てたい」と語る。

東京に生まれた。少年時代、父の仕事が休みのときは、夜釣りや鳥捕りの手伝いをして過ごした。その父と一緒に一九四一年、多磨全生園の前身の全生病院に入所した。十二歳だった。

少年舎で出会った入所者の寮父は、子どもたちに自作の小説を読み聞かせ、書くことの面白さや大切さを伝えた。俳句や短歌も手ほどきした。そんな寮父の影響を受けて成長した。

十八歳のとき、父が亡くなった。病棟で父を看取り、死に顔を絵に描いた。「おやじの思い出になる写真や形見もなかったからね」という。その後、頭の中が真っ白になり、葬儀の様子も覚えていない。座棺に納められた父がリヤカーに乗せられたのと、園内の火葬場から煙が立ち上るのを見た、それだけは覚えている。

病棟の付き添い作業や実験用動物の飼育係をしながら療友と文学や芸術を談じ、夏目漱石や芥川龍之介などの著作に親しんだ。

自治会で文化部を担当していたとき、園創立六十周年の記念事業として、これまで入所者が書き記した作品などの文化遺産を残そうと「ハンセン氏病文庫」を設立することになった。資料に一生をかけるつもりで資料集めに取り組んだ。

知人を頼り、入所者の短歌や俳句などの出版物や、自治会や園の機関誌を集めた。機関誌を手書きで書き写す苦労もいとわなかった。新聞記事の切り抜きや、療養生活用具などの「物」の収集もした。

園内にある「ハンセン病図書館」の責任者として活動している。文献資料を製本する際、二部作り、一部は学生などに貸し出しができるようにした。資料を活かし切るための取り組みだった。

いまは「焦らず怠らず」資料残しに励む心境。「資料は生き物だと思っています。ハンセン病だけでなく他の難病や障害者も含む、総合的な図書館ができたらいいと思っています」という。

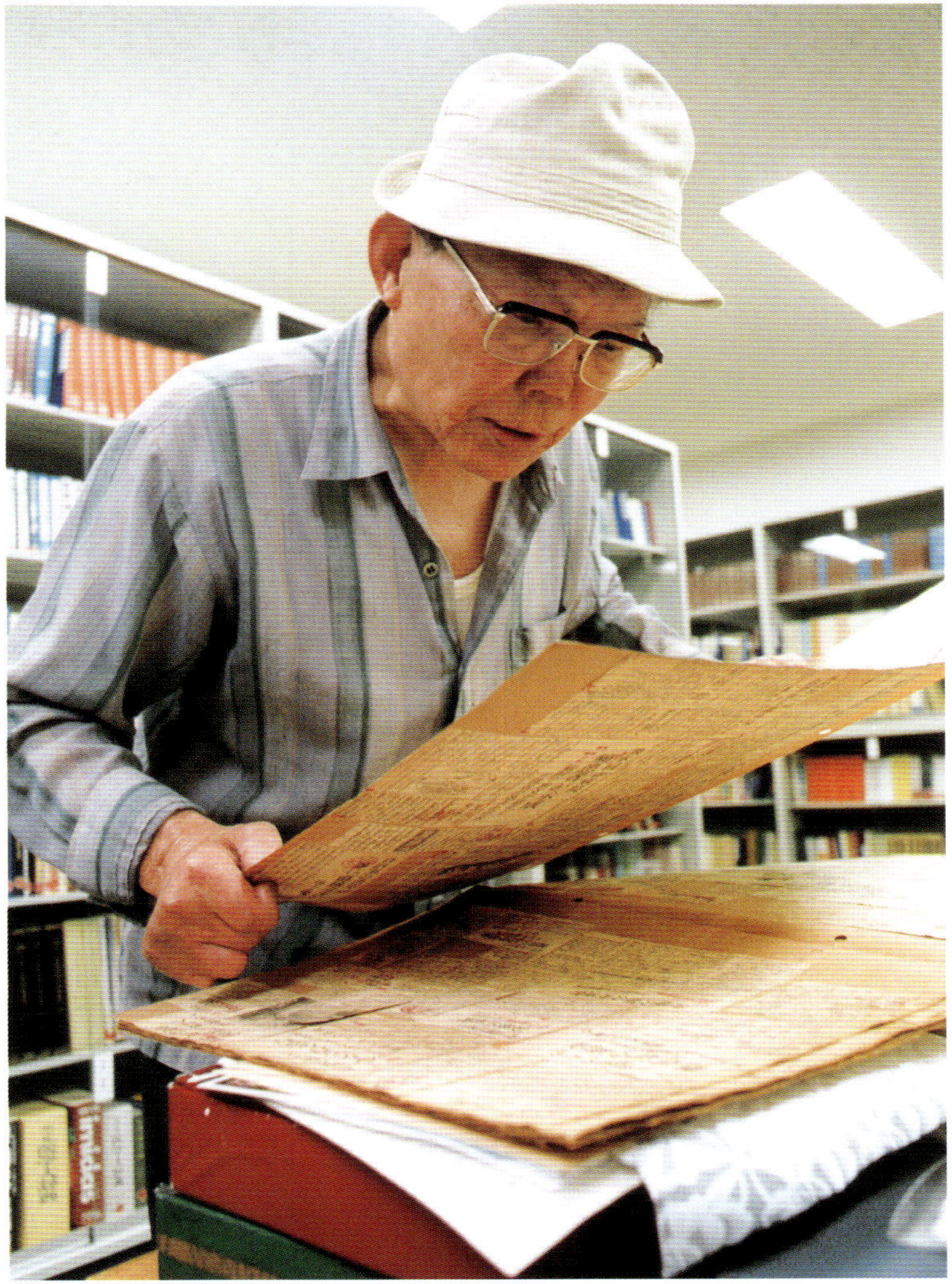

古い新聞の切り抜きに目を通す／2001年5月30日、ハンセン病資料館で

重監房犠牲者を弔う

佐川修（金相権キム・サングォン）さん［一九二八年生まれ・多磨全生園］

栗生楽泉園に「特別病室」という名の重監房があった。ここに食事を運ぶ仕事をさせられたことがある。「収監者の食事は薄い弁当箱に、おにぎり一個分くらいの量の麦飯。それに梅干しが一個ついたり、たくあんが三切れくらいついたり……寒さや栄養失調などで、私が携わっていた八カ月の間に、二人が命を落としました」という。

亡くなった人の「お通夜」もした。佐川さんのほかに、半年に一度収監者を出して爪切りや散髪をする係の入所者。それに、分館の職員。三人で遺体を分館裏の「お通夜堂」に運び、線香を上げた。一時間ほどの簡素な通夜だった。

こうした体験を、いま、多磨全生園内にあるハンセン病資料館で訪れる人に語っている。

韓国に生まれ、母に連れられ幼いころに来日した。一九四五年三月十日の東京大空襲で焼け出されたとき、顔の半分に斑紋ができた。大学病院の指示で多磨全生園に入所しようとしたが、いっぱいで入れなかった。

「ここは空襲で危ないから草津へ行け」といわれた。同年三月二十六日、栗生楽泉園に入所した。十七歳だった。

四七年の人権闘争も経験し、五三年のらい予防法闘争では上京して闘った。その後、栗生楽泉園から身延深敬園を経て六四年、多磨全生園に入所した。

全国ハンセン氏病患者協議会の渉外部長や「全患協ニュース」の編集をした。仲間とともに「全患協運動史」や「倶会一処（くえいっしょ）患者が綴る全生園の七十年」の編さん・執筆をした。

障害者福祉年金の支給に伴い、療養所の中で、元気な人と弱い人、日本人と外国人の間に収入の格差が生じた。その格差をなくすための活動にも取り組んだ。「在日韓国・朝鮮人ハンセン病患者同盟」の事務局長を長年務めている。

労務外出もした。所沢市のマンション建設現場で働いた。工事を請け負っていたのは清瀬市の建設業者だった。同じ業者が全生園の施設の屋根を直す仕事も、入所者を雇って請け負っていた。疲労がたまった状態で屋根に登った佐川さんは、意識をなくして転落して頭を打ち、生死の間をさまよった。視神経を切り、右目を失明した。

ハンセン病資料館の建設にあたり資料集めや展示、運営に携わった。同館での語り部とともに自治会役員もしている。「忙しくて体がもうひとつ欲しい。新しくなる将来の資料館がハンセン病の正しい啓発をし、歴史を伝える立派なものとなるよう段取りをしてから引退したいです」と語る。

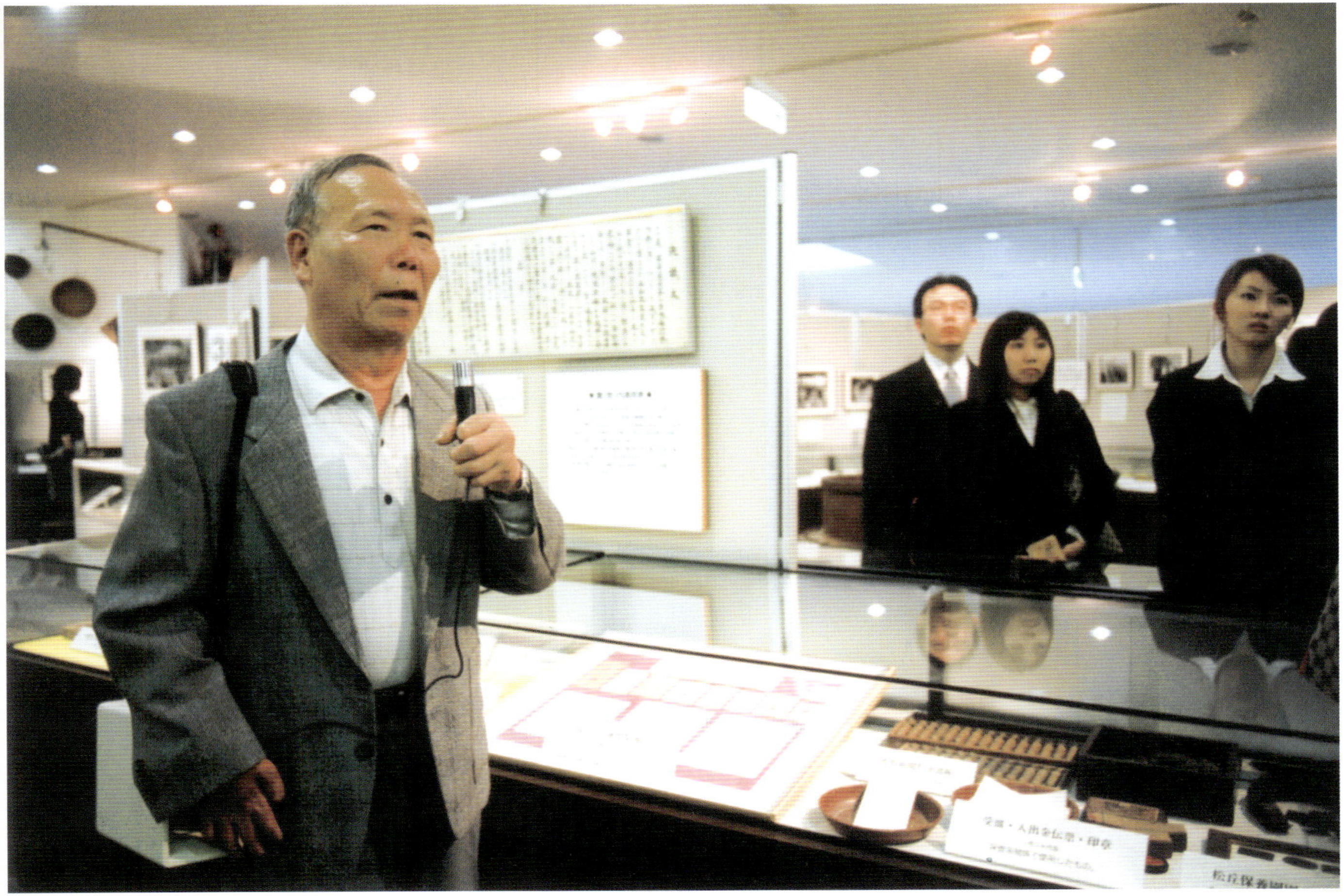

ハンセン病資料館で見学の看護学生に説明する佐川さん／2001年5月30日

再びの社会復帰

森元美代治さん［一九三八年生まれ・東京都］　美恵子さん［一九四六年生まれ・多磨全生園］

「ふつうの人間としての生活が断たれたこの日を忘れることはできません」と美代治さんはいう。一九五二年七月二十一日。故郷の喜界島から両親に付き添われてポンポン船で奄美和光園に向かった。中学三年だった。

療養所の一角で深夜まで勉強し、五五年、長島愛生園に新設された邑久高校新良田教室の一期生として入学した。高校生活の実態は寒々としたものだった。予防着にマスク姿の教師。職員室に入ることも許されなかった。

卒業して和光園に戻った後、多磨全生園に転園した。大学に行きたかった。全生園のひいらぎの垣根の抜け穴から無断外出をして予備校に通った。六二年、慶応大学の法学部に合格した。「大学なんてだめだ」という全生園の医師と対立し、強引に退所して入学。鹿児島県の学生寮に入った。

病気を隠し通そうと、過去の写真や手紙を焼き捨て、級友たちにうそをつき続けた。父や義姉の援助、奨学金やアルバイトで学費を工面して卒業し、信用金庫に就職した。「自分で自分の人生を切り開くことができる。両親を安心させることができる」と思った。しかし、二年後に再発。七〇年に全生園に戻った。

美恵子さんはインドネシアの生まれ。母はインドネシア人、父は日本人軍属だった。「カワサキ・ミエコ」と名付けた父は捕虜収容所経由で日本に送還された。

六五年、留学生として来日、父と再会した。美容学校に入学し日本語も学んだが発病、六八年、二十二歳で全生園に入所した。父とは連絡を絶った。

二人は七四年に結婚、美代治さんは美恵子さんの父に電話で結婚を報告した。美代治さんは右目を失明、左目もかすかな視力となった。入園者自治会長としてらい予防法廃止に向けて活動した。

予防法が廃止された九六年、二人は実名で体験を語りはじめた。証言は多くの人の心を打った。二〇〇一年夏、美代治さんは参院選に立候補した。出馬を迷ったが、美恵子さんに背中を押された。当選には至らなかったが約一万票を獲得した。

二〇〇二年四月、美代治さんは全生園を退所し、近くの清瀬市のアパートで社会復帰した。全生園の緑や畑仕事が好きな美恵子さんは療養所にとどまった。夫婦は互いに行ったり来たりの生活だ。

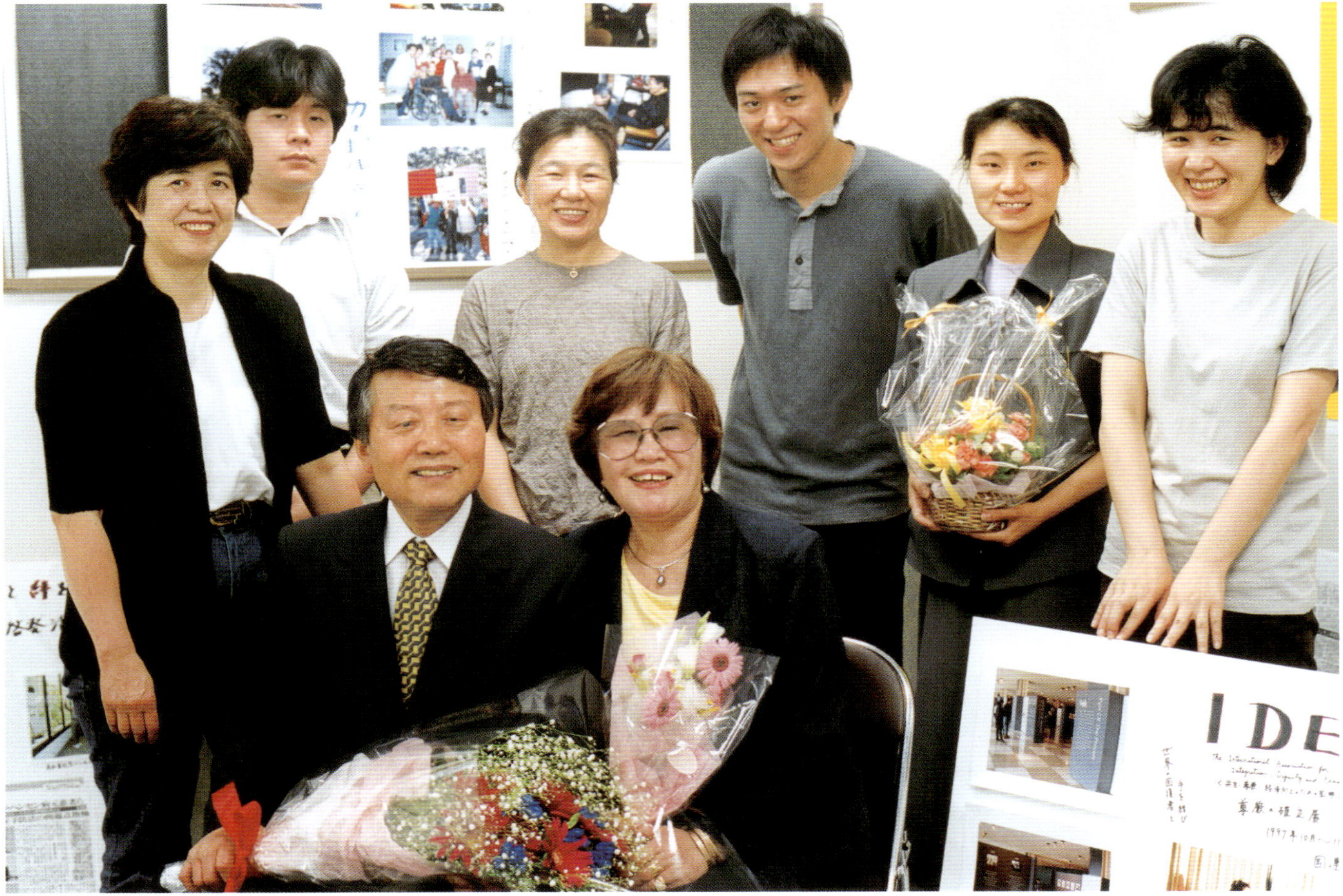

支援者に囲まれる森元夫妻（前列）／2001年6月29日、東京・隼町で

社会復帰三十四年、なお続く旅

柴田良平さん〔一九二八年生まれ〕　すい子さん〔一九三六年生まれ・ともに東京都〕

「逆風に頭を垂れずに生きてきました」と良平さんはいう。三十四年にわたる社会復帰生活。そして裁判。「闘いの疲れはあるが、まだ残っている仕事が私の背中を押す。止まることは許されない」。東日本退所者の会会長として多忙な日々を送りながら、隔離政策という国家犯罪の実態を語り継ぎ、若い世代に伝えることを使命と考える。大阪で生まれ一九四七年、十九歳で長島愛生園に入所した。五一〜五三年の「らい予防法改正闘争」を闘った。五七年、岡山県の結核療養所のベッドの上から重症患者の朝日茂さん（一九一三〜六四）が「国が実施している生活保護の内容は憲法二十五条の『健康で文化的な最低限度の生活』に反している」と国を相手に「朝日訴訟」を起こした。良平さんは漁師に舟を頼んで無断外出し、愛生園の仲間から集めたカンパ千円足らずを朝日さんに届けた。日本の社会福祉政策を問うたこの闘いに大きな影響を受けたという。

「一生懸命社会復帰して努力して生活も安定したけど、どうしても取り戻せないものがある。家族との絆です」とすい子さんはいう。母を訪ねたとき「寂しいだろうけれどひとりで生きるんだよ」といわれたことがある。

神奈川県に生まれ、五一年、十四歳で多磨全生園に入所した。自分の背丈より高い全生園のひいらぎの垣根の内側に立つと道行く人の声が聞こえ、園外の家庭の夕食の支度をするにおいが漂ってきた。五五年、十九歳で長島愛生園内に新設された邑久高校新良田教室に学んだ。

愛生園で知り合った二人は、社会復帰をめざして栗生楽泉園に転園して結婚した。労務外出して良平さんは土木建設現場、すい子さんはホテルの窓拭きなどの仕事をした。六八年五月、良平さんの三十九歳の誕生日に二人は飼い犬クリとともに楽泉園を出て東京に向かった。

二人はプラスチック成型加工の工場で働いた。正月には四畳半の部屋で小さな鯛をつついて新年を祝った。しかし、就職して五年後、オイルショックの影響で職場が倒産した。

卸売り市場の一角で園芸店の仕事をした。朝四時に起き、すい子さんがトラックの運転を手伝ったこともある。障害者授産施設の「東京コロニー」にすい子さんは働きだし、やがて良平さんもここに就職。二人は定年まで勤め上げた。

「社会復帰生活の中で自分を語ることができなかった。そういうことが被害なのだと気づき、裁判に立ちました。家族に代わるものを、どう自分の中に作り上げていくか、私の旅はまだ続きます」とすい子さんはいう。

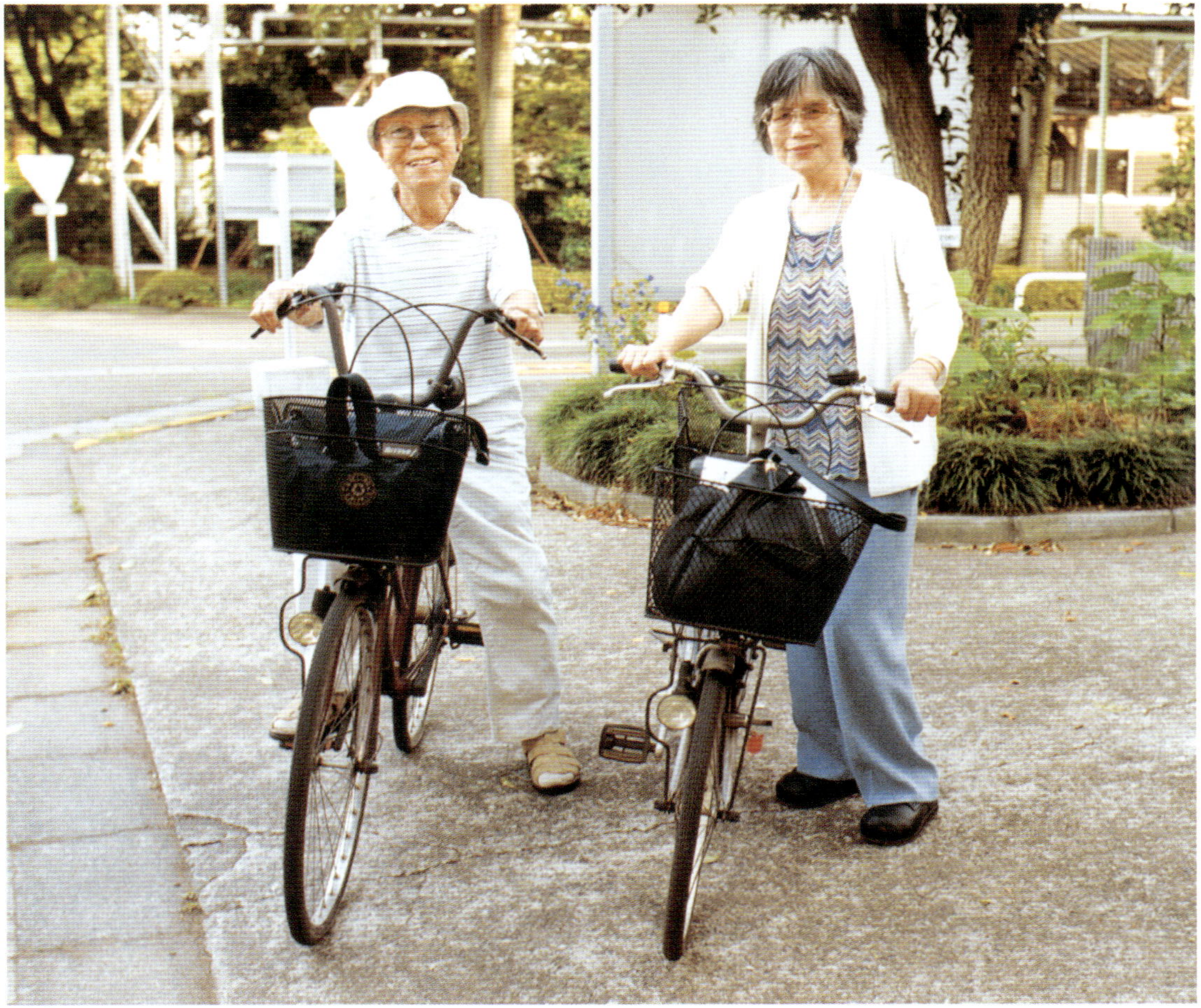

立ち寄った多磨全生園で／2001年7月1日

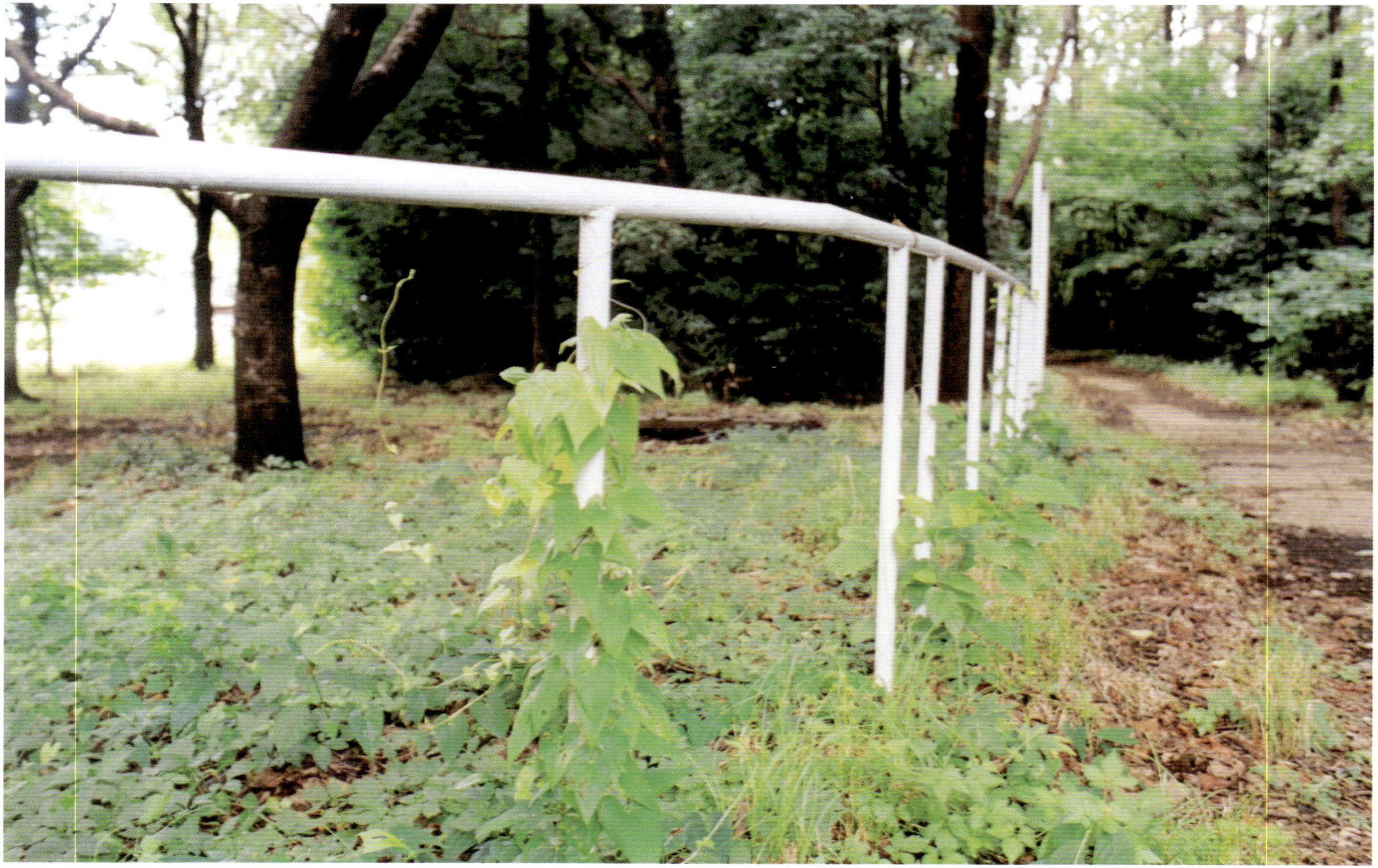

盲導柵／2000 年 8 月 6 日、多磨全生園

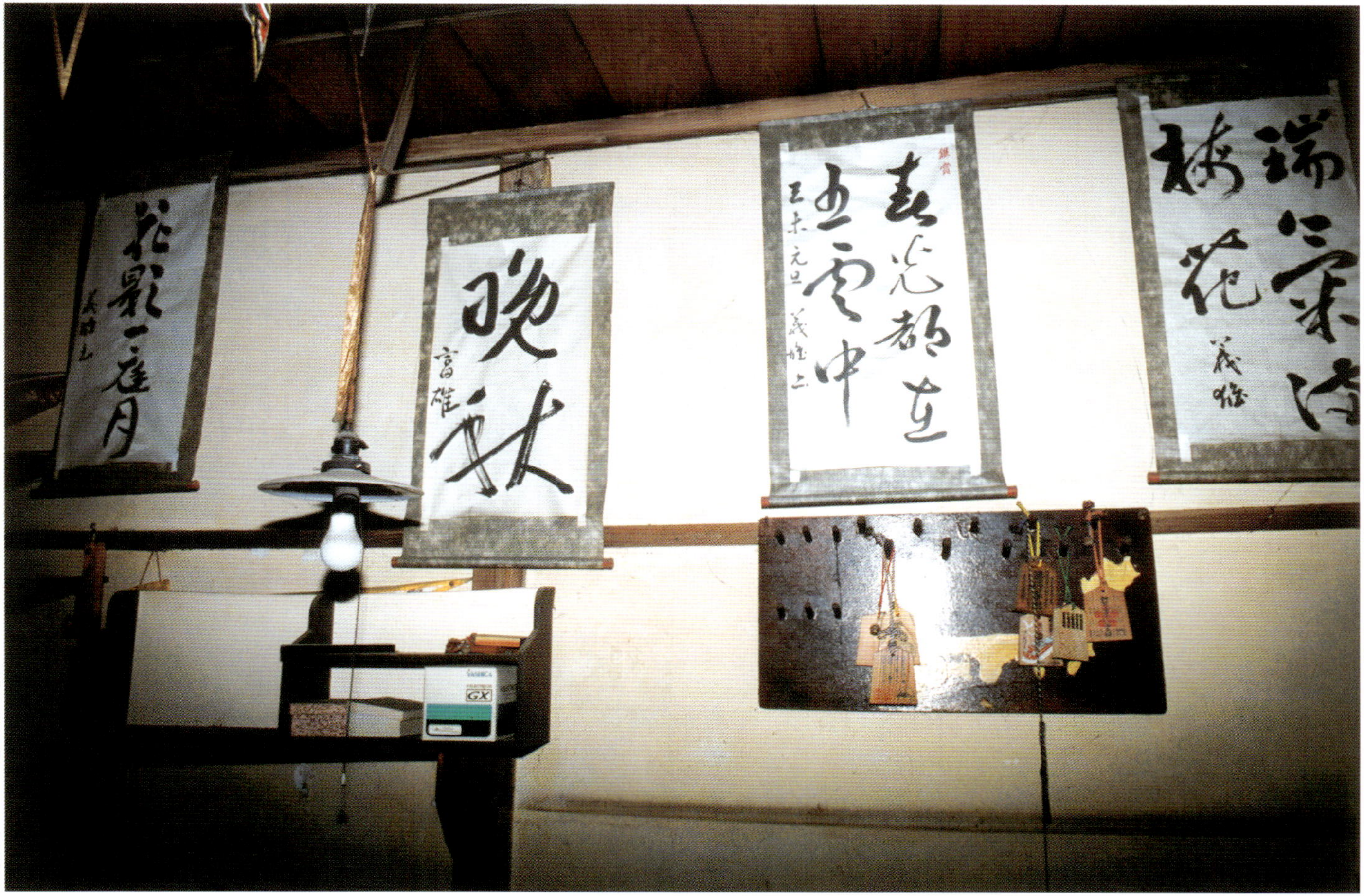

旧少年少女舎の室内／2001年7月25日、多磨全生園

偏見と闘って

西村時夫さん［一九四二年生まれ・駿河療養所］

「あの汽車に乗ればふるさとに帰れる」――駿河療養所の部屋で、国鉄御殿場線の汽笛を聞く度にそう思った。名古屋に生まれ、中学二年のとき国立名古屋病院でハンセン病と診断された。家に戻ることも許されず、そのまま駿河療養所に強制収容された。家は消毒を受け、家族は転居を余儀なくされた。

一九五八年春、長島愛生園にあった邑久高校新良田教室に入学するため転園した。「伝染病患者輸送中につき立ち入り禁止」と張り紙をした列車や、鉄格子のついたバスに乗せられた。

四年間の高校生活で、一度も職員室への入室を許されなかった。教師は白衣と丸帽子の予防衣で授業をした。「私たちがいる教室は『不潔地帯』で、職員室は『清潔地帯』。当時はそんな考え方が療養所にあった。屈辱感が胸に刻み込まれました」という。

そんなある日、岡山県の結核療養所のベッドから憲法二十五条の生存権を巡って「朝日訴訟」を起こしていた朝日茂さん（一九一三～六四）を見舞った。動けない体で闘っていた朝日さんの姿に感銘を受けた。

卒業後、駿河療養所に戻り、高校時代の同級生と結婚した。六五年、名古屋で社会復帰した。西村さんは偽りの履歴書を出してふとんの製造販売をする会社に就職し、妻は本屋や傘屋に住み込んで働いた。夫婦なのに一緒に住むこともできなかった。ふとんのセールスや、工場での重労働をした。過労などから西村さんも妻も相次いで病状が悪化して、再び療養所に戻らざるを得なかった。

七八年から二十四年間、夫婦で療養所の売店の仕事をした。午前三時半に起きて仕入れをした。初めのうちは仕入れ先の卸団地に断られた。何度も話し合ってやっと仕入れをすることができるようにした。清涼飲料水やたばこも初めは療養所の売店まで持ってきてもらえなかった。

仲間とゲートボールを楽しむ。だが、九三年までは地域のゲートボール協会への加盟が認められなかった。

西村さんは長男、妻は長女だった。夫婦がハンセン病であるためにきょうだいが結婚できない事態だけは避けたいと思った。療養所にいることを隠すため、三島市内にアパートを借りた。そこに住んでいることにし、「療養所の労働組合の売店をやっている」と偽った。「きょうだいが全員結婚し、子どももできたとき、こころの重荷がおりた思いでした」という。

長年、自治会役員として活動している。「駿河療養所の将来をきっちり見届けたいと思います」と語る。

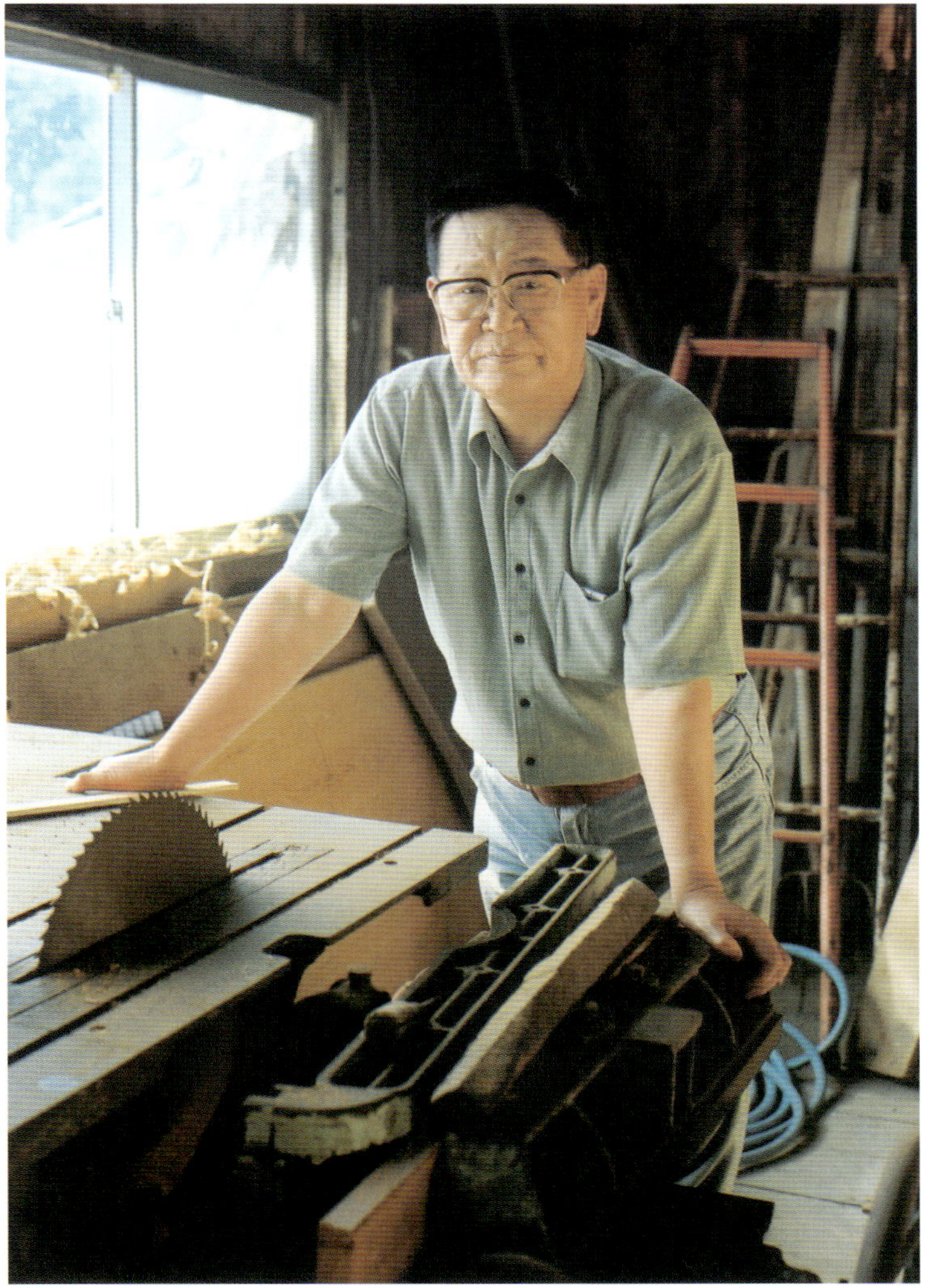

かつて従事した木工作業所で／2001年7月2日、駿河療養所で

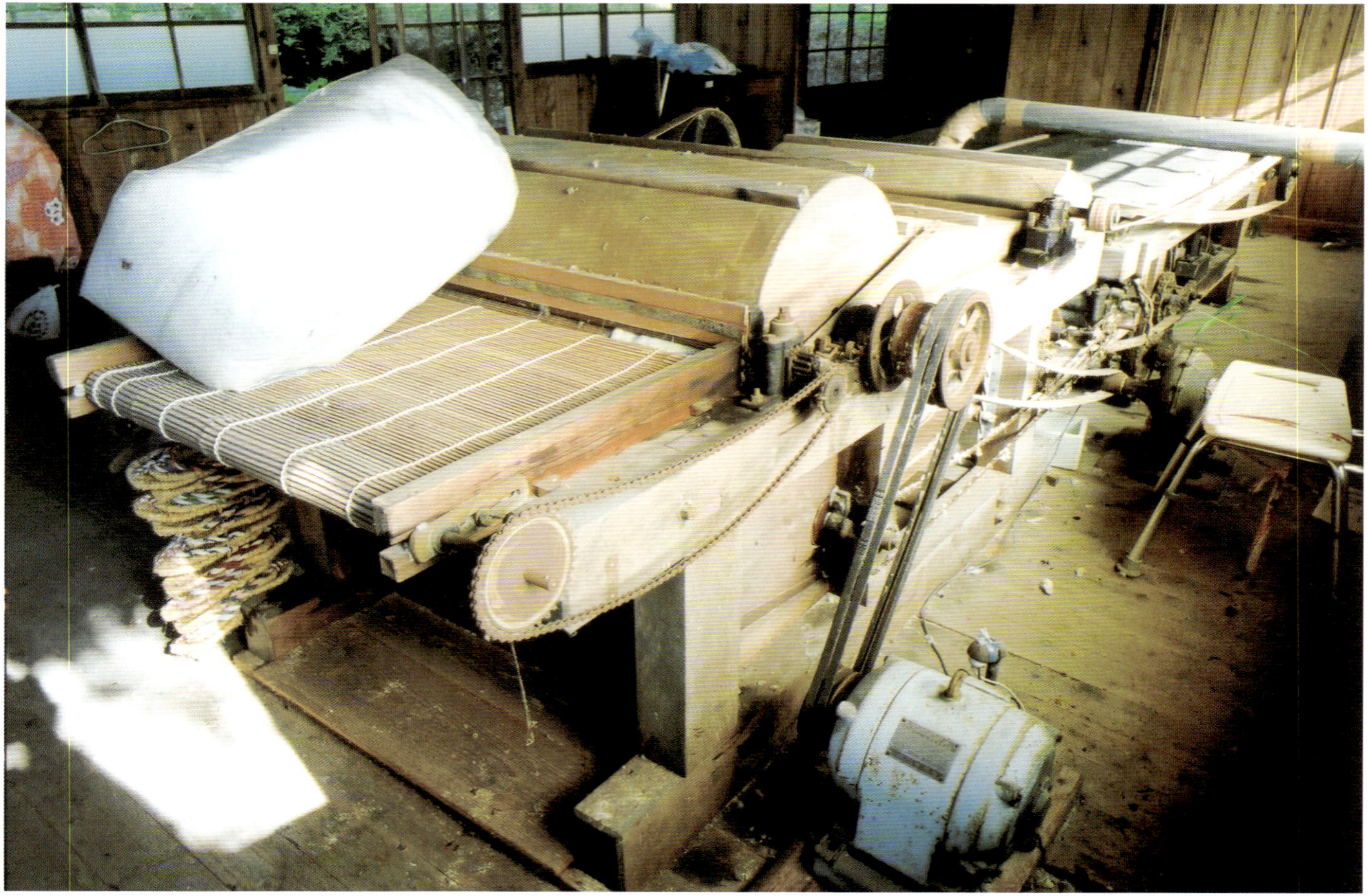

旧綿工部（綿打ち作業所）／2001年7月2日、駿河療養所

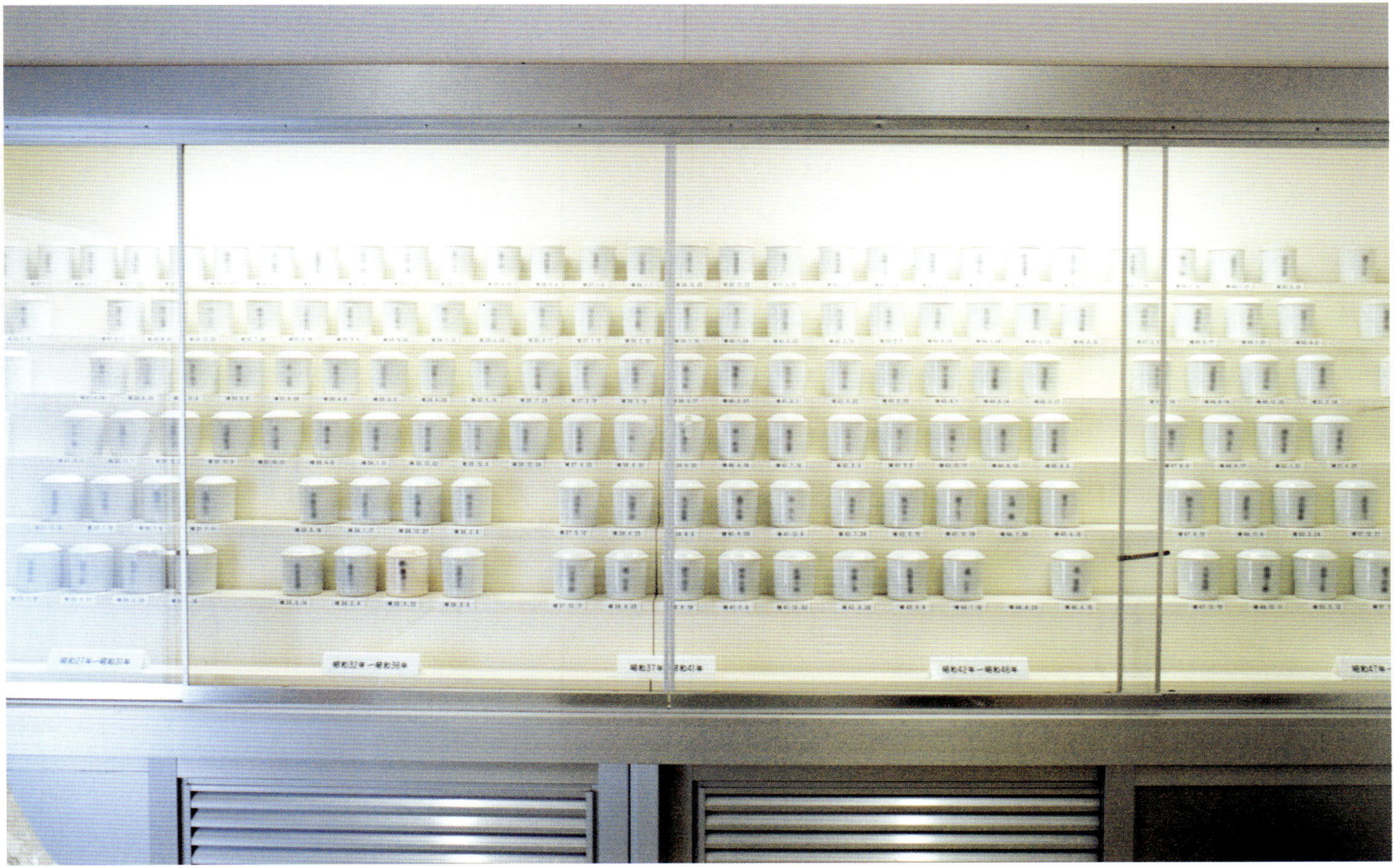

納骨堂／2001年7月2日、駿河療養所

幼いころは湯治場を転々

今藤褜雄(いなお)さん［一九二八年生まれ・東北新生園］

宮城県北部に生まれ五歳のころ発病した。家族と離れて銀山、鳴子、鬼首などの湯治場を転々として幼少時代を過ごした。家に帰って昼寝をしていた夏のある日、白衣を着た人が二人訪ねてきて今藤さんをじろじろ見つめたという。

一九四〇年、父に付き添われ中新田の駅から汽車に乗り、東北新生園に向かった。同じ集落の強制収容される人たちと一緒だった。車両には警察官がついており、小牛田《こごた》の駅で県の南部の方からの収容患者を乗せた汽車と連結した。瀬峰の駅に着くと駅も道路も真っ白になるほど消毒された。バスで療養所へ向かった。

療養所では十二畳半に九人の同居生活を強いられた。同室者のほとんどは大人だった。ご飯運びの作業をさせられた。「子どもにとって約十人分のご飯とおかずを三度三度運ぶ作業はきつかった」という。

四四年ごろ、栄養失調などが原因で体を壊して病棟に入った。「麦ご飯一杯半ぐらいと野菜を入れたお汁ぐらいは出たが、満腹にはならなかった。園で飼っていた豚の肉をたくさん入れたライスカレーが究極のごちそうでした」。

空襲のとき、重病で動かせない人は赤札を立てられ、防空壕に避難できずに病棟に残されたという。今藤さんも札を立てられたが、いくらか状態が良くなったとき歩いて避難したところ『赤札の人がいない』と、騒ぎになった。

「病棟に残されている間に死んでいく人もいました。ひと晩で三人くらい亡くなるのは普通だったから」という。

肋膜炎や発熱などで何度か生死の間をさまよった。目が不自由になった。支えになったのはキリスト教の信仰だった。「聖書をテープで聞く毎日です」。

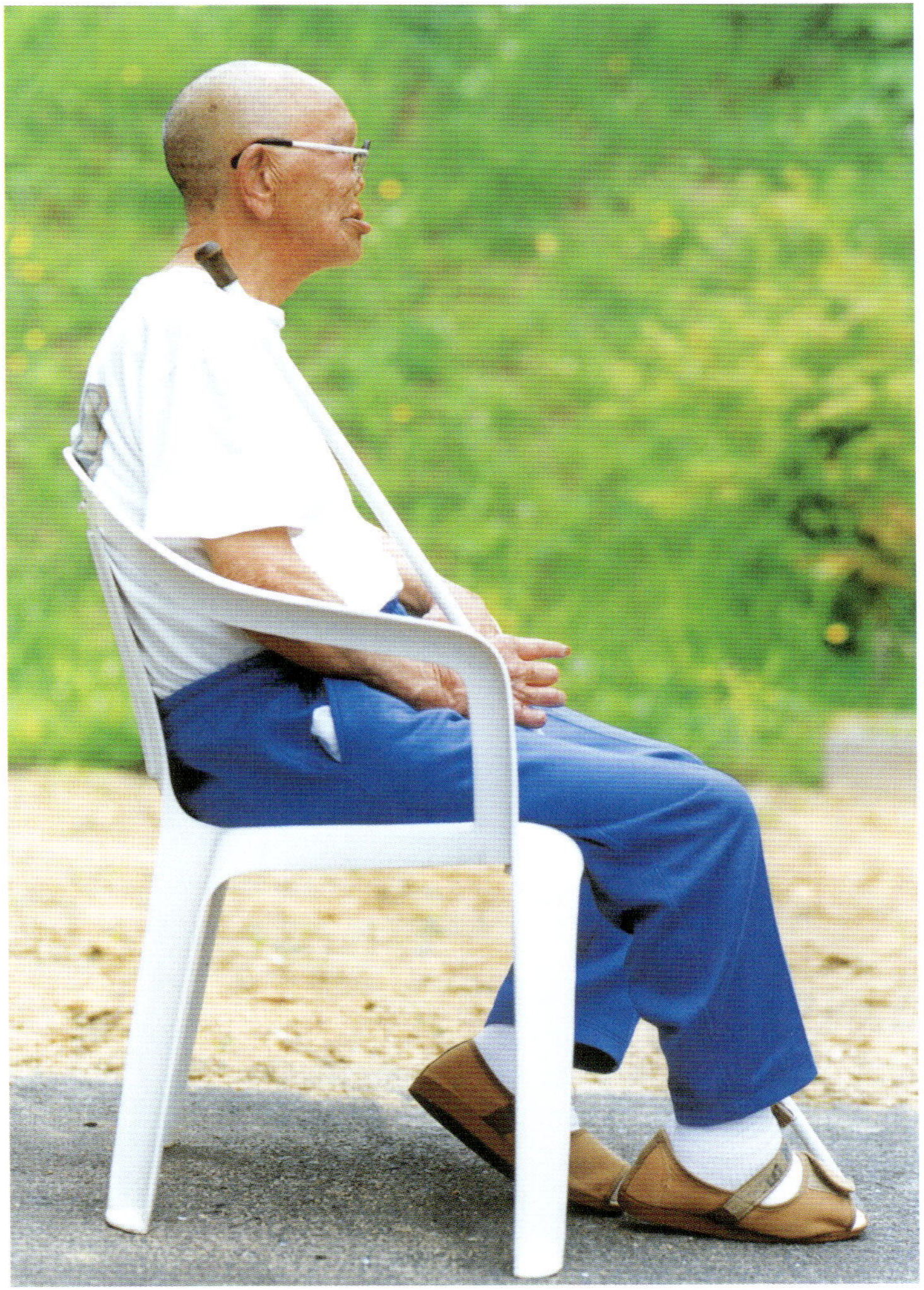

屋外で休む／2001年7月10日、東北新生園で

予防法破りの旅も企画

藤田芳人さん［一九二六年生まれ・東北新生園］

岩手県に生まれた。鉱山会社に勤めたが二十一歳のころ発病した。北上市内の病院や仙台市の東北大などで治療を受けた。会社は退職を余儀なくされた。一九四九年、故郷で農地委員に立候補した。投票日前日、役場と病院の職員が自宅に来た。

「何できたか分かるか」とかばんの中の白衣を示しながら職員はいった。農地委員の立候補は辞退に追い込まれた。この年、東北新生園に強制収容された。二十三歳だった。不自由舎に住み込んで厳しい看護作業をした。

五六年ごろ、神経痛や熱こぶなどのプロミンの副作用に苦しみ、目も見えなくなった。「風が動いても、だれかに声をかけられただけでもその響きで目に激痛が走りました」という。

医師からは「両目を抜く」といわれたが抵抗した。母を呼び、約一カ月間看病してもらい、ようやく、食事もとれて目もうっすらと見えるほどに回復した。食欲が増し、母親の面会食の麦ご飯をおにぎりにしてもらって食べた。

その後も神経痛に悩まされたが六二年ころ、園に頼んでDDSを一週間に一粒づつ出してもらった。それをつぶして、少しずつ飲み、様子をみながら量を調節していった。自分なりに考えた病状を安定させる方法だった。

不自由舎の看護を患者から職員に切り替え、部屋を個室化するように運動した。

「予防法破り」もやった。六五年ごろ、バス会社と交渉し、蔵王エコーラインを回る旅行を園に無断で企画し、入所者五〇人を集めて実行した。

「エコーラインは霧の中だったが、参加した人たちは驚き、喜んでくれた。あの感激は忘れられません」という。

怒られるのを覚悟で園当局に土産を買って帰って報告したが、罰せられなかった。批判もあったが、これをきっかけに県人会の里帰り旅行が始まったという。

「いまも友達の車に乗せてもらって、実家があったところを通ることがありますが、通り過ぎるだけで徐行もしません。自分のなかに徐行をすらためらわせる気持ちがまだあるんです」。

隔離時代の検証をきっちりやってもらいたいと思っている。

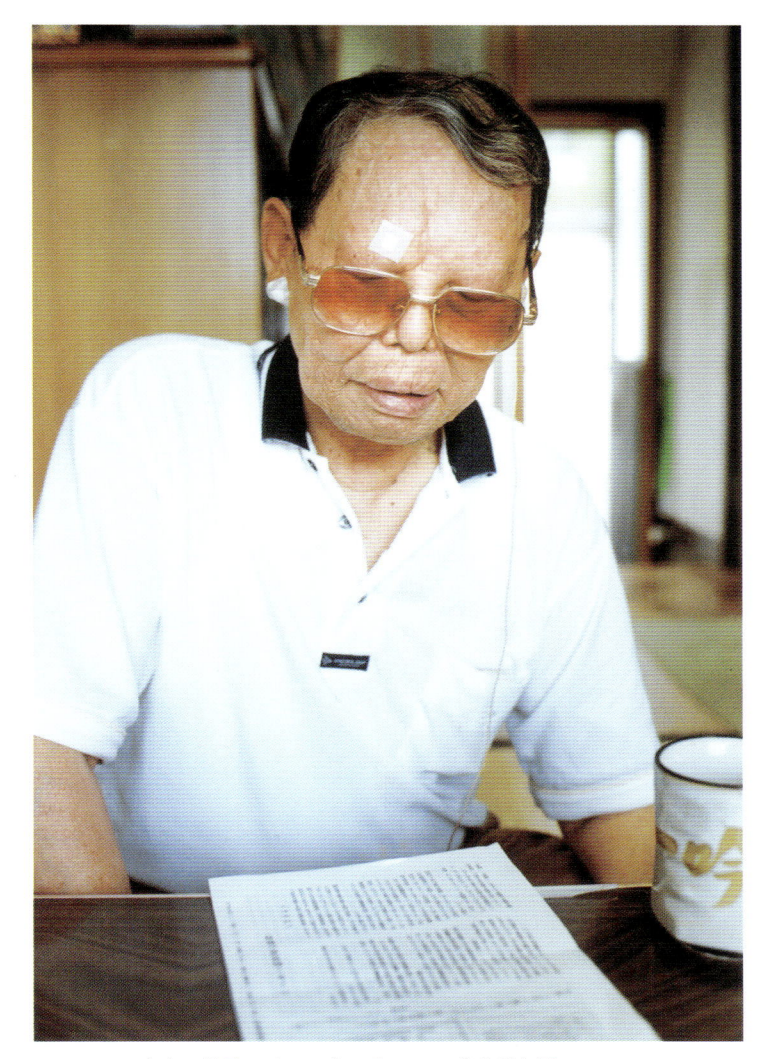

友人の部屋で／2001 年 7 月 10 日、東北新生園で

信仰に生き、社会復帰

北野行人さん［一九三〇年生まれ・東北新生園退所者］

樺太に生まれた。父がハンセン病だったため、少年時代に激しいいじめにあい、住居も転々とした。戦後、抑留、引き揚げの後、自身も発病して十七歳のとき東北新生園に入所した。入所した年に父が、翌年には兄が亡くなった。打ちひしがれていたある日、入所者のおばあさんに「神様は愛ですよ」と言葉をかけられた。「冗談じゃない。神様がいたら、何もしないおれが何でこんな病気になるんだ」と、そのときは反発した。十八歳のころだった。二十代半ばで断種手術を受けて園内結婚した。

三十代半ばで退所して土木作業などに従事したが、体をこわして療養所に戻った。結核を患っていることが分かった。もう再起不能だと思った。健康状態が良かった妻には、社会に出て幸せに暮らしてほしいと思った。「新しい道を進んでほしい」と妻に告げて離婚した。

「なぜ人は生まれ、死んでいくのか」。病棟で聖書をひもといた。「すべての愛という存在から引き離されたなかで、おばあさんの『神は愛』ということばが心のなかで少しずつ広がっていきました」という。

結核は治った。医師に「軽快退所診断書」を書くように強く迫って退所した。東京に出て機械の組み立てなどの仕事をした。伝導のために療養所によく来ていた牧師を訪ね、その人のもとで聖書を初めから学び直した。再婚し、牧師の跡を継いでキリスト教の伝導に努めたが体調を崩し、一九九八年、再び療養所に戻った。

数年前、九十歳を過ぎた母に、「万一、孫やひ孫から同じ病気が出たら、おまえ、よろしくお願いします」と手をついて頼まれたという。「老いた母の心になお残る差別によってもたらされたもの、それを思うといたたまれません。国が謝ったということを心に刻んで生きていきたい」と語る。二〇〇二年、再び社会復帰をし、信仰に生きる日々を送っている。

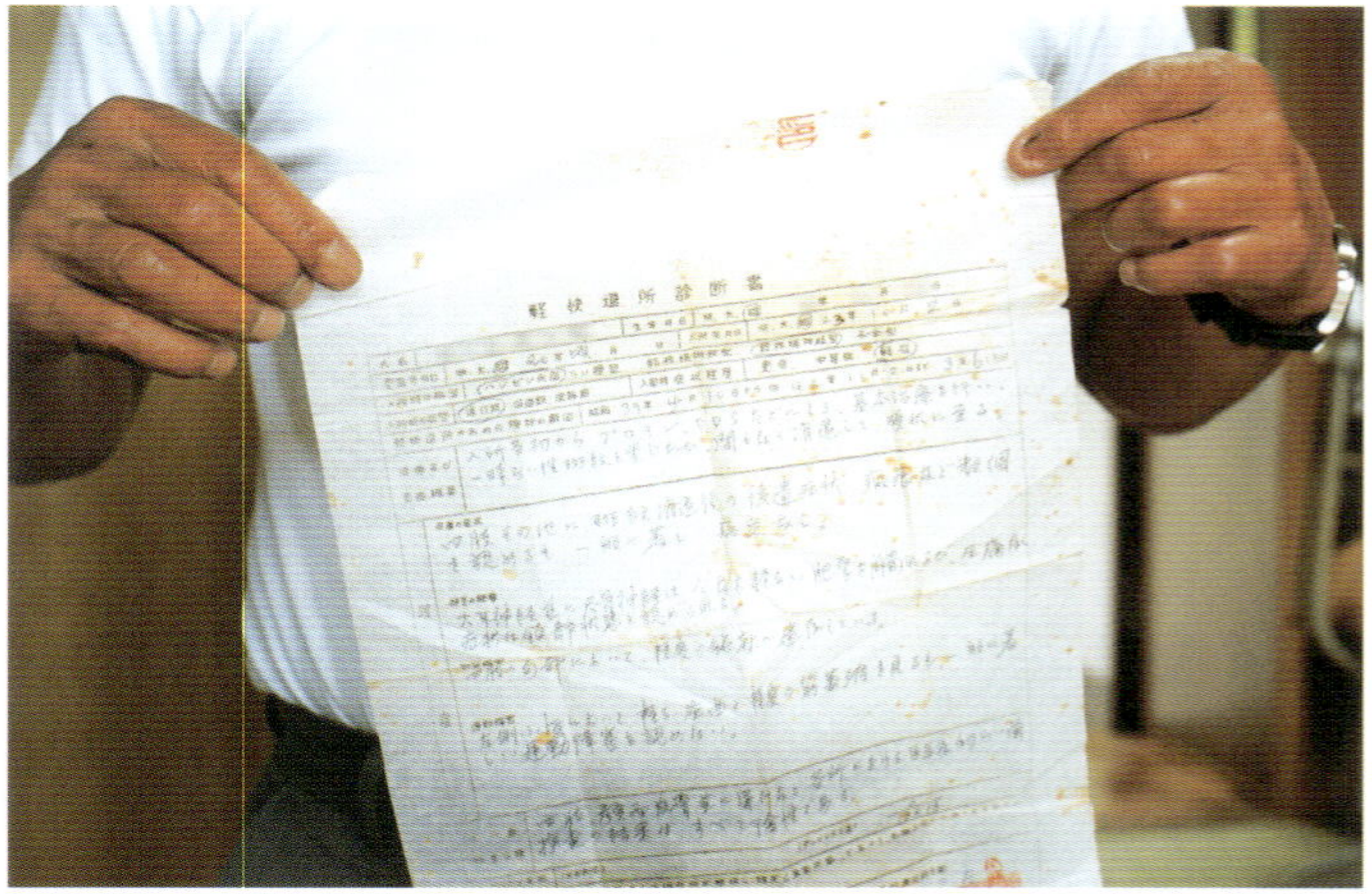

保存していた「軽快退所診断書」／2001 年 7 月、東北新生園で

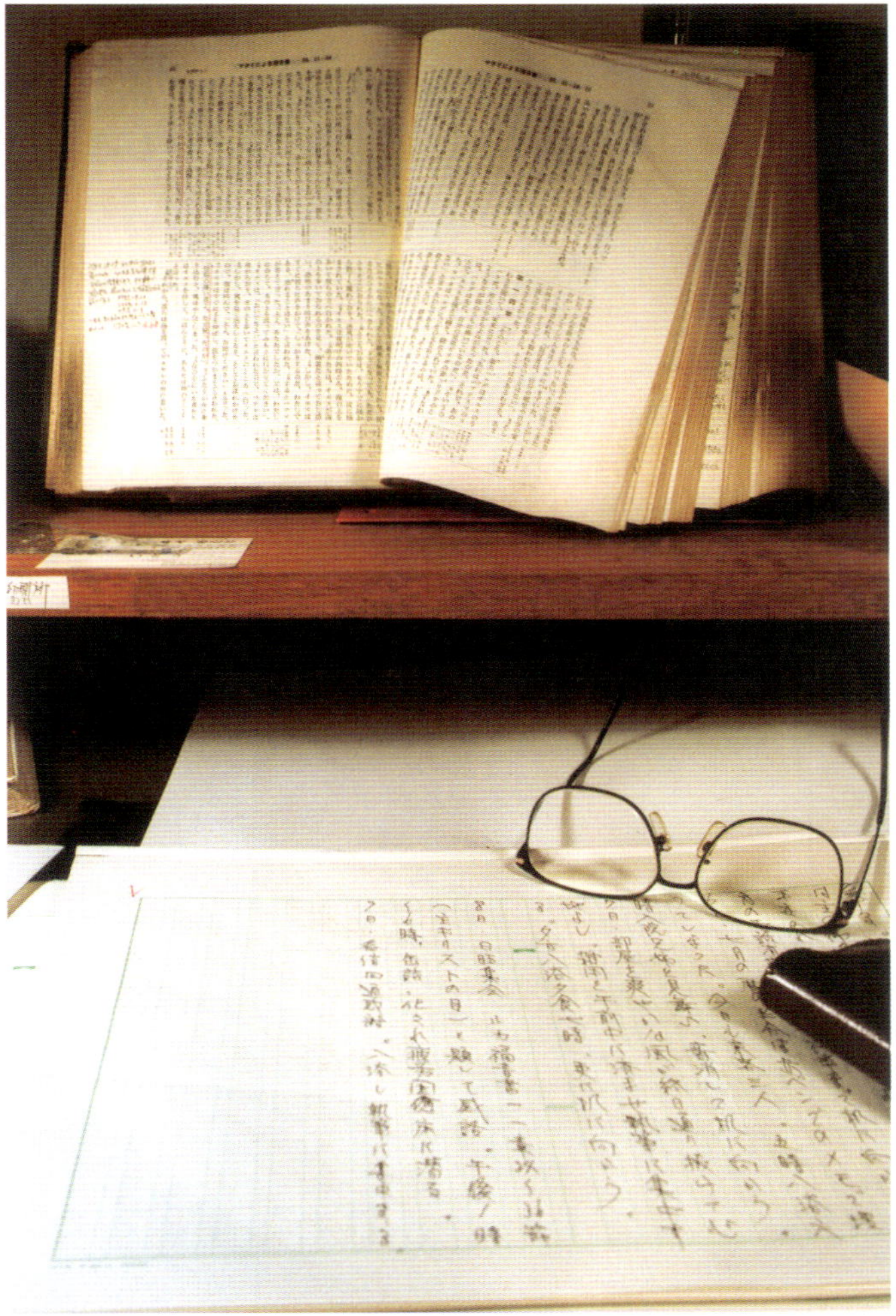

机には書きかけの原稿やキリスト教関係の書籍が置かれていた
／2001年7月10日、東北新生園で

夫の介護と不自由舎の付き添いを同時に

しげのさん［一九一七年生まれ・多磨全生園］

山形県の農家に生まれ、少女時代に発病した。兄と姉もハンセン病だった。田の草取りをした翌年の冬、猛烈な神経痛に襲われた。腕の痛みに加え、家族からもうとまれ、いたたまれない気持ちだった。多磨全生園の前身の全生病院にいた姉に手紙を書き、一九三三年、夜汽車で上京して入所した。十六歳だった。

療養所内の学園に通いながら、洗ったガーゼをのばす「ガーゼのばし」などの作業をさせられた。「目も見えない、手足も悪くて不自由な人も、口にくわえてガーゼをのばしていた。あれはほんとうにかわいそうだったよ」という。

三七年に入所者の男性と結婚した。「野球が得意な人気者だったよ」というが、結婚式の後、断種手術を受けさせられた。手術の後、悲しそうだった様子を忘れることはできない。

夫は自治会の役員をしていた。戦争中、空襲警報の間も防空壕に入らずに、夜も寝ないで警戒にあたったという。

戦後、夫は激しい神経痛に襲われたうえ、失明した。体が不自由になり、寝たきりになった。夫の介護はしげのさんがしなければならなかった。そのうえに、不自由舎の付き添い作業を強いられた。

不自由舎の人にご飯を食べさせ、それが済むと夫のところへ行って食べさせた。忙しく走り回り、ふくらはぎがかちかちになった。痛がる夫をさすったり、注射を頼みに行ったりで夜も眠れなかった。その夫も亡くなった。

「夫を生かしておくだけでも大変なのに……疲れはてて自分自身が倒れそうだった。足が棒になるというけれどもほんとうだなあと思った。辛かったけどほんとうによく働いたと思うよ」と語る。

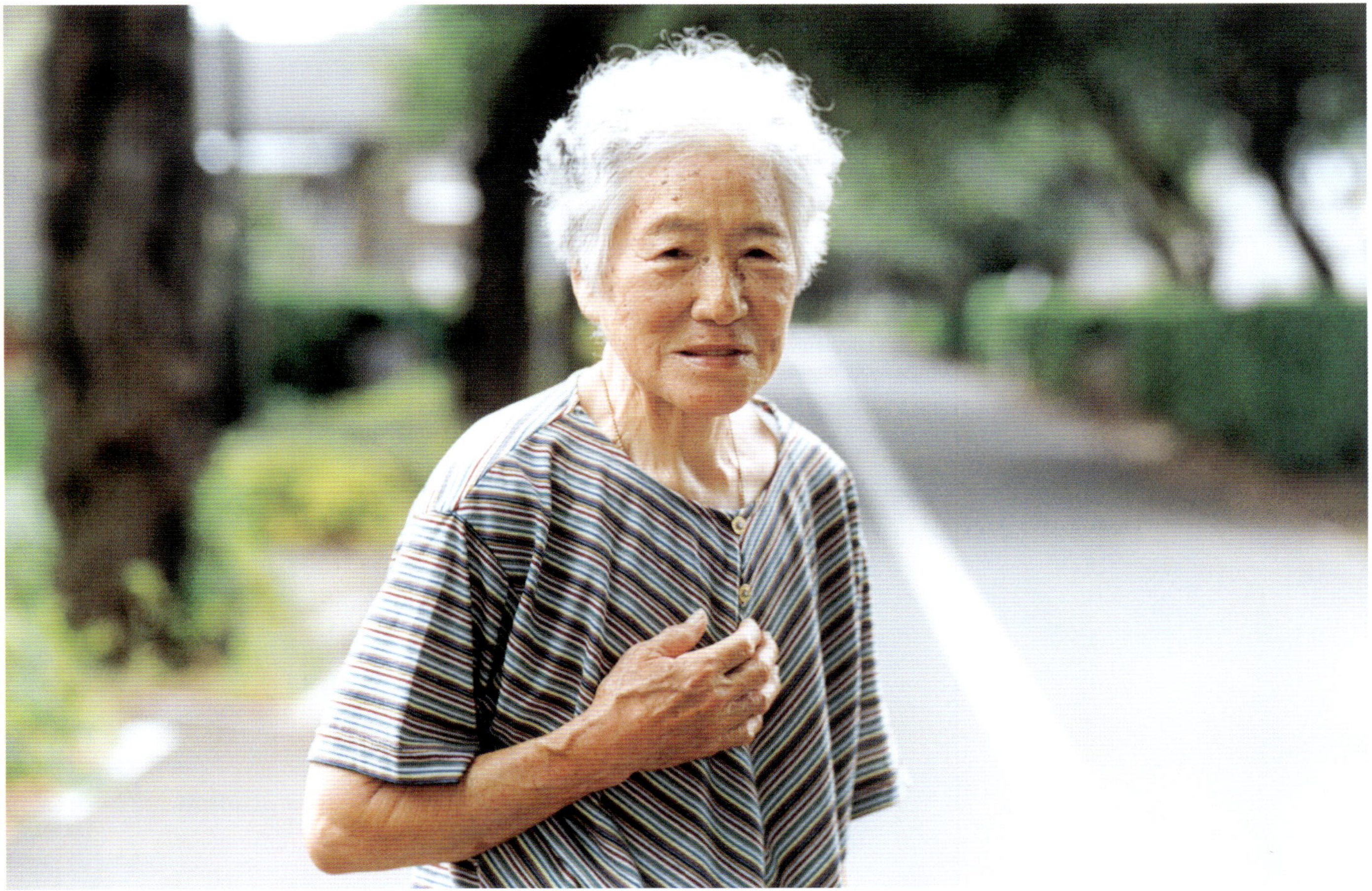

2001年7月24日、多磨全生園で

いのちあるものを慈しみ暮らす

藤崎幹夫さん［一九三四年生まれ］　妙子さん［一九三六年生まれ・ともに松丘保養園］

幹夫さんは秋田市に生まれた。高校時代や、卒業して官庁に就職した後も、野球選手として活躍していた。高校時代のある日、クラブ活動を終えて夜、家に戻ると母と弟の姿がなかった。ハンセン病で青森県の松丘保養園に強制収容されたためだった。

やがて幹夫さんも発病した。勤め先に休暇届けを出し、「東京の大学病院に行って来る」と言い残して松丘保養園に入所した。一九六〇年、二十五歳のときだった。休暇の切れる時期に、職場の上司が面会に来た。面会所の木の格子の向こうで、上司は「人間どこにいてもそれぞれの生き方がある。だから、元気で生きることだ」といった。その後、結局、職場は退職せざるを得なかった。

九三年、父の死に際し、親戚一同から「帰ってこないでくれ」といわれた。「一番末席でもいいから参列させてくれ」と頼んだが聞き入れられず、寺の門の外から手を合わせて帰った。

妙子さんは北海道の生まれ。十六歳で発病した。五三年、母たちにつきそわれ青函連絡船に乗って松丘保養園に連れてこられた。園では母と一緒に食事をすることも同じ部屋に泊まることも許されなかった。園から説明を受けた母は、妙子さんに「ごめんね。これからあんたとは一緒にふろに入れない。兄弟がまだ小さいから」といって帰っていった。

二人は六一年に結婚。妙子さんは妊娠したが、医師から「困った人たちだね」といわれ、園外での堕胎を余儀なくされた。幹夫さんも断種手術を受けさせられた。妙子さんは「あなたの子どもぐらいは育てられたのに」と、母や姉に責められたという。

夫婦は部屋の中に文鳥やインコを放し飼いにし、野良猫にえさをやって可愛がった。「いのちあるものを大事にしよう、との気持ちからでした」と幹夫さん。

妙子さんはらい予防法廃止の前年に母を亡くした。葬儀には行かなかった。「母が生きていれば一緒にふろに入って背中を流し、『国が間違っていたんだよ』と聞かせてやりたかった」という。「これからは車を買ってなべ、かまを積んで夫婦で気の向くままに旅に出る、そんな暮らしがしたい」と幹夫さん。

金もなく肩書きもなくコップ酒
ダイヤルが合わぬ夫婦で四十年
（幹夫さんの川柳から）

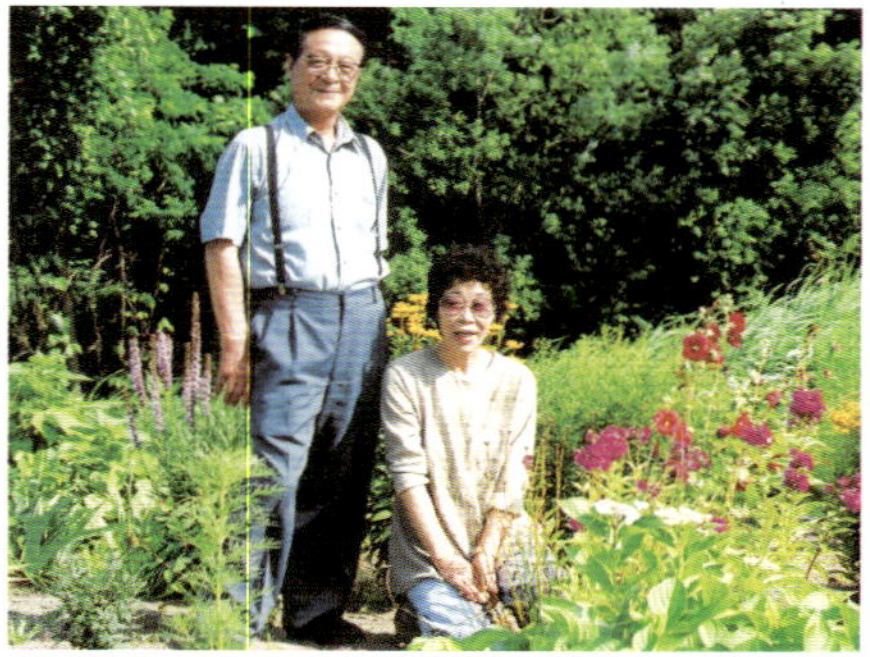

緑に囲まれた園内で／2001年7月28日

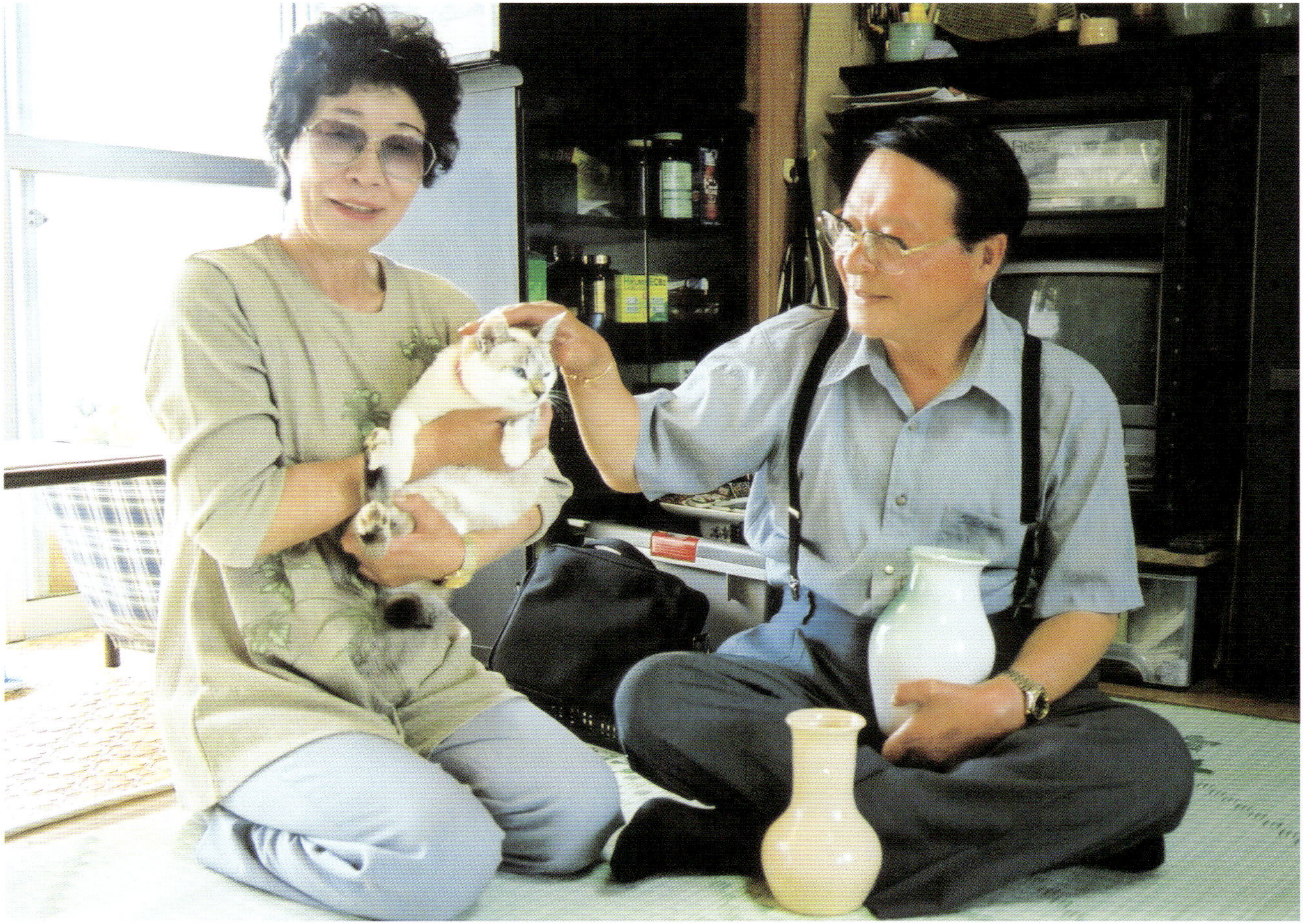

愛猫リンと／2001年7月28日、松丘保養園で

父の言葉を支えに

伊藤文男さん［一九三三年生まれ・松丘保養園］

朝顔を愛し、育てている。短い間でも鮮やかに咲く花に自分の願いを託す。「隔離された私たちが、人生の最後はたとえ短い間でも生きていてよかったと実感できるようにしたい」。

人間の尊厳回復を求めて全国ハンセン病療養所入所者協議会が結成されて五十年の二〇〇一年末、新会長に選ばれた。

半世紀余の療養所生活のほとんどを、自治会役員として入所者の復権運動に費やした。何度も上京して、厚生省のロビーに徹夜で座り込み、交渉をしてきた。

〇一年は国を相手にした訴訟が、歴史的な勝訴となった。「判決に基づいて国が約束した恒久対策が間違いなく行われるか、注意深く見守ります」という。

全国十三の国立療養所に暮らす約四千三百人の平均年齢は七十四歳（二〇〇一年末現在）。療養所の将来像をどう描くかが大きな課題となっている。

秋田県の農家に生まれ、十一歳で発病した。父は「療養所へ入れずに治せないか」と苦しい家計の中から費用を出し、汽車で六時間かかる新潟の医大に通わせた。

「重労働の農家の跡取りは無理だ」と、旧制中学に進学させてくれた。通学の汽車の中で級友たちから傘で、あざができるほどつつかれたが、教師を夢見て学校に行った。だが、新制高校二年のとき、学校の勧告で退学せざるを得なかった。

青森県の松丘保養園に向かう車中、父は「お前がこれまで身につけたものは必ずしも無駄にはならない。くじけずに前へ進め」と励ましてくれた。このことばを支えに生き抜いた。

青年時代、園内の学園で「教師」をした。子どもたちの教材にと昆虫標本を作り、音楽を教えるために独学でオルガンを覚えた。英語も野球も教えた。学園を正式な学校にするために奔走した。いちばん充実していた時代だったという。

園内結婚した目の不自由な妻と二人ぐらし。「妻には苦労をかけました」という。

「闘いのないところに勝利はない」がモットーだ。「運動がハンセン病以外の難病や障害者の人たちの復権にもつながればと思っています」と語る。

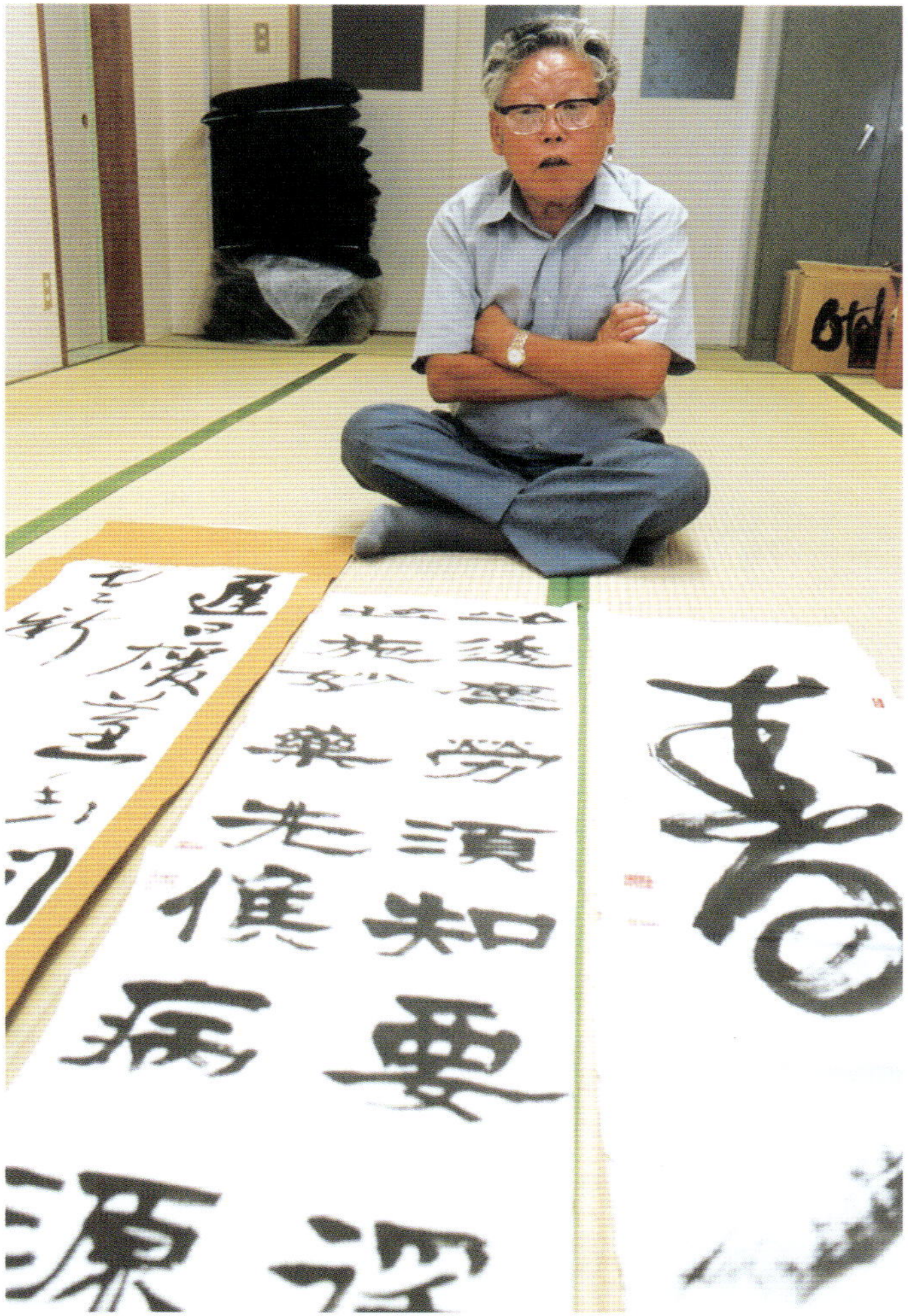

作品と伊藤さん。趣味は書道やアコーディオン演奏など
／2001年8月9日、松丘保養園で

生と死のはざまを生き抜く

天地聖一さん［一九三三〜二〇〇三年・松丘保養園］

青森県に生まれた。小学校を卒業し、高等水産学校に進学する直前の一九四六年に歩行することも困難なほどの大やけどをした。五〇年に松丘保養園に入所した。十五畳に五人が暮らす部屋に入れられた。プロミンの副作用による神経痛や高熱に苦しんだ。重病室の入退室を繰り返す日々が続いた。

「このままで人生が終わるのか」そんな思いに駆られ、文芸を志した。正しい文章を書くために園内で仲間たちと文法の勉強会をし、NHKの通信講座や県立弘前高校通信教育部で学んだ。

家からの援助が途絶え、自分の敷布団を四百八十円で売ったこともあった。その直後、母から便りと二千円が送られてきた。「ふとんを、できるものなら返してもらいなさい。そのうちに金を少しずつ送るから」と文面にあり、胸にこみ上げるものがあった。

後遺症に苦しみながら、家族からの便りを待ちわびる気持ちや恋心などを日記に綴った。絶望と「生」への思いが交錯する中で、詩や川柳を作り続けた。機関誌「甲田の裾」の編集にも長く携わった。園内の「小さな親切運動」の代表として、園やまちの美化推進などにも取り組んできた。その活動が認められ、二〇〇一年八月には「全日本花いっぱい連盟」から表彰を受けた。

園外の人たちとも交流が深まった。親しい友達は、天地さんが海育ちだからと、誕生日に鱈汁を作って祝ってくれた。墓参に付き添ってくれた友人もいた。

肝臓がんを病み、委託治療で青森市内の県立中央病院に入院した。闘病生活に耐えながら、病院の八階から見える夕日や海の美しさ、看護婦さんの笑顔などをカメラに収めた。「人間には、美しいものを美しいと思い、醜いものをうとんずる感情があるんだよな」という。人との出会いを大切にして、いまもワープロに向かっている。

嫌われて嫌われてでも蛇生きろ

この虫も生きる権利を這って見せ

花活けて呉れる人あり今日を生き

この命素敵な出会い有り難う

（『満ち潮』より）

追伸　天地さんは〇三年三月二十三日にお亡くなりになりました。

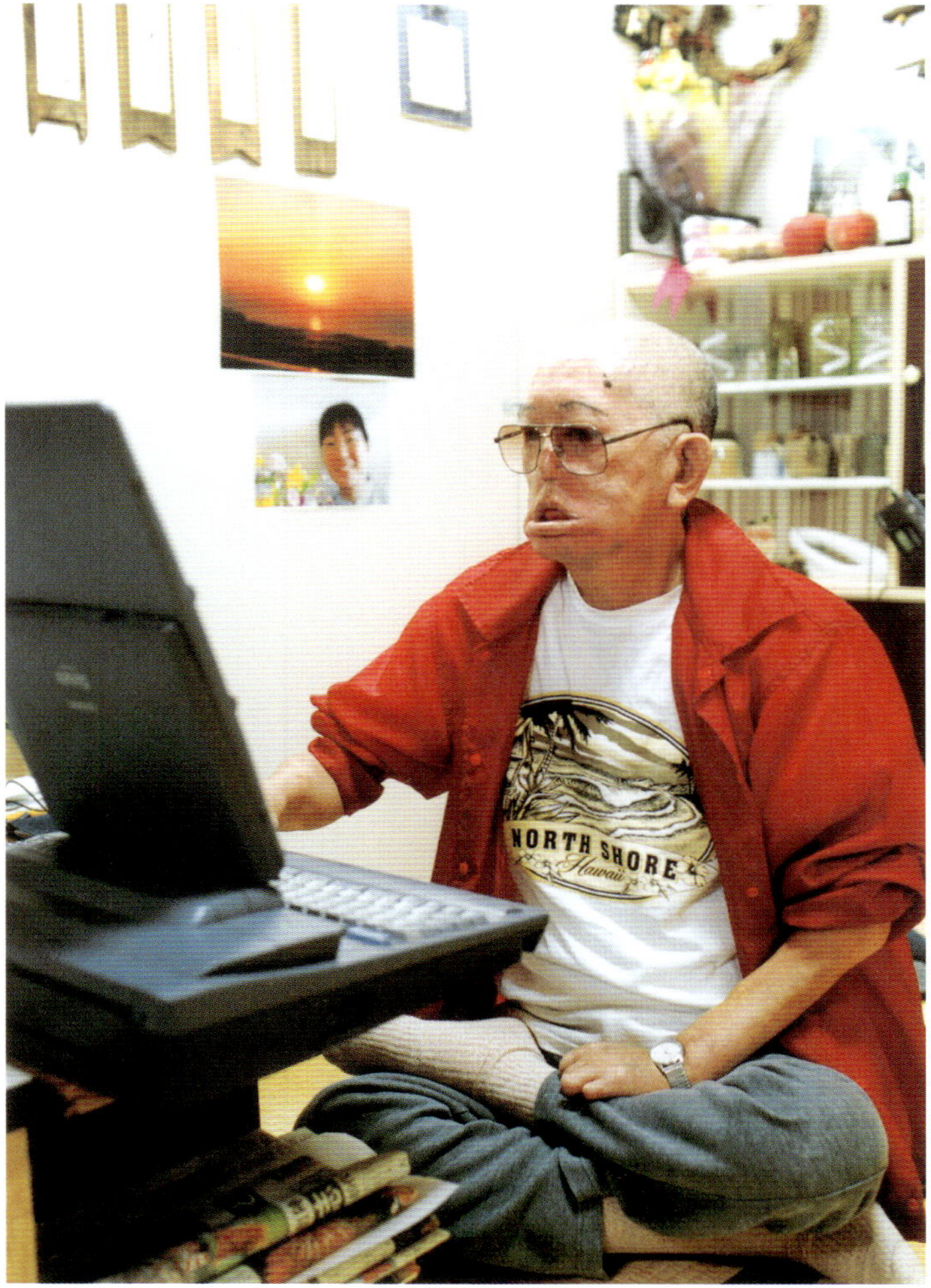

ワープロに向かう／2001年8月9日、松丘保養園で

「母ちゃんよう」と泣いた日々

金城幸子さん［一九四一年生まれ・沖縄県］

沖縄出身でハンセン病患者だった両親は、星塚敬愛園に入所していた。母が兄を身ごもったとき、堕胎を逃れるために脱走し、熊本の「回春病院」に逃げ込んだ。幸子さんも回春病院で産まれた。両親に連れられ沖縄、そして台湾に渡った。

母は台湾で病状が悪化し、台湾の療養所へ入所した。幸子さんは祖母のいる沖縄へ戻された。まだ二歳にもなっていなかった。母は間もなく台湾で死亡した。沖縄で祖母に捨てられ、草むらの中で泣きながらはっていたところを養母に拾われたという。養母はこころの優しい人だった。

八歳のころ発病し、養母と引き離された。村人からつばをかけられ、石を投げられ、棒で追われた。その後、米軍の施設を利用した病院に強制収容された。暗い部屋にひとりで閉じこめられ、足の傷口からはうじ虫がわいていた。「母ちゃんよう」と、養母を呼んで泣いた。

やがて、沖縄愛楽園に強制収容された。収容に来た看護婦は幸子さんを抱き寄せ、顔にほほをつけて泣いた。その看護婦の首に爪を立ててしがみついていたのを覚えている。

愛楽園の中学校を卒業後、長島愛生園にあった邑久高校新良田教室に学んだ。先輩や後輩など多くの知人を自殺で失った。

卒業して愛楽園に戻った後、九州や沖縄で事務員や線香工場、スナックのコップ洗いなどの職を転々とした。「病歴を隠すために神経をすり減らしました」という。

沖縄のスナックで夫と巡り合い、妊娠した。養母に産むべきかどうか相談した。「もし自分のように病気になったら…」「なってもいいじゃないの、産みなさいよ」と養母はいってくれた。娘が生まれた。その娘が十歳のとき、病気のことを夫に打ち明けた。夫は泣きながら話を聞いた。そして「苦しかったんだろうな…子どもたちは大丈夫かなあ」といった。

子どもたちを育てるため、スナックで午前二時、三時まで働いた。体調を崩して愛楽園に再入所した。子どもたちは無事に成長して、孫もできた。裁判に加わるまで自分の病気が治っていないと思い込んでいた。孫を抱き寄せることも控えていたという。

◇

二〇〇一年五月二十三日、東京・弁護士会館。控訴断念後の記者会見で涙する幸子さんの姿があった。「『母ちゃんよう』と泣いた日々が走馬燈のように脳裏をよぎり、異国で亡くなった実母の苦しみを思いました」。

二〇〇二年春、沖縄愛楽園を退所した。

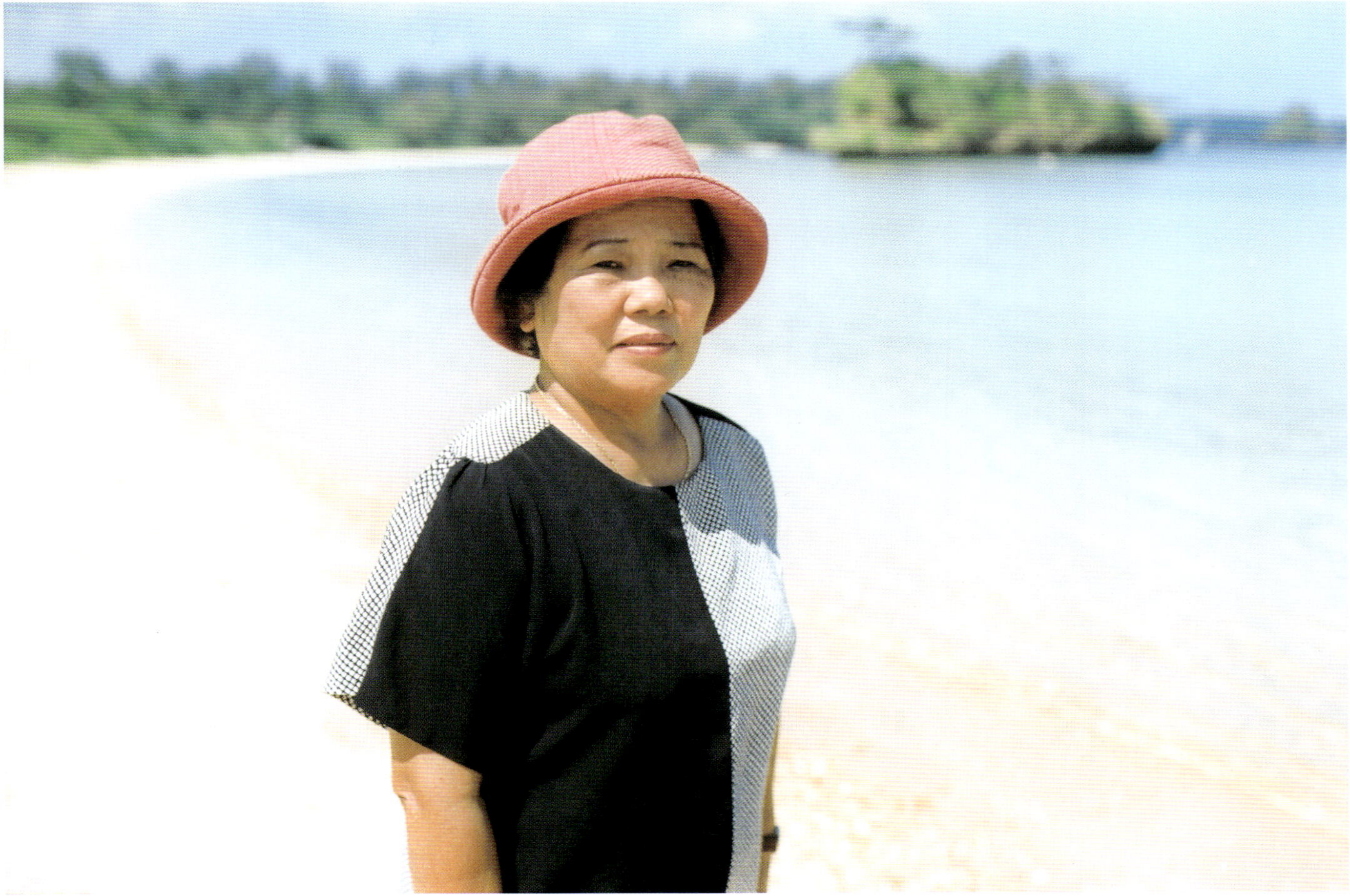

沖縄愛楽園の浜で／2001年8月13日

逃走して出産

又吉文さん［一九一九年生まれ・沖縄愛楽園］

「人里離れた小屋の中で神様に手を合わせ『早く私を死なせてください』と祈りました。土間をはうハブを『何で私を咬まないの』と恨みました。でも、自殺はできませんでした」という。

八重山・竹富町の黒島の生まれ。小学校三年で発病した。友達に嫌われ、六年になると学校へ行くのをやめた。十六歳のころ那覇に行き、病院に通って約一年間治療した。その後、故郷に戻ったが、十八歳のころ再発した。家族から離れ、山の中の小屋で約三年間、ひとりで暮らした。

一九三八年、沖縄愛楽園に収容された。石垣島で八重山の他の離島から収容された人たちと合流した。又吉さんたち七十三人を乗せた船は十月十日、愛楽園の納骨堂の後ろに着いた。

又吉さんは「あだん舎」に住んだ。室内には畳八畳分ぐらいのむしろがしかれ、八人が入っていた。舎の掃除や庭掃き、花園作りなどの作業をし、夕食後は化粧をして浜で夕涼みをした。歌を歌ったりして楽しかったという。

園内結婚したが、妊娠が分かると夫は園から断種され、又吉さんも毎日、堕胎を迫られた。夫の母に手紙を出した。夫の母が迎えに来て、夜、馬車で園から逃走した。二〇里の道を夜通し進み、夕方、夫の実家に着いた。四二年、その家で女の子を産んだ。約一年後、夫の病状が悪化したので再入所した。子どもは夫の親やきょうだいの手で育てられた。

戦争が激しくなったある日、空襲警報で壕のなかに避難した。爆弾を落とす音や煙のにおいがした。夕方戻ったら、住んでいた舎は他の舎とともに焼けて跡形もなくなっていた。「着物や財布、大切にしていた写真も焼かれ、ショックでした」という。防空壕を掘る仕事にもかり出された。

夫は、壕の中で十分な治療を受けることができなかった。夜、明かりもつけられない中で高熱を出し、又吉さんに看取られて息を引き取った。空襲の飛行機を避け、夜が明ける前に、仲間に頼んで夫の遺体を浜に埋めた。線香をあげることもできず、ただ、手を合わせて拝むだけだった。

「黒島の小屋の中にいた十七、八歳の頃はとても苦しみました。いま考えると娘や四人の孫ができて、生きていてよかった、運がよかったと感謝しています」という。

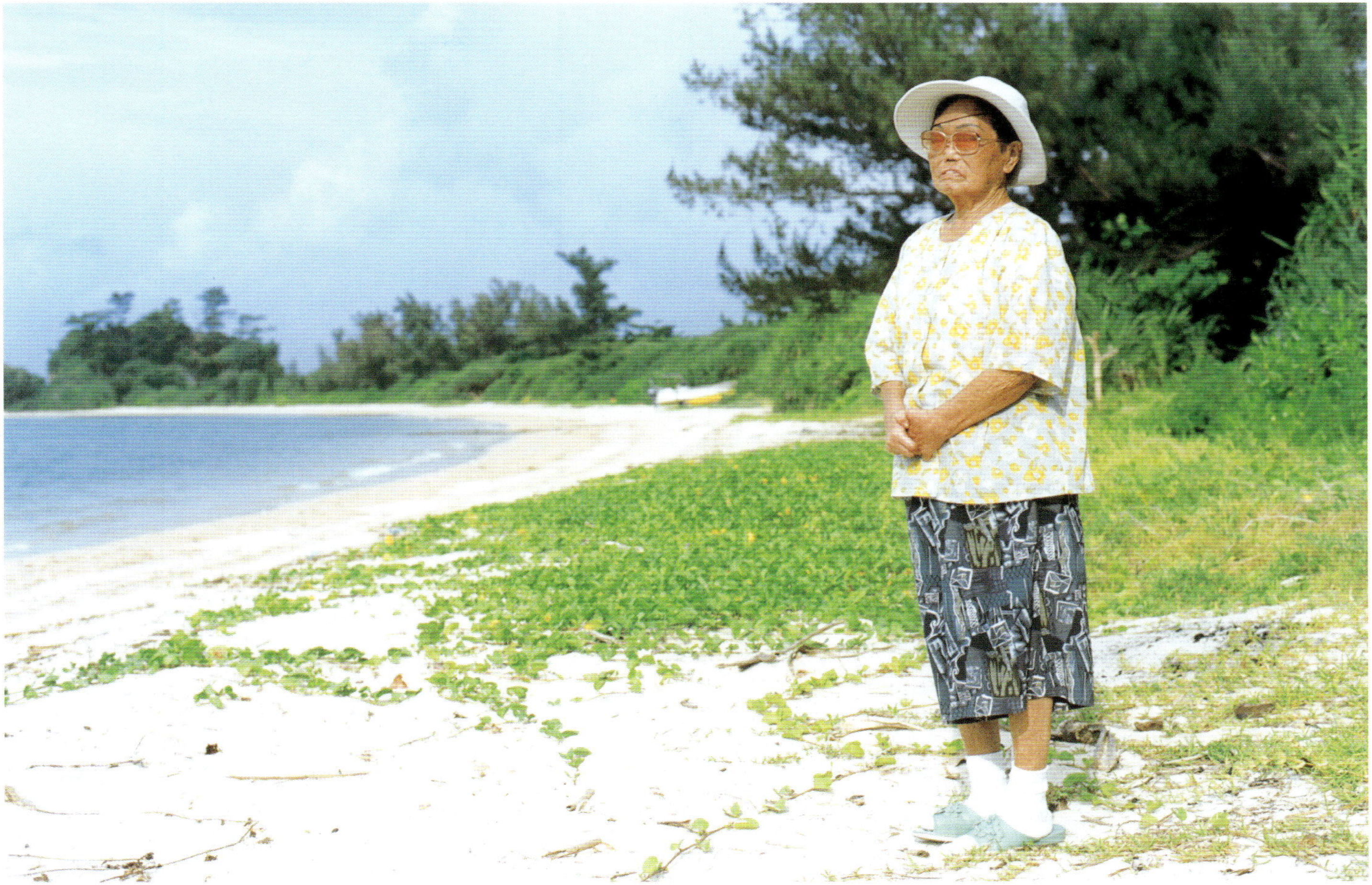

防空壕で夫を看取り、浜に埋葬した／2001年8月13日

歴史からの忘却を拒む

金城雅春さん［一九五四年生まれ・沖縄愛楽園］

沖縄県に生まれ、高校二年で発病、那覇市のハンセン病予防協会で外来治療を受けた。その後、鹿児島の大学や東京の専門学校で学び、石垣島で就職し、結婚した。

二十五歳のころ高熱を出して入院した。腎臓の具合が悪かった。薬を使うと発疹が出たため、生体検査をして退院した。

やがて、病院から呼び出しがあり、ハンセン病の菌が見つかったと告げられた。

石垣の保健所で愛楽園の医師の出張治療を受けた。だが「腎臓の病気があるから療養所の管理下で治療した方がいい」といわれた。一九八〇年、沖縄愛楽園に入所した。

「三カ月くらい」のつもりで入所したが、数年たっても退所できなかった。妻は金城さんの病気についてさほど気にしていなかった。だが、親戚などの周囲からしょっちゅういわれて精神的に疲れていったという。離婚せざるを得なかった。

「なぜ退所できないのか。『らい予防法』とは何なのか?」――自分が置かれた状況を知りたくて自治会の門をたたいた。ハンセン病の差別や迫害の歴史を学びながら自治会文化部で運動会などの行事を企画・運営した。

八五年には全患協本部の書記となって本部のある多磨全生園に移った。全生園で人工透析を受けながら「全患協ニュース」の編集に取り組んだ。透析は一日四、五時間。多いときは週四回にもなった。

極度の貧血になり輸血を受けたのが原因で、C型肝炎になった。生命の危機にさらされた。「東京で死ぬより地元で死にたい」と愛楽園に戻った。

透析を受けながら自治会長や訴訟の愛楽園原告団長をつとめる。

県内に住むおじから「愛楽園にいるからって自分を惨めに思うな。親戚の冠婚葬祭には絶対出なさい」といわれたときは、嬉しかったという。

県民に正しい知識を持ってもらい、偏見や差別をなくす運動に時間をかけたい。自分たちから地域に出向いてアピールしていきたいと思っている。

「私たちは過去、どのようなことが行われたかを徹底的に明らかにさせることで、歴史から忘れ去られることを拒否したい。過ちが繰り返されないように訴えることで、生きた証を残したいと思います」と語る。

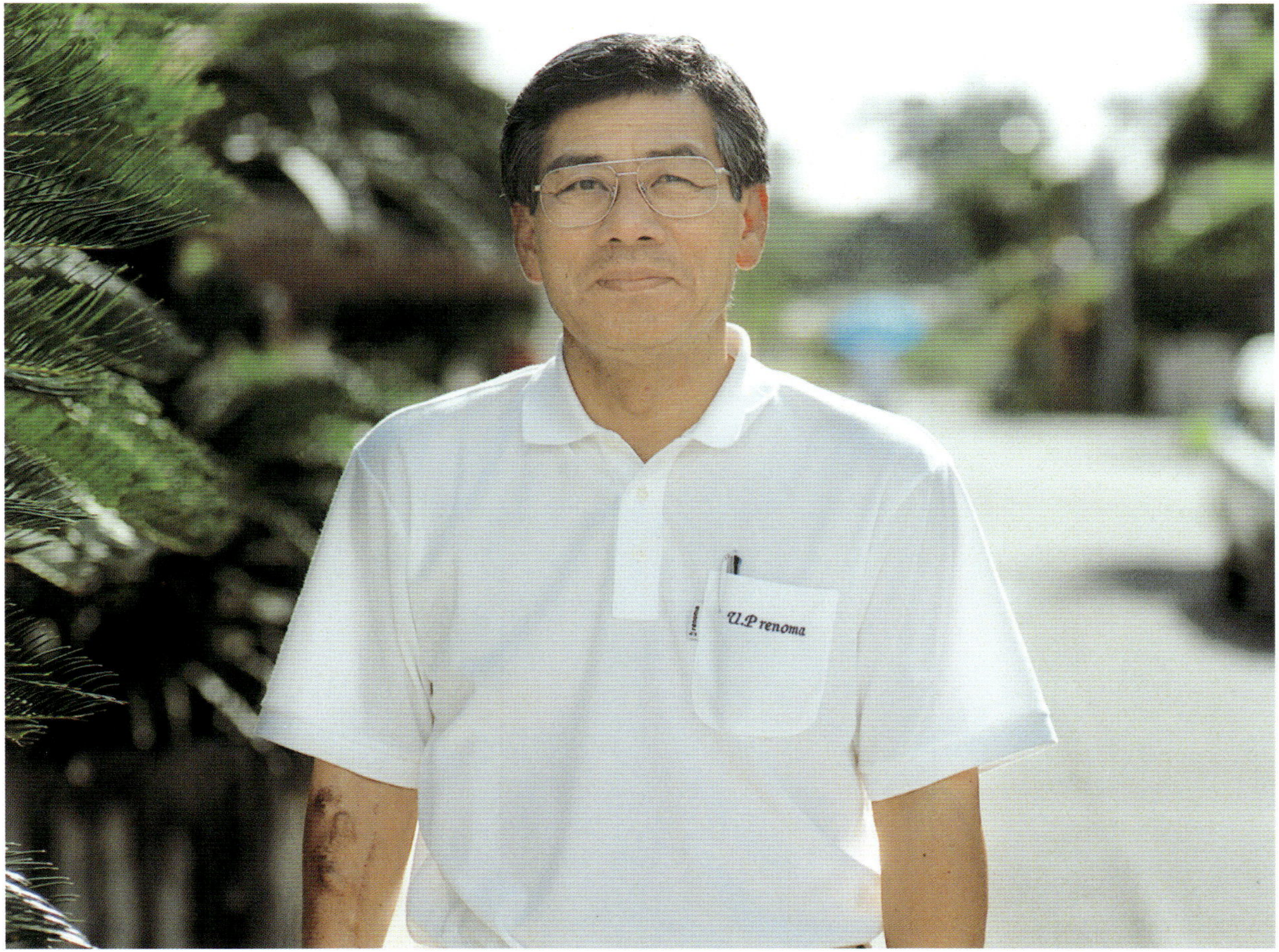

沖縄愛楽園で／2001 年 8 月 14 日

悲しみや喜びを短歌に込めて

松岡和夫さん［一九二二年生まれ・沖縄愛楽園］

「試練を耐え忍ぶ人は幸いである」という聖書の言葉を支えに生きてきた。

沖縄・石垣島に生まれ、子どものころから草刈りや弟の子守りなどをして働いた。十二歳のころ発病した。ハンセン病と告げられたとき、病院の石の門柱に頭や手を打ちつけて泣いた。

一九四〇年、叔母に連れられて台湾に行き、台北の帝大病院で診察を受けた。診察後、病院の入り口にあった駐在所で「あさって、台北の療養所に連れていくから準備をしなさい」といわれた。宿舎に戻ると、警察から強制収容や消毒を予告する手紙が届いていた。その手紙を破り捨て、変装して台湾を脱出した。

石垣島に戻って四日目の朝、白い制服にサーベルを下げた警察官がやってきた。家の周りには人だかりができた。病気のことが近所に知れ渡り、買い物や床屋にも行けなくなった。

一九四一年、同郷の先輩を頼って星塚敬愛園に入所した。父や母を恨み、自殺も考えたが、キリスト教に出会い、生きる力を得たという。

戦時下、炊事場のボイラーで使う石炭の補給が打ち切られた。入所者が山に入って薪切りや炭焼きをする「山行き挺身隊」が組織され、その隊員として作業をしなければならなかった。

終戦後の四七年、仲間たちと沖縄へ引き揚げた。汽車や船を乗り継ぎ、体の不自由な寮友を背負って愛楽園に着いた。園内で結婚、断種手術を受けさせられた。その後、結核で十三年間の療養生活を送った。

健康を取り戻し、自治会役員として活躍した。七二年五月の沖縄本土復帰の日は草津の栗生楽泉園で迎えた。同園で開かれた全患協支部長会議に参加して沖縄代表として花束を受け、涙を流したという。

教会の伝道師や執事を勤め、今も訪問者の園内ガイドなどで忙しい。

若いころから生きる喜びや苦しみを短歌に託してきた。

いく度か自殺を思いし己が身も
今あらたなる力得にけり

愛ゆえに妻への愛ゆえと思ほえど
涙あふれぬ断種の手術に

常ならば我にもかかる孫あらむと
幼女の髪に赤花をさす

戦時中寮友らが逝きし防空壕に
声上げて告げぬ大臣の詫び状

（松岡さんの短歌より）

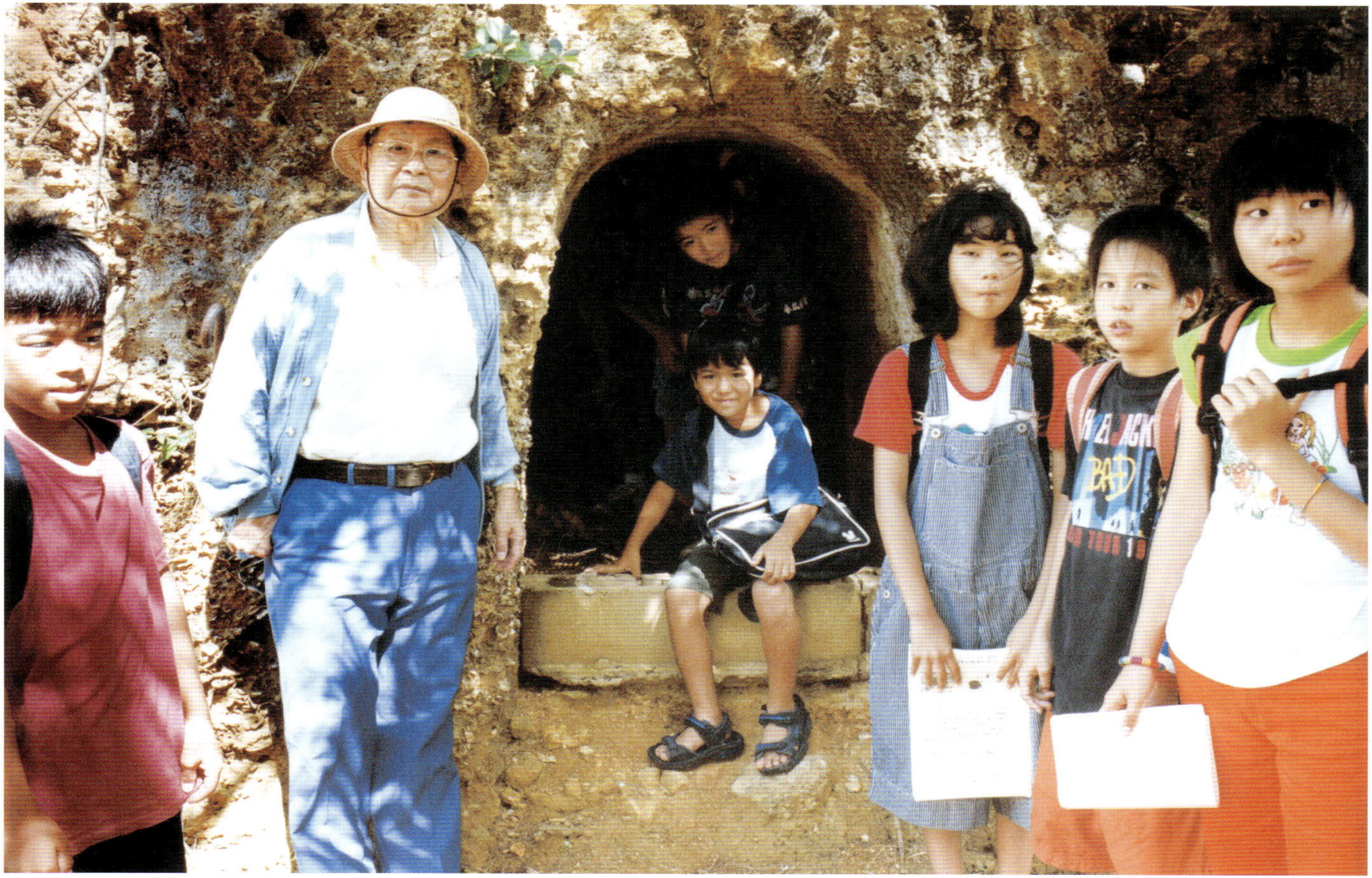

終戦記念日に子どもたちを園内に残る防空壕に案内する／2001年8月15日、沖縄愛楽園で

社会復帰への道を切り開く

沖浦昇さん［一九四一年生まれ・沖縄県］

合格者の名前はいつまでたっても発表されなかった。沖縄の療養所を退所して県立高校を受験した。その発表日。「判定会議」が長引いているようだった。しびれを切らして家に帰った。その日の夕方、不合格となったことを知らされた。

翌日、校長に面会して理由を尋ねた。校長は成績は問題ないと説明した。「それではなぜ?」という問いに校長は「ハンセン病は天刑病です」と答えたという。自分の答案用紙がなかなか回収されなかったことを後に知った。一九五九年、十七歳の春だった。

私立高校の夜間部に入学して卒業した。就職した会社で、ある日上司がハンセン病の人の手の後遺症のまねをしながら「おまえ、これだったらしいね」といった。知人の誰かが、病気のことを会社に知らせたのだなと思った。会社を辞めざるを得なかった。

その後、再発して治療のため香川や鹿児島の療養所を転々とした。何としても病気を治したいと思ったが、療養所の貧困な医療に不信感を持った。生涯、療養所に閉じこめられるのは嫌だと思った。

多磨全生園で化学療法をしている、ある医師の存在を知った。その医師の治療が自分を救ってくれそうな気がした。

何とか全生園に転園することができた。「治りますか、治りませんか」という問いに、医師は「治るけど、時間がかかるぞ」と答えた。

信頼していたその医師が療養所の医療政策に反対して療養所を辞め、都内で開業した。全生園から自分のカルテを持ち出して外出してその医師のもとに通った。病気は少しずつ良くなっていった。

建設現場に労務外出をして沖縄の父へも仕送りをした。運転免許やエアコンなどを取り扱う資格も取り、四十歳で退所して故郷に帰った。

父は仕送りしたお金を手をつけずに残してくれていた。そのお金で食いつなぎながら自営業の仕事を軌道に乗せた。

高校時代の同級生だった妻と結婚した。仕事はきつかった。だが「何かの役に立っているという確証があったので仕事を続けてくることができました」という。車を運転して営業に回る日々だ。仕事の帰りに白イカを釣るのが楽しみだ。「らい予防法は差別をいくらしてもいいという法律でした。この法律にほんろうされましたが、それに抗して生きてきました」と語る。

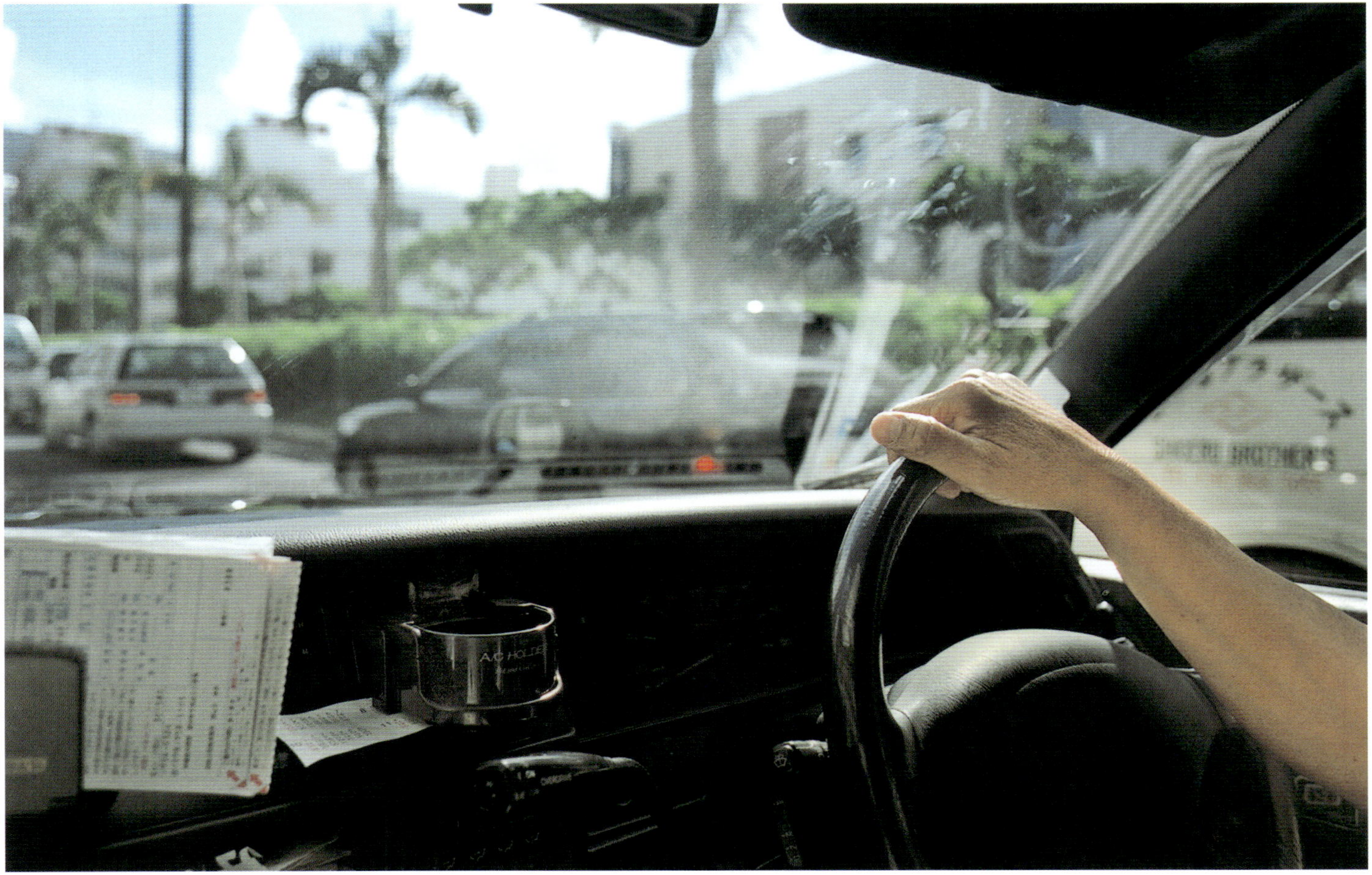

ハンドルを握る車窓に沖縄の町並み／2001年8月15日、沖縄県で

泥靴で踏みつけられた人権

島木茂さん［一九四〇年生まれ・沖縄県］

十五歳で発病した。体に異常を覚え米陸軍病院に通っているうちにいつしか村では「彼は病気だそうだ」とのうわさが広がった。そして、とうとう学校でも教師から白い目で見られるようになった。陸軍病院からの一通の紹介状を懐にして両親と一緒に村を逃げるように後にした。沖縄愛楽園を目指して。当局に紹介状を差し出すと、私だけがすぐに施設の中にある病理検査室に連れて行かれ本病確定の諸検査が行われた。

その結果、軽症である故に自宅療養を勧められた。しかし、私は一緒に帰ろうとの親の説得に抗し、村に帰ることを拒否した。村人の、教師の、「早く自分たちの前から消えてくれ」と体を刺す目が怖かった。帰ってもまた村を出てゆかざるを得ないことを知っていたからである。連れて帰ることを諦め、何度も後ろを振り向きつつ両親は帰っていった。収容される少年寮の責任者が迎えに来る間、涙が止まらなかった。入所後、姉から結婚が破談になったことを知らされた。

施設の中にある小さな中学校に通った。しかし、高校進学目前に発病し奈落の底に突き落とされた身で、学ぶ意味を見いだせなかった。カバンを持って寮を出はするものの、学校の裏山で遊んで帰る毎日だった。味気ない中学生活を終えて青年寮に移った。

ある激しい風雨の夜、同室の仲間が高熱を出して震えだした。風雨の中、当直医を呼びに出て行った。医師はなかなか来なかった。たまりかねてもう一度呼びに行こうと玄関を出たところ、遠くからトボトボと医師がやって来た。そして、医師は泥長靴を履いたまま病人の寝ているゴザの上に立った。「何と非常識な！」。「人間扱いされていない」と怒りがこみ上げてきた。病気宣告のショックもさることながら医師の態度はそれ以上のショックだった。

「ようし、どんなことがあってもここから出てやる。学んで社会復帰をしなければ」と決意した。

ちょうど、その時、岡山にある国立療養所・長島愛生園に高校が設置されていた。しかし、当時沖縄は米軍の統治下にあり、ハンセン病は「伝染病」であり、表だって本土への移転はできなかった。しかたなく療養所を脱走することにした。先ずは姉にその理由を告げパスポート取得を依頼した。

午前三時頃、パンツ一枚になり衣服を頭に乗せ海の中を海岸線に沿って隣りの集落までたどり着いた。陸上は警戒が強く、万が一捕らえられると見せしめに監房に入れられるからである。待たせてあったタクシーに乗り、那覇港に直行し、黒潮丸の人となった。ぼやぼやしていると当局から警察に逃亡の通報が行くからである。

岡山の高校に入学はしたものの、卒業証書

等で本病がバレはしないかと、近畿のある私立高校に転校した。これまた脱走である。学費を稼ぐために夜遅くまでの労働がひびき、卒業間際に体調を崩し、再び療養所へと冬の夜、大阪駅を後にした。また挫折であった。しかし、社会復帰への夢は捨てなかった。それは、あの「泥靴の医師」の姿が脳裏にこびりついていたからであった。学びに備え、東京の療養所へ転園して夜間の専門学校に通った。卒業と同時に社会復帰した。以来、一度捨てた沖縄に帰り自営業で暮らしを立てて来た。

今日、裁判は勝利した。しかし、らい予防法が廃止され、裁判は勝利したものの九十五年間に失ったものはあまりにも多く、今更、人間回復、人権回復と叫んでも、それがうつろに聞こえるのは私だけだろうか。九十五年間に人々の心にこびりついた偏見・差別が裁判の勝利の如く消えるだろうか。

裁判が勝利しても最終的には、「人間回復」、「人権回復」は、なお自らの課題ではなかろうか。

（執筆・島木茂）

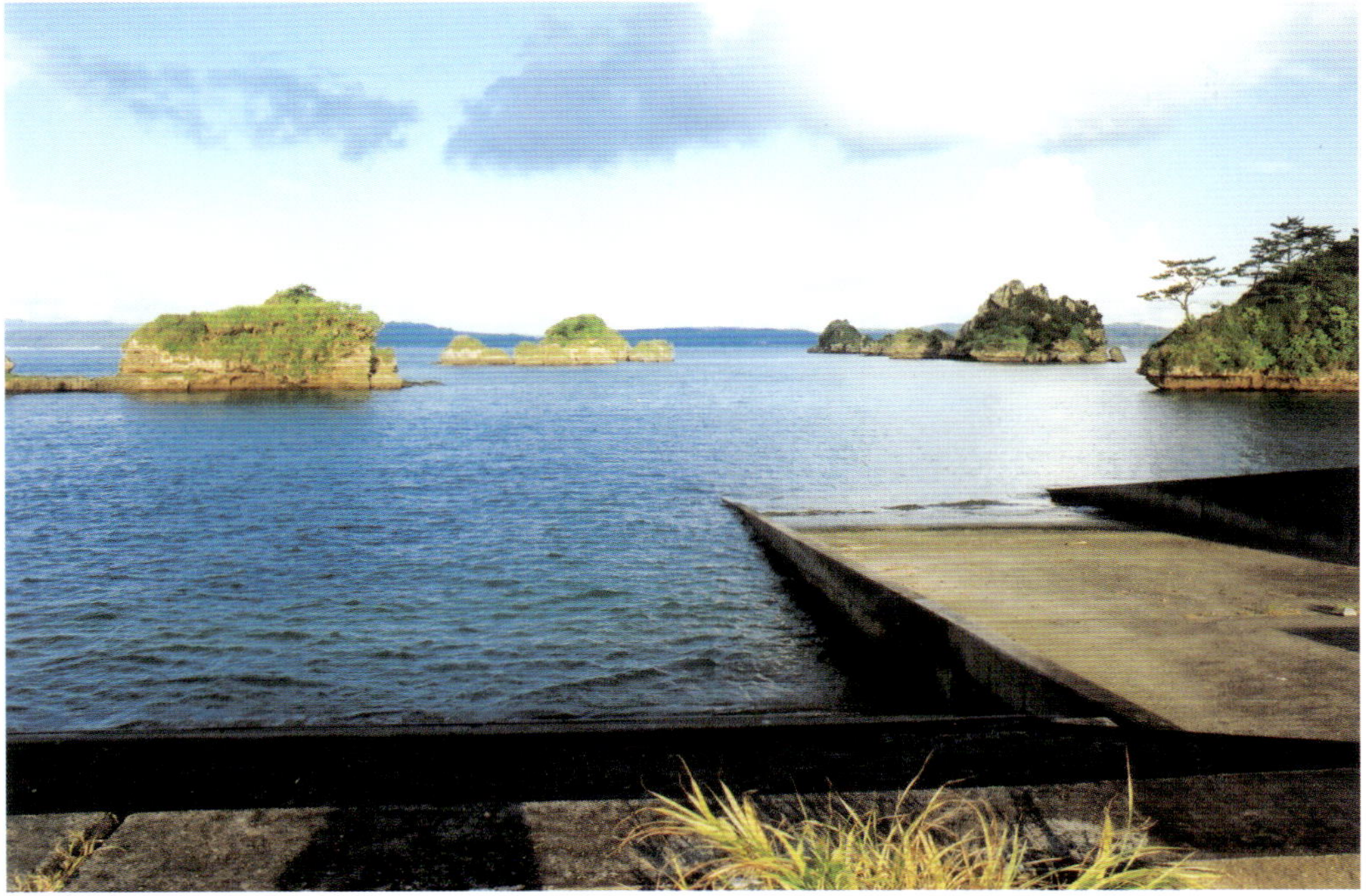

沖縄愛楽園で／2001年8月

戦禍で壊滅の療養所を入所者が自力で復興

野原忠雄さん［一九三五年生まれ・宮古南静園］

宮古島で生まれた。小学校一年の健康診断で胸に斑点があるのを発見され、学校側から登校を止められた。一九四三年、八歳のとき母に連れられて宮古南静園に入った。児童寮の「天使寮」に入れられた。入所してから五十二年間、家族は面会に来なかった。涙で枕がぬれて眠れない夜を過ごした。

一九四四年十月十日、一機の飛行機が園の上空にやってきた。「友軍だ」と入所者は拍手で迎えたが、飛行機は機銃掃射をした。米軍機だった。南静園を軍の兵舎とでも間違えたのか、米軍機は毎日のように機銃掃射をし、爆弾や焼夷弾を落とした。

戦争が激しくなる中、野原さんは入所者の若い夫婦に預けられた。入所者が自分たちで掘った防空壕や海岸の自然壕での避難生活を体験した。自分たちで掘った壕は、その近辺で作業していた日本軍に、「兵士に病気が移ったら困る」と追い出された。園の職員はいなくなっていた。壕の中で多くの人が命を落とすのを見た。「一日に三人ぐらいが亡くなった。空襲で死ぬか、食糧不足で死ぬか、そしてマラリア…きょうある命があしたある保証はない。この世の地獄とはこういうものかと思いました」という。飛行機の音が聞こえないときは、命をつなぐために野草や海草を探した。浜に流れ着いた、爆弾で死んだイカや魚を拾って食べた。

園の施設は壊滅した。終戦後、入所者たちは自力でアダンの木を切って柱にし、カヤを刈って屋根をふいて住み家を作った。野原さんも水くみ、まき拾い、開墾、農作業…と、休む間もなく働いた。

「大人も子どもも、一日十五時間以上働かないと生きていけなかった」という。ガジュマルの木の下で掛け算などを教える野外の「学校」もあった。しかし、重労働で体が疲れているため居眠りばかりしていた。

「入所者は自力で生きてきた。不自由な手にひもでくわやかまを縛って農作業をし、ススキの根を掘り起こした人も多かった。戦争がなければ入所している人たちの後遺症や手足の不自由度は、いまよりはずっとよかったと思います」と語る。

二十八歳で結婚、やがて子どもができた。ケースワーカーの勧めで夫婦は子どもを園で産んだ。男の子だった。妻の実家で育てられて成長し、今は孫もいる。

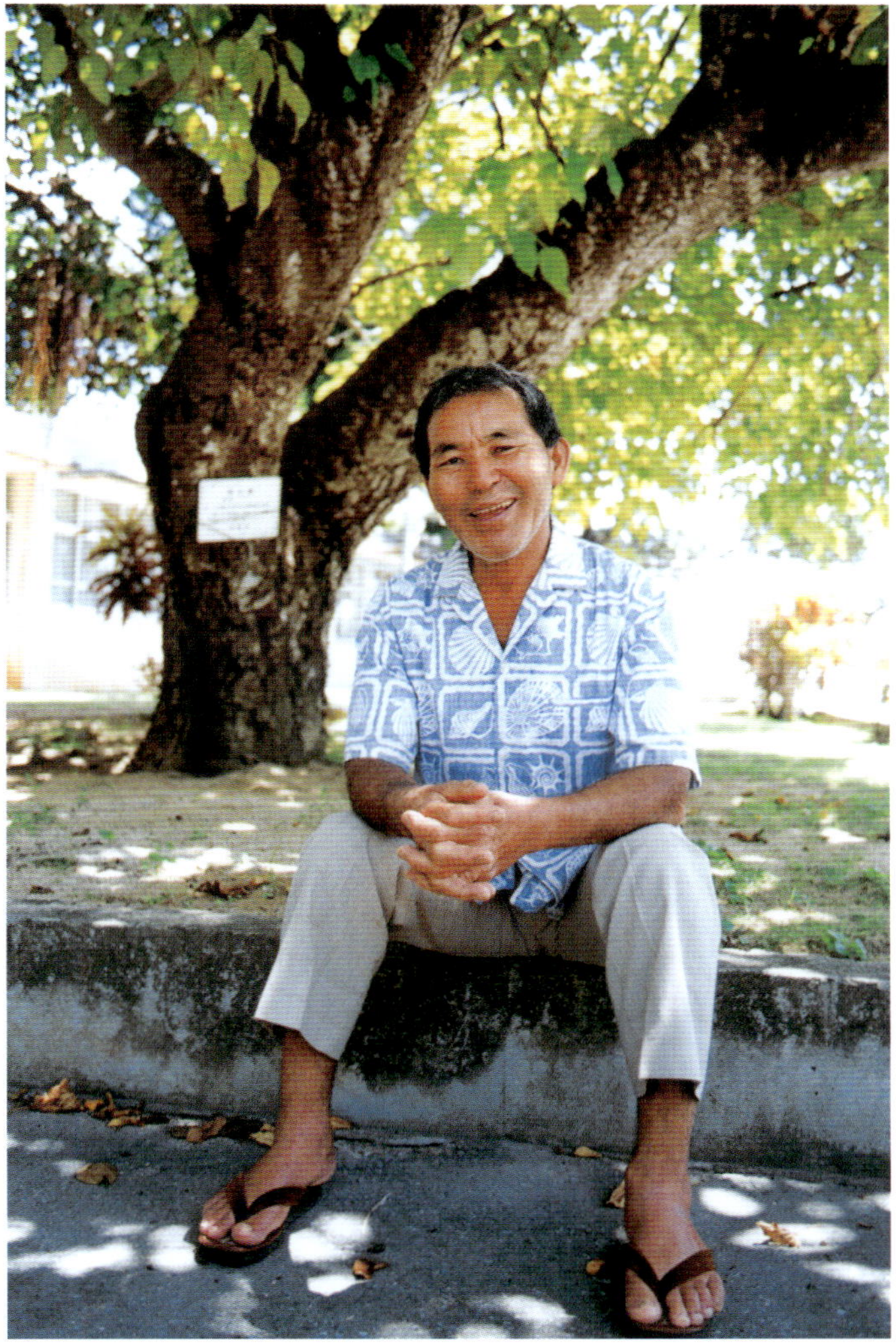

戦後、「青空学校」が開かれた木の下で／2001年8月17日、宮古南静園で

「救いなき日々」を生き抜く

与那覇次郎さん［一九一八年生まれ・宮古南静園］

宮古島に生まれる。小学校五年のとき、事実上ハンセン病を理由に学校を辞めさせられた。島で民間療法の「ヤブ治療」を受けながら農業をして母と姉を助けて働いた。警官が療養所への入所を勧めに来ても拒んでいた。

だが、ある日、警察に「明日、車を持ってきて連れていくから準備しなさい」といわれた。その夜、母と話し合い、午前一時頃家を出て、約五時間の道を歩いて宮古南静園の前身の宮古療養所へ向かった。一九三八年、十九歳の頃のことだった。療養所の周囲には有刺鉄線が張り巡らされていた。

二十五歳で所内結婚した。妊娠した妻を出産させるため、療養所から逃走した。実家から二キロほど離れた「トリバー」の畑の片隅に小屋を作って住んだ。産婆の助けもなく妻は男の子を産んだが、子どもは一日で息を引き取った。

引き続き小屋に住み、漁業や畑仕事をした。母や姉のためにも働かなければならなかった。だが拳銃を持った日本軍の憲兵や役所の係官が突然やってきて、その日のうちに療養所への再入所を強いた。「あなたたちのような病人がいたら軍人たちが思うように仕事ができない」といわれた。

与那覇さんは「家具や生活用品を整理するので一日だけ待ってほしい」と頼んだが聞き入れられなかった。小屋も生活道具も翌日、兵隊たちに焼き払われた。「断種・堕胎をしない」との条件で再入所したにもかかわらず、与那覇さんは断種され、二人目の子を身ごもっていた妻は堕胎手術をされた。

「ハンセン病には救いというものはないのかとそのとき思いました」という。

四五年三月二十六日、宮古南静園は米空軍機の機銃掃射を受け入園者の一人は即死し、独身舎にいた与那覇さんの兄も太ももを撃ち抜かれた。園の施設はすべて焼き払われていた。十分な治療も受けられず、兄は寝たきりとなり、海岸の洞窟の中で命を落とした。夜、戸板に乗せたまま兄を埋葬した。

職員がいないので終戦も知らされなかった。「壕に行けずに道路の側溝で亡くなった体の不自由な入所者もいました。一年足らずで百人以上の人が栄養失調やマラリア、赤痢などで亡くなりました」と語る。

二〇〇一年、糸満市の「平和の礎《いしじ》」に兄の名を刻銘させた。「生きている間は嫌われて寂しい思いで亡くなったでしょうが、いまは当たり前の県民、国民として認められています。安心して眠ってください」と亡き兄に告げた。

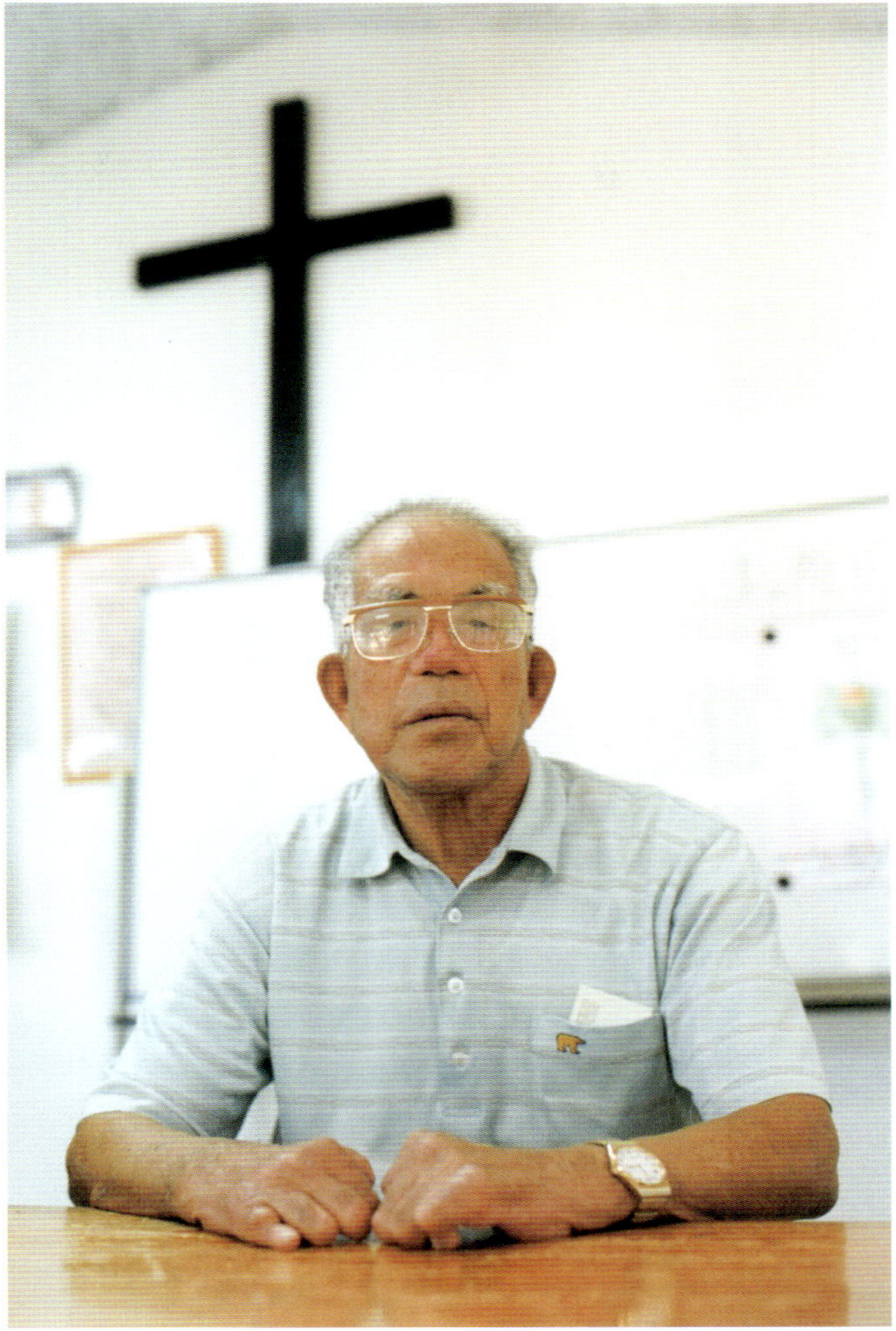

園内の教会で。「私たちの国籍は天国にあると思っています」
／ 2001 年 8 月 17 日

守り通したいのち

伊波トシさん［一九二三年生まれ・宮古南静園］

沖縄・伊良部島で生まれた。ハンセン病のため、小学校五年生で学校を辞めさせられた。十七歳のころ「伊良部丸遭難」で妹を亡くした。心労から母が病気で亡くなり、母の残した赤ちゃんも命を落とした。

「母は私のことが心配で死んでも死にきれないといっていたさ。一年余りで家族が三人も死んだんだよ。私自身も死にたい、死にたいと思っていた」という。朝から晩まで野良仕事をした。畑のそばに作った小屋に住んだ。

一九四四年、二十歳のころ宮古南静園に強制収容された。同年十月十日、空襲を受けた。機銃掃射の弾は、伊波さんが捕まえていた柱の上を通ったという。「私は運があってこんなに生きているんだよ」と語る。職員もいなくなり、残された患者たちは満足に食べる物もなくマラリヤなどで死んでいった。亡くなった仲間を箱に入れて担いで運んだ。

宮古南静園は壊滅状態だったので夫と伊良部島に戻った。佐良浜《さらはま》のヤギ小屋を改造したカヤぶきの小屋に暮らし、女の子を出産した。一九四八年、その子を連れて夫と南静園に再入所した。娘は四歳のとき伊波さんのきょうだいに引き取られたが、九歳で亡くなった。伊波さんは園で妊娠したが、腹部に注射を打つなどの堕胎を六回強いられ、夫は医師の資格を持たない「医介補」による断種手術を二回強いられたという。夫の断種は二度とも失敗して手術のあとが化膿して、生命の危機にさらされたという。

新たに子どもを身ごもったとき「絶対にこの子は産みたい」と、頑張った。園長には実家に帰って産むという誓約書を書いて判を押したが、園内の自分の部屋で男の子を出産した。入所者の女性が産婆をした。園長に怒られたが「予定より早く生まれた」といった。

息子は十一カ月まで伊波さん夫妻が自室で育てた。その後、伊波さんの親のもとで育てられ、沖縄の親戚のところへ行った。「息子は結婚し、孫もできた。年に一度面会に来ます」という。

「若いときは死にたいと思っていたけれど、子ども孫もいる。いまは生きていてよかったと思っているさ。ハンセン病も普通の病気と同じように扱われる、こんな時代が来るとは夢にも思わなかった」。

「あんまり苦労してきた。いじめられて差別されて親兄弟も差別されてきたから、たとえ負けても自分たちの意志を通したい」と、裁判を闘った。そして勝訴。「これからは勇気と希望を得て残された人生を生きて行きたい」。健康で長生きして子どもたちの将来を見たい、家を買ってあげたいと思っている。

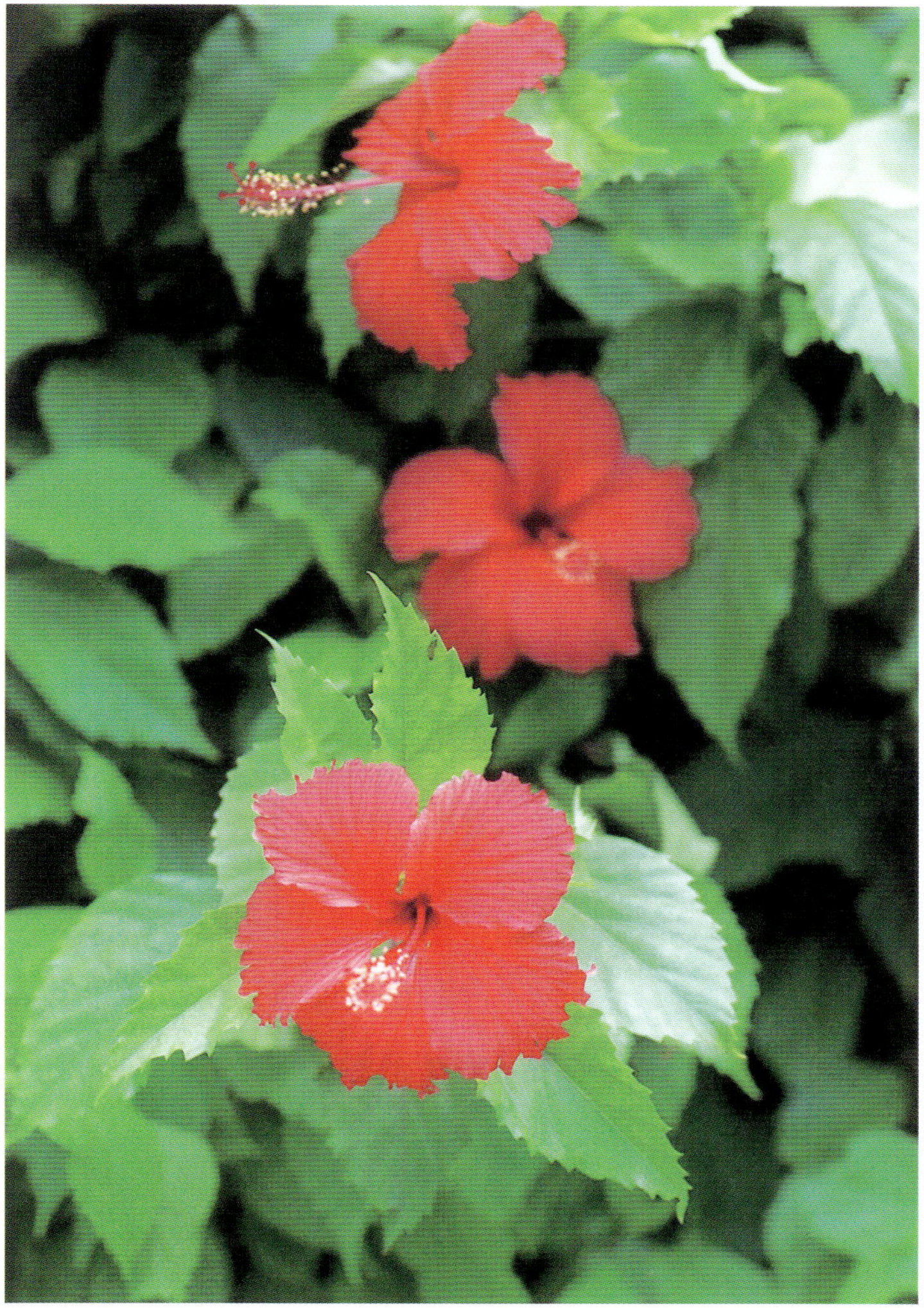

2001年8月18日、宮古南静園で

ヌストゥヌヤーでの避難生活

下地玄麓さん［一九二四年生まれ・宮古南静園］

戦時下、過酷な避難生活を強いられた海岸沿いの崖にある自然壕「ヌストゥヌヤー（盗人家）」の歴史を伝え、訪れる人を案内することが自分の務めだと考えている。

宮古島に生まれ、小学校卒業後、大阪の呉服店に就職して住み込みで働いていたが、発病して帰郷した。一九四一年、十七歳で宮古南静園に入所した。

四三年ごろ、療養所では炊事班の作業をさせられた。芋や野菜を洗い、朝の四時から起きて豆腐作りをした。石臼で大豆をひき、海の塩をかけて作った。

四四年十月十日、初空襲があり、機銃掃射を受けた。防空壕を掘って避難したが爆弾を落とされるようになり、そこでは危険なため四五年、海岸沿いの自然壕に移った。園で同室だった教師の入所者「垣花校長先生」たちと行動を共にした。やがて垣花先生がヌストゥヌヤーを見つけたので、一緒にそこへ移った。

ヌストゥヌヤーの名のいわれは、昔、そこで盗人たちがヤギなどを盗んで食べていたとの言い伝えによるという。海岸から約二十メートル、崖をよじ登ったところにあった。入り口はアダンの木がびっしりと茂っていた。壕へ通じる海岸線は潮がひいたときでなければ通れなかった。上から水が落ちてくる洞窟だった。空襲で壊れた建物の板を持ち込んで屋根や床を作った。

ウサギのえさにする野草を海水でたき、雑炊にして食べた。多いときで約二十人の人が暮らした。壕への上り下りがつらいため、「どうせ死ぬのなら下に降りて死ぬ」と出ていった人もいた。

「一緒にいた子どもや垣花先生が死んでいきました。栄養失調だったと思います」という。遺体は潮がひいたとき、空襲の合間を縫うようにして海岸線を運んで埋葬した。四十五年八月十五日、終戦になったことも知らずヌストゥヌヤーの中にいた。壕を出たのは九月だった。

戦後、沖縄愛楽園、神山復生病院を経て山梨県や東京都などで社会復帰した。中央高速道の建設や、清掃、養豚などの仕事をした。その後、職場の健康診断で「血圧が高くて働くのは無理だ」といわれ、友人のいた栗生楽泉園に入所した。八五年、南静園に戻った。

「清掃の仕事をしていたときは辛かった。残された人生は、魚釣りや庭の花づくりをしたり、将棋をさしたりして過ごしたいですね」と語る。

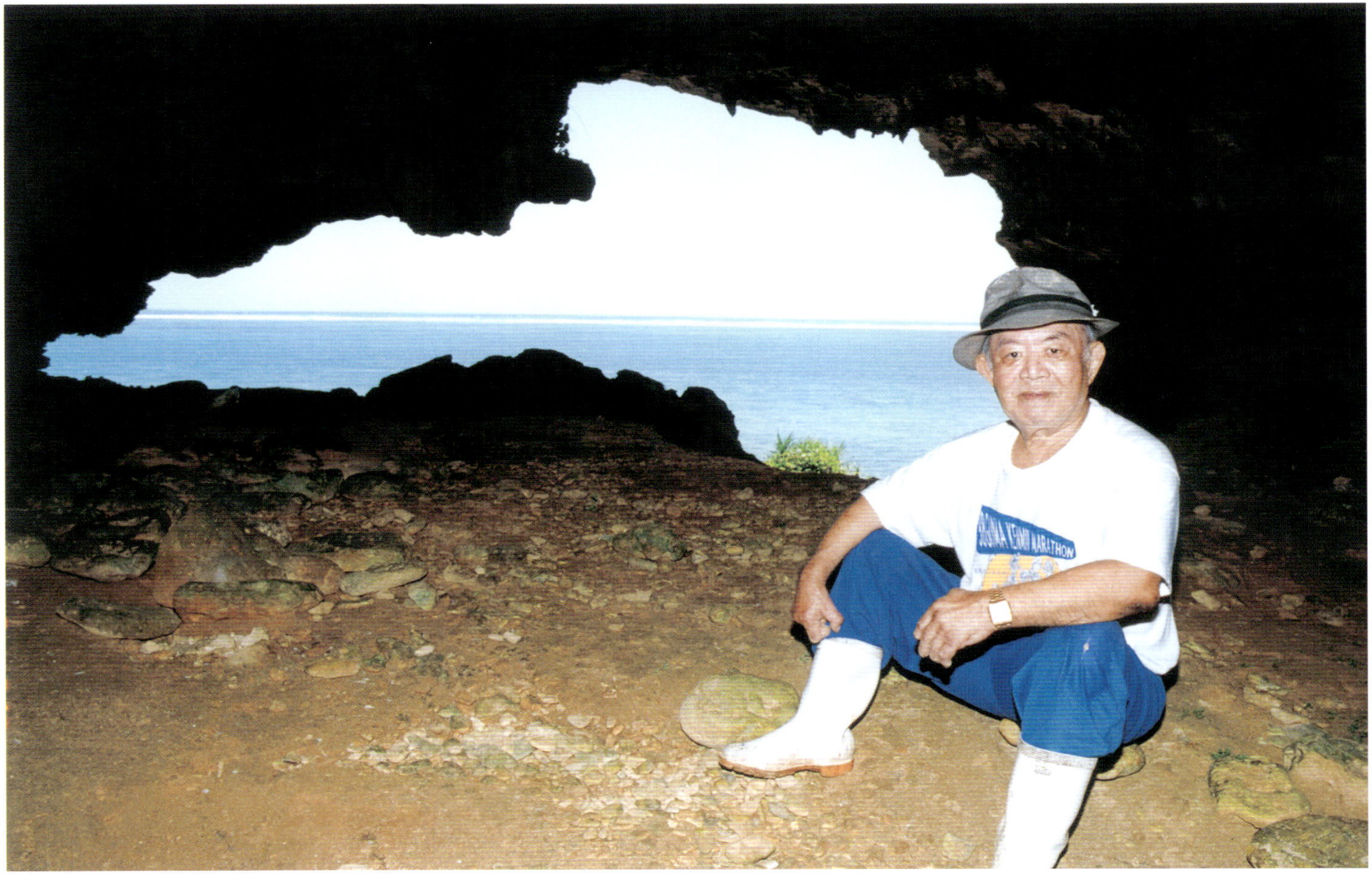

ヌストゥヌヤーの中／2001年8月18日、沖縄県平良市で

四十年目の告白

知念正勝さん［一九三四年生まれ・沖縄県］

「どうして私にはきょうだいがいないの」――一人娘は小さいときよくそう尋ねた。四十年間、真実を語ることができなかった。

沖縄・水納島《みんな》に生まれた。十歳のころ発病した。一九五一年、父に連れられ宮古島で、宮古南静園の園長を兼ねる開業医の診察を受けた。医師は「今はプロミンというよい薬があり、治るから南静園に入りなさい」と入所を勧めた。

父は「薬だけを手に入れる方法はありませんか」と、すがるように尋ねたが「規則で、この薬は療養所でしか使えない」といわれた。同年、宮古南静園に入所した。

園内で結婚し、妻が妊娠した。妻は園から胎児に注射針をさす堕胎手術を強いられた。手術をされたことを妻に知らされ「二度と同じ苦しみをさせたくない」と、断種手術を受けた。

妻の堕胎手術は失敗し、ひとつのいのちが生まれた。入所者の女性に取り上げられて園内の一室で産声をあげた。満一歳まで園内で育てられ、水納島に住んでいた知念さんの母に引き取られた。

娘が五歳のころ、家族が水納島から宮古島に移住してきた。「母に連れられて面会にきた娘は、園への道を覚えて、ひとりで山道を越えてやって来るようになった。しかも夜に。何が何でもこの子を育てなければならないと思いました」という。

園内の護岸工事で働いたのをきっかけに、業者に請われ、園外の土木工事現場で働くようになった。外出許可を取った「労務外出」だった。やがて現場の責任を持たされた。図面の見方など、測量の技術を独学で学んだ。

園に籍を置いたまま妹の家の一室の裏座を借り、そこで娘を育てた。

七二年、沖縄が復帰した年に、入所者の仲間の労働奉仕を受け、親子で暮らせる家を自力で建てた。ブロック壁にトタン屋根の家だった。

放送局や電力会社、新聞社の営業・集金などの仕事をした。「変形した手を人に見られるのは嫌でしたが、娘を守るために必死でした」と当時を振り返る。

二〇〇一年、熊本判決が確定した後、勇気を出して娘に出生のいきさつや断種手術を受けたことを打ち明けた。娘は黙ってうつむいて話を受け止めてくれた。

「重い扉を押し開けて裁判に勝った。開かれた道を通らなければならない」と語る。

二〇〇二年四月、宮古南静園を退所した。

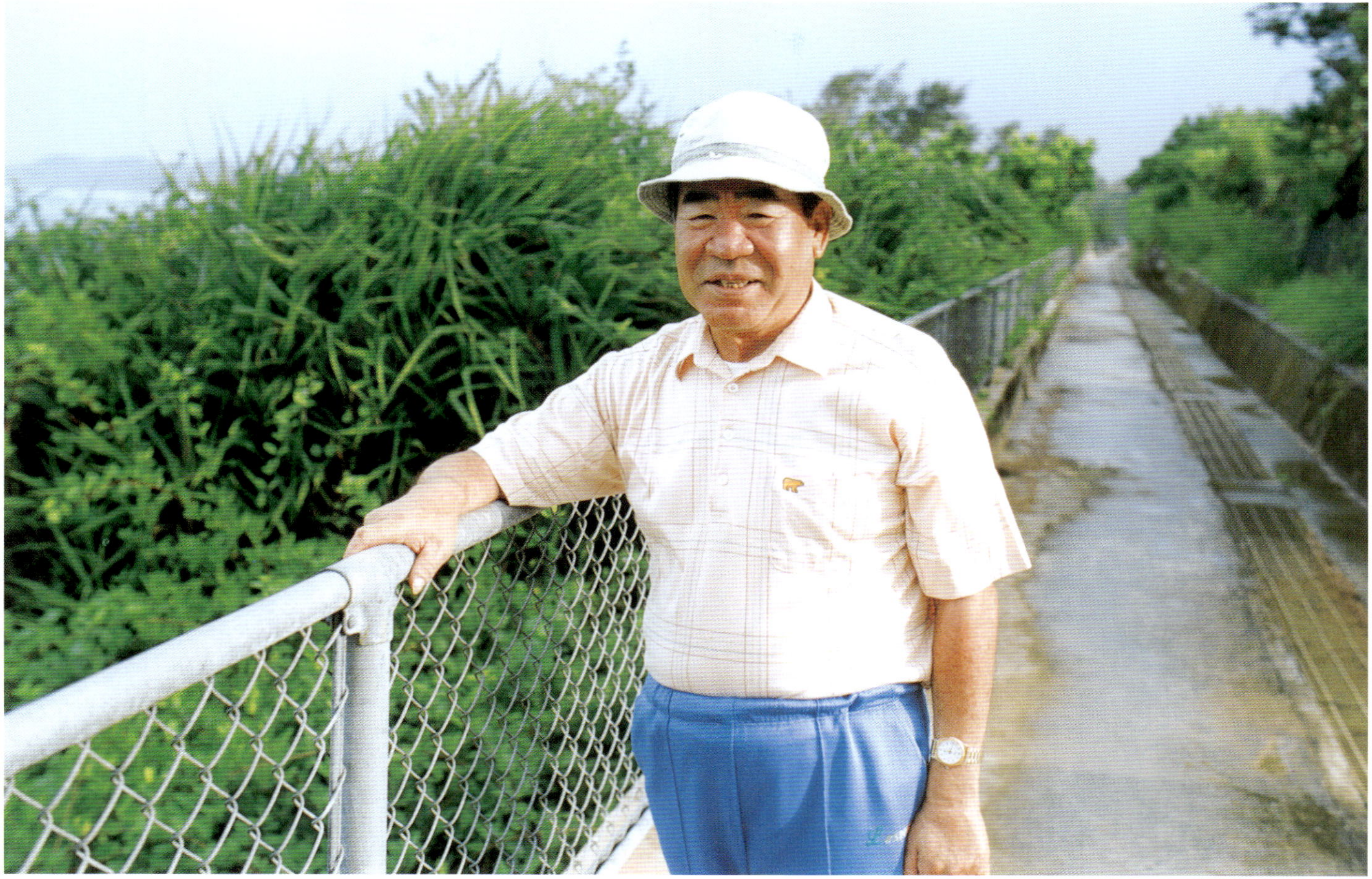

工事に携わった宮古南静園の護岸で／2001年8月18日、沖縄県平良市で

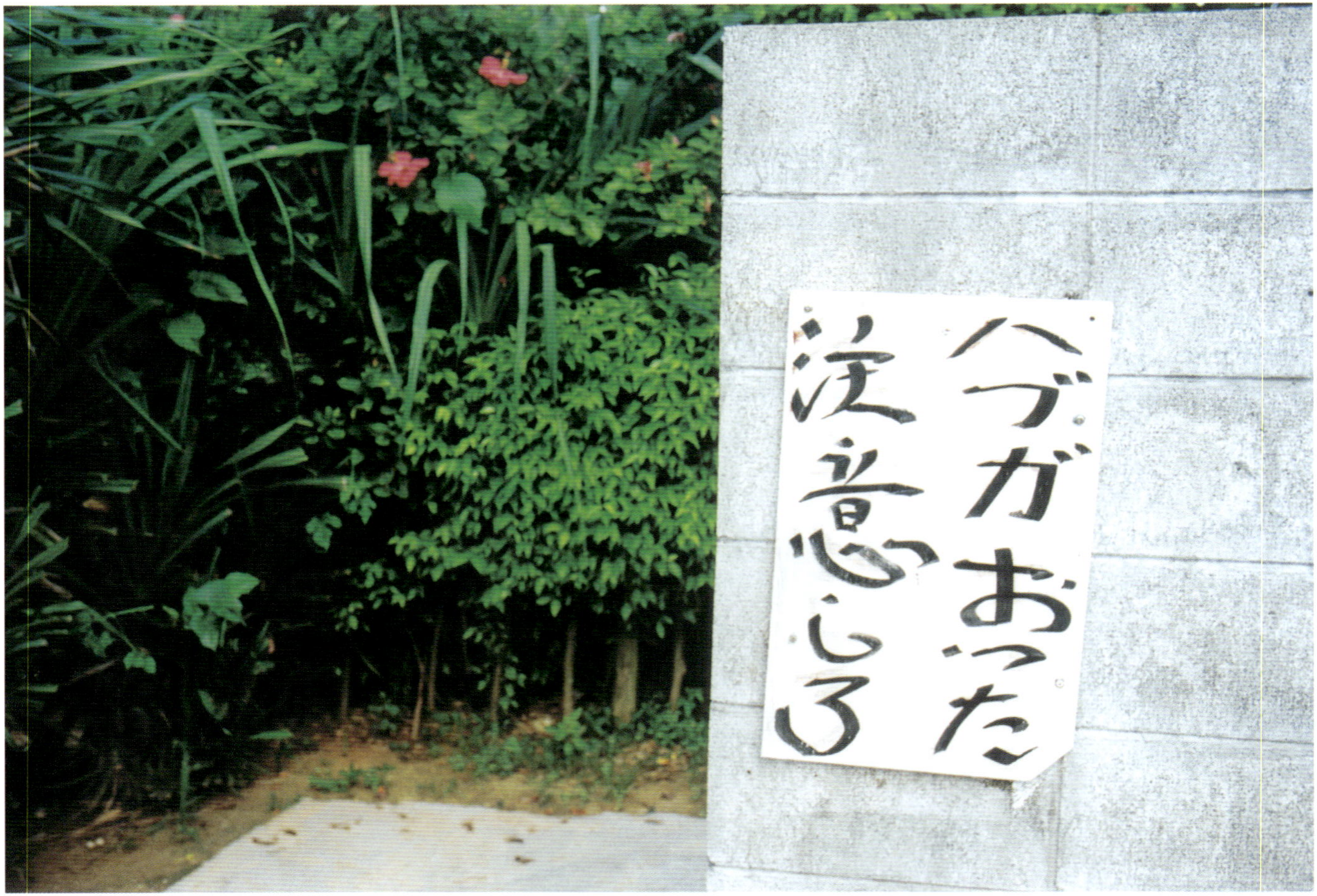

2001年8月、沖縄愛楽園で

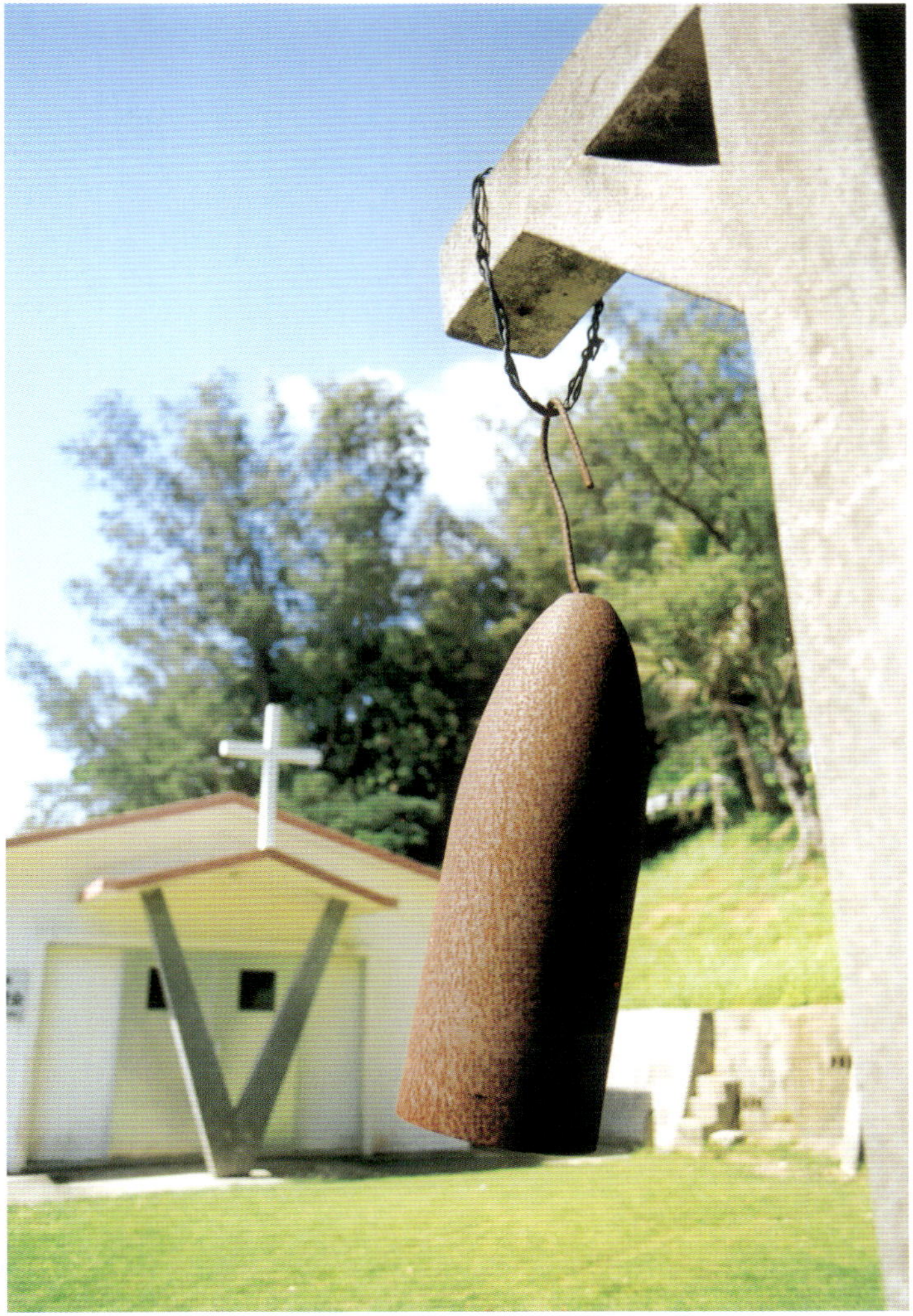

鐘として使われている砲弾の残がい／2001年8月、宮古南静園で

納得できなかった職員の「とがめ」

沢山直二さん［一九二二年生まれ・奄美和光園］

奄美大島の大和村に生まれ、十二歳で発病した。小学校の教室では、みんなの後ろにひとり離れて座らされた。高等科の授業では「卒業して大阪などの都会に出たとき必要だから」と、自転車に乗る練習をしたが、校長は沢山さんだけに練習をさせなかった。中退し、漁師の父を手伝って舟をこぎ、魚をとって暮らした。

一九三五年、十四歳のとき、役場から村医や衛生係が来て「鹿児島にできた療養所で治療しなさい。半年で治るから」と勧めた。後から、警察官もやってきた。

両親は沢山さんを療養所に行かせたくないと思い、ソテツ畑を売ってお金を作り、丸薬を闇で買って飲ませた。

集落の常会では、療養所に行かない人は各自の畑に隔離用の家を作ってそこに住まわせることが決められたが、沢山さんは同年、鹿児島の星塚敬愛園に強制収容された。奄美大島から同園への第一回収容者は百十六人。その一人だった。

敬愛園ではグラウンドづくりなどの「奉仕作業」に携わった。炭倉庫の一角に設けられた学校で勉強したこともあった。

四二年十月、沢山さんは不自由舎棟の付き添いをしていた。体の不自由な人たちに、街へ出て、体のかゆみを止める塗り薬を買って来てほしいと頼まれた。また、付き添い作業の主任からは舎を修繕するための大工道具を買ってきてほしいと頼まれた。

買い出しに行って帰ってきたところを職員に見とがめられた。品物は没収された。大工道具は「桜の枝を切り倒して薪にするためだろう」と責められた。午後四時ごろから九時ごろまで、本館前に立たされた。

なぜ自分がとがめられなければならないのか納得ができず、職員に抗議した。これがきっかけで園と対立し、翌年、退所した。

四四年、奄美和光園に入所し、翌年園内結婚した。四七年、奄美全島からの強制収容があり、入所者が一気に増えた。入所者は畳十枚敷きの部屋に十人ぐらい押し込まれた状態だったという。

四十歳のころ目が不自由になったが、畑を耕して野菜づくりを続けた。いまもミカンなどを育てている。

「目が不自由になっても社会に復帰したいという気持ちが強かった。そのためにも野菜作りの技術は必要だと思っていました」という。年金を貯えて故郷に家も建てた。その家に住み、釣りをして暮らす日を楽しみにしている。

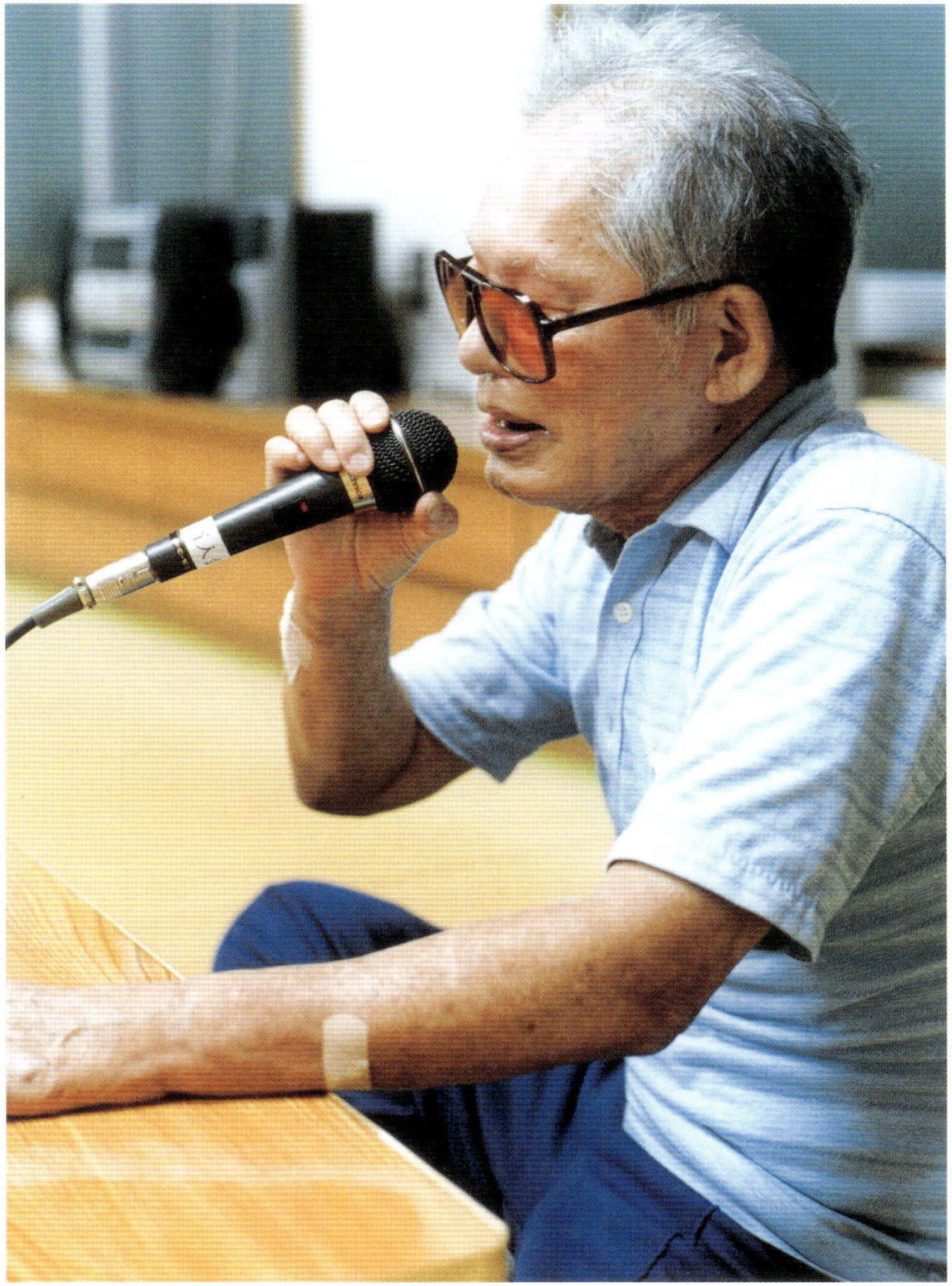

カラオケで「おやじの海」を歌う沢山さん／2001年8月19日、奄美和光園で

妻と子どもへの思い

山本栄良さん［一九三二年生まれ・鹿児島県］

「親が病気だからね」。妻が妊娠したとき、奄美和光園の医局側にそういわれた。園は堕胎を求めたが、妻は山本さんに「病気であれ何であれ、自分が死んでもかまわんから生むよ」といった。その妻を守ろうと思った。自分が味方にならずに誰が味方になるのかと思った。

「園のすべての人がおろせといっても抵抗しますよ」と医師にいった。

「生むなら園の外で生んでくれ」

「なぜ私たちが出ていかなければならないのか」

園側と激しいやりとりをしたが、自分の意志を通した。一九七〇年、妻は園内の自室で長男を生んだ。その出産を自分の目で見届けた。生まれて一時間足らずで、子どもは園外のカトリック系の施設に連れていかれた。二人の子どもの父親になった。子どもたちとは学校の夏休みなどのときは自室で一緒に過ごした。二人は成長し、孫もできた。

徳之島に生まれ、四七年に奄美和光園に強制収容された。熊本の待労院、静岡の神山復生病院を経て再び奄美和光園に戻った。

十五、六歳のころ、右手の中指をやけどしたが、翌日、看護士に「腐っている」と、麻酔なしで切断された。まひしていたので痛くはなかったが、大きなこころの傷になった。

六二年に右足を切断した。その年に、義足で「奉仕作業」という名の強制労働にかり出された。納骨堂をつくるための地ならしだった。

八〇年に運転免許を取得した。自動車学校に通いたいといったとき職員に強く反対されたが、諦めなかった。外出許可を得て、職員と一緒に名瀬市内の自動車学校に通った。

訴訟では奄美和光園の原告団代表として闘った。二〇〇一年夏、名瀬市内でパソコンを習い始めた。右手の人さし指にボールペンをくくりつけて字を書くが、難しいけれど、パソコンに挑戦しようと思った。

「過ぎた過去も、僕の障害の度合いも元にもどらないけれど、自分が存在したんだという証を残したいと思って生きてきました」と語る。

療養所を出て長男と暮らしたいと思い、二〇〇二年夏、奄美和光園を退所した。

ホームページも開設した。

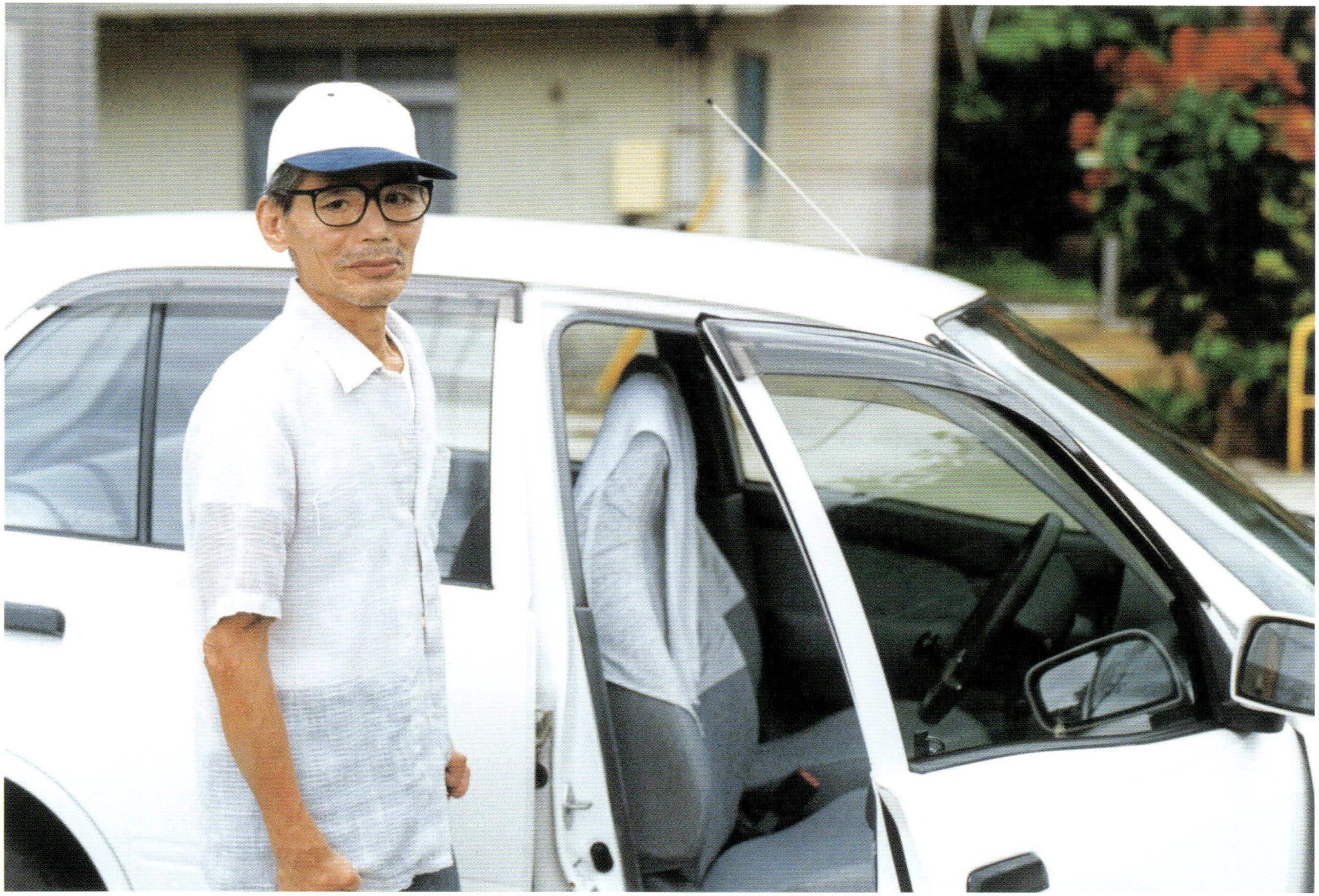

愛車を背に／2001年8月20日、奄美和光園で

病歴を明かし生き直す

宮里新一さん［一九五五年生まれ・沖縄県］

目の前には百人を超す聴衆がいた。二〇〇一年九月二十一日、東京・平河町の会館。ハンセン病療養所の退所者への施策を話し合う厚生労働副大臣との交渉で、自分の想いを語った。

「私は今度こそ療養所の籍を抹消して、正式に退園したい。『一生、内証にしろ』といわれたことからできた自分の心の鎖を断ち切りたい」

沖縄県に生まれ八歳のとき発病、一九六四年に沖縄愛楽園に連れていかれた。園内の小学校を卒業して退所した。そのとき、入所者の一人に「この病気のことは誰にも話してはいけない」と言われた。

高校生のときギターと出合い、歌を作り始めた。吉田拓郎やボブ・ディランにひかれた。白血病で亡くなった同級生の影響で詩をつづった。

十八歳のころから神経痛に悩まされた。病歴を隠し、一般の病院で治療した。ハンセン病の後遺症についての正しい知識もなかった。ただ、療養所に連れ戻されるのを恐れた。

大学生活は勉強、アルバイト、音楽活動と多忙だったが、体調を悪化させて卒業を断念した。二十三歳で愛楽園に再入所した。数年の治療で社会に出たが、給与金の支給を受けるため療養所の籍は残した。その後も入退所を繰り返した。

就職や結婚をし、息子をもうけた。妻には病気のことを打ち明けた。会社を辞めてギターを手に奄美諸島を旅したこともあった。音楽活動で沖縄では知られるようになり「CDを出さないか」と勧められた。プロとしてデビューできるチャンスだった。だが、計画を前に「怖くなって」しりごみした。

〇一年三月、家庭生活が破たんした。妻は息子を連れて宮里さんの元を去った。宮里さんは愛楽園に戻った。

そんな中、五月、ハンセン病訴訟の熊本地裁判決が言い渡されたのを知り、全面解決のための闘いに加わった。九月、病歴を明らかにして音楽活動を再開した。

二〇〇二年四月、「生き直し」のためのコンサートを熊本の地で開いた。CD「あの頃僕は」も出した。各地で歌い続けた。同年末、療養所を退所した。

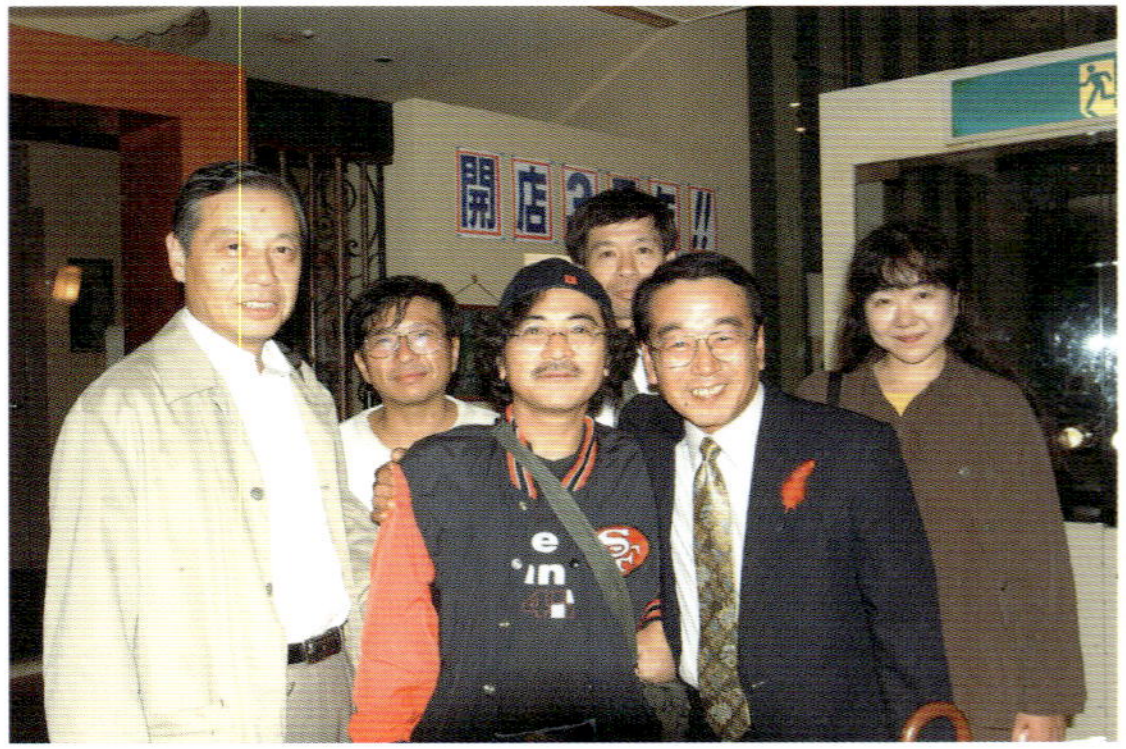

東京・新宿でのミニコンサートを終えて／2002年10月1日

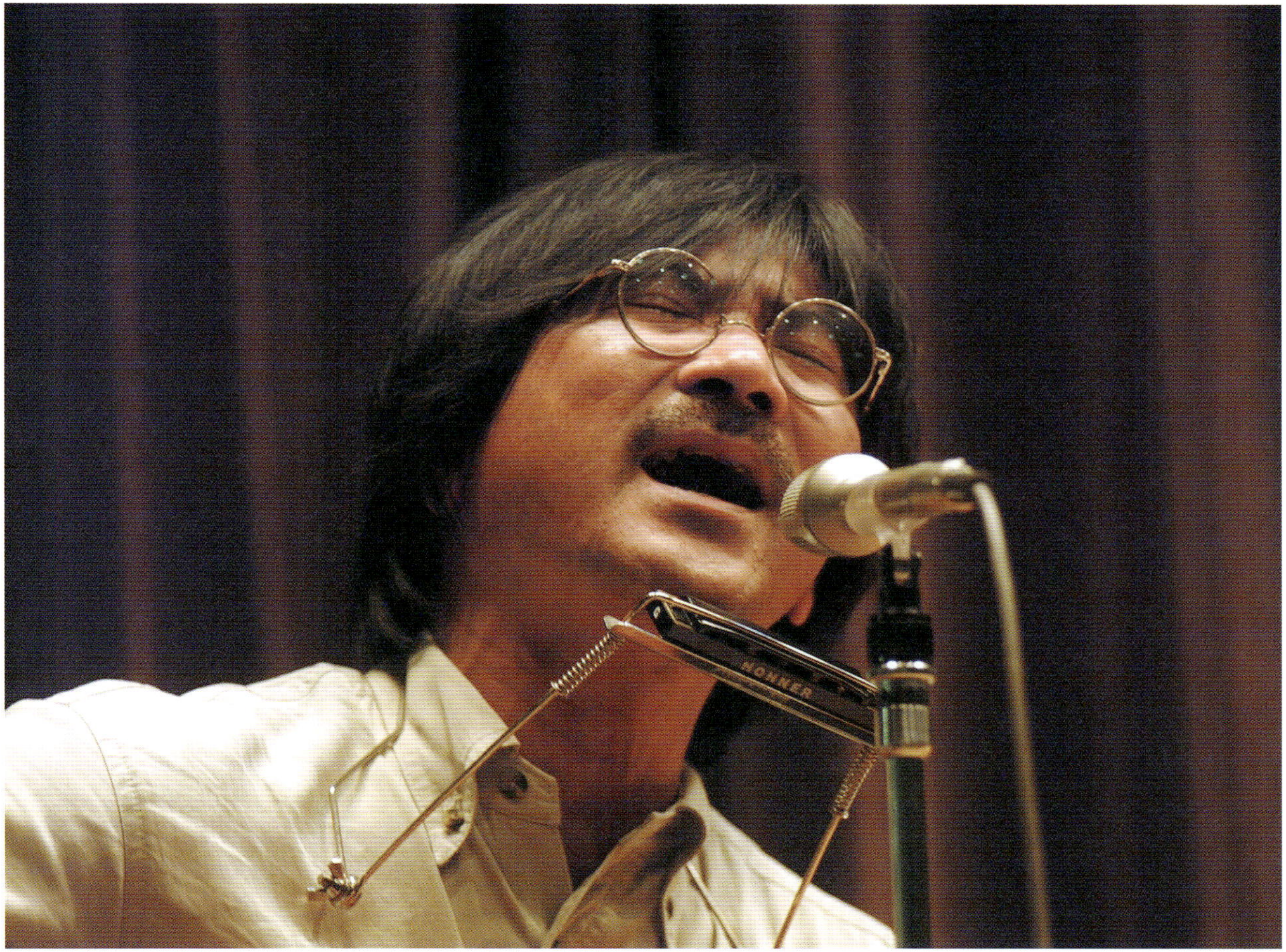

集会で歌う／2001年9月21日、東京・永田町で

偏見解消の拠点づくりを

宇佐美治さん［一九二六年生まれ・長島愛生園］

部屋にはハンセン病、国の隔離政策に関する書籍がずらりと並ぶ。白内障でほとんど視力を失いながらも、ハンセン病の研究を続けてきた。国の隔離政策がなぜ九十年間も続いたのかを究明する「検討会」にも元患者代表として参加している。「歴史を検証する作業はまだまだこれから。隔離政策の被害を受けた生き証人として、二度とハンセン病のような悲劇を生まないようにきっちりかかわっていきたい」。

愛知県内の農家に生まれた。十一歳のころ、腕などに白い斑紋ができ、ハンセン病と分かった。小学校に病気が知れ、「来ないでほしい」と通告された。勉強が好きだった。弁護士になりたい、医者になりたい、船乗りになって外国へ行きたい――。胸に膨らんでいたたくさんの夢はすべて消えた。

病気を隠して理工科の学校に進んだ後の一九四四年、学徒動員で機械の修理工場で働き始めた。通院治療をやめ、重労働をしたことで、症状が急激に悪化。働けるような状態ではなくなり、同年十二月、工場を辞めるときには自殺の覚悟を決めていた。夜中に自宅の階段で首をつって死のうとしたが、失敗。その後は自宅の二階に閉じこもって生活した。

母は、楽しみにしていたお寺詣りに誰も誘ってくれなくなったと泣いた。「村八分」は強くなった。そして二度目の自殺未遂。猫いらずをメリケン粉に混ぜて飲んだ。しかし、二、三日吐き続け、結局死にきれなかった。「療養所に行くか、家で死ぬか、という二つの選択しかなかったんだけれども、家で死ぬことに失敗した。後は療養所に行くしかなかった」

長島愛生園内の恩賜記念館。園内だけで貨幣の代わりに使われた「園券」、病気が進み手を切断した人用の義手、書籍類――。ハンセン病の歴史を物語る品々が所狭しと並ぶ資料館だ。希望する来園者には、丁寧に案内する。

宇佐美さんの手元には、資料館に入りきらない療友の遺品や園の備品など三千点以上が残る。時々取り出しては、勝訴判決を知らずに亡くなった友や先輩に思いをはせている。「骨になってもふるさとに帰れない先輩方のことを思うと、無念で、無念で……。私たちの魂の訴えを」。歴史を物語る貴重な収集品を保存するため「旧事務本館」を資料館として整備する計画をずっと。「疾病や障害によって差別されない社会をつくるため、平和な二十一世紀をつくるためにも、ハンセン病の歴史を後世に伝える拠点にしたい」

（文・尾崎千裕）

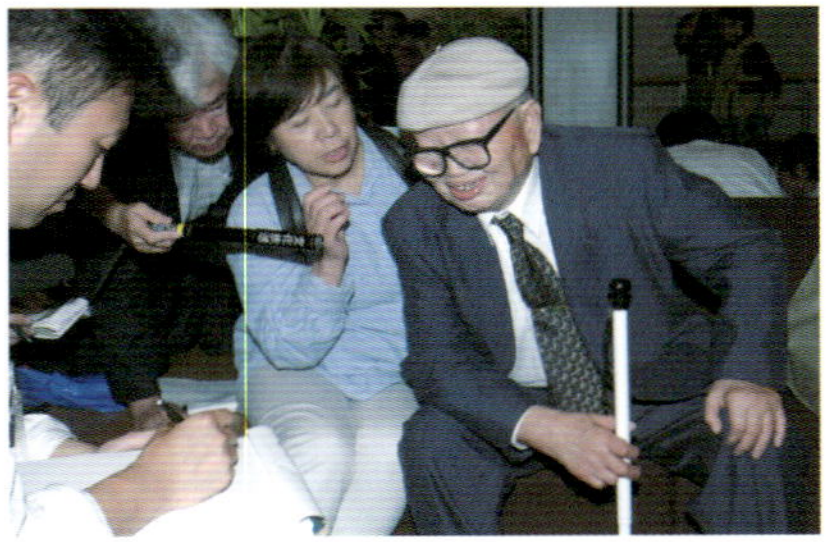

控訴断念後、記者たちに囲まれる／2001年5月23日、弁護士会館で

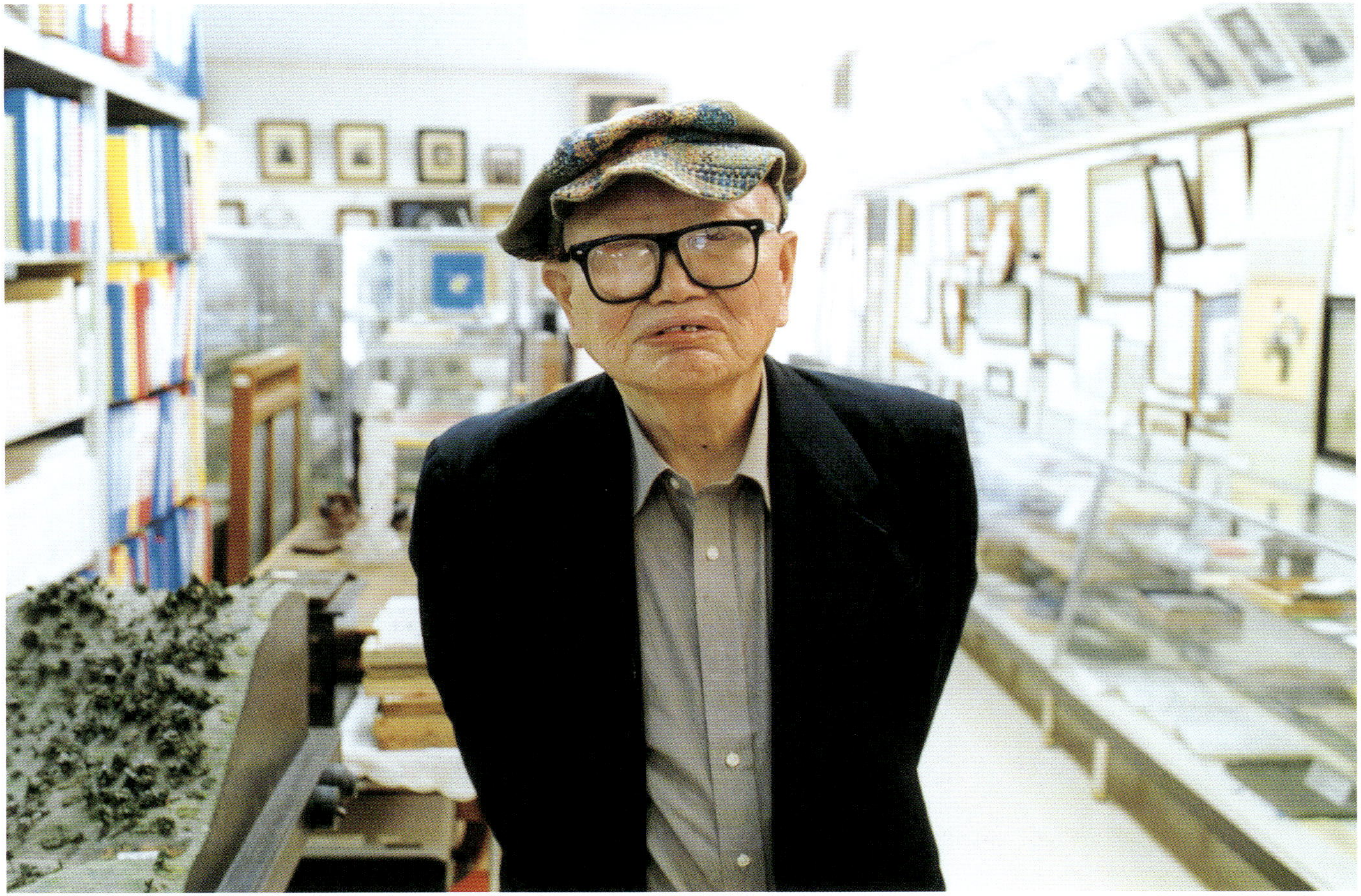

長島愛生園内の資料館（恩賜記念館）の中に立つ。「この一つ一つが、無念のうちに
亡くなった先輩方の生きとった証なんです」／2001年10月25日

母国の元患者と連帯

金泰九（キム・テグ）さん［一九二六年生まれ・長島愛生園］

「同じ病気で苦しんだ自分が裁判を闘ってこれた。韓国でもまずだれかが立ち上がり、みなさんが協力すれば人権回復の大きなはずみになる――」。二〇〇二年三月、韓国・ソウルで開かれたハンセン病のシンポジウムに招かれ、特別講演をした。韓国の元患者や支援者、研究者約三百人を前に、日本での裁判の経緯や判決の内容、国の謝罪などを独特のとつとつとした口調で語りかけた。

日本植民地下の朝鮮半島で農家の長男として生まれ、十二歳で来日。大阪で働いていた二十六歳の時、長島愛生園に強制収容された。入所三年目、園外に残してきた妻が病に倒れた。帰りたいと申し出たが、「まだ三年。だめだ」。許可は下りなかった。その二年後、ようやく許可を得て帰ると、すでに妻は亡くなっていた。「自分と一緒にならなければ妻は死ななかったかも」。自分を責めた。

ハンセン病の歴史や自身の体験を来園者らに話す語り部の一人。数十年前から積極的に講演を続けている。熊本地裁での国家賠償訴訟の原告に加わり、勝訴以後、講演はさらに増えた。部屋のカレンダーは活動予定でびっしり。二〇〇一年夏は一カ月に二十日以上もこなした。

そんな中、同じ病気でさらにひどい被害を受けた患者がいたことを痛感したのは、同年八月のことだった。

福山市の市民グループと韓国唯一の国立療養所「小鹿島《ソロクト》病院」を訪れた。監禁室、刑務所、鉄格子――。植民地下での過酷な政策のつめ跡が残る施設を見て回った。懲罰のために断種手術がなされていたことは聞いてはいたものの、実際に使われていた手術台を見てさらに大きなショックを受けた。

「日本政府は熊本判決を受け入れたが、植民地下の患者たちに対する人権侵害が視野に入っていない。このままでは終われない」。怒りに胸が震えた。

韓国のハンセン病支援団体の会員になり、韓国のハンセン病元患者らの人権回復の運動を支援していくことを決意した。「同じハンセン病を病んだ者同士、つながりを感じます。母国のハンセン病元患者の人権回復に少しでも役立ちたい」。

これからも体の許す限り語り部活動を続けていくつもりだ。

（文・尾崎千裕）

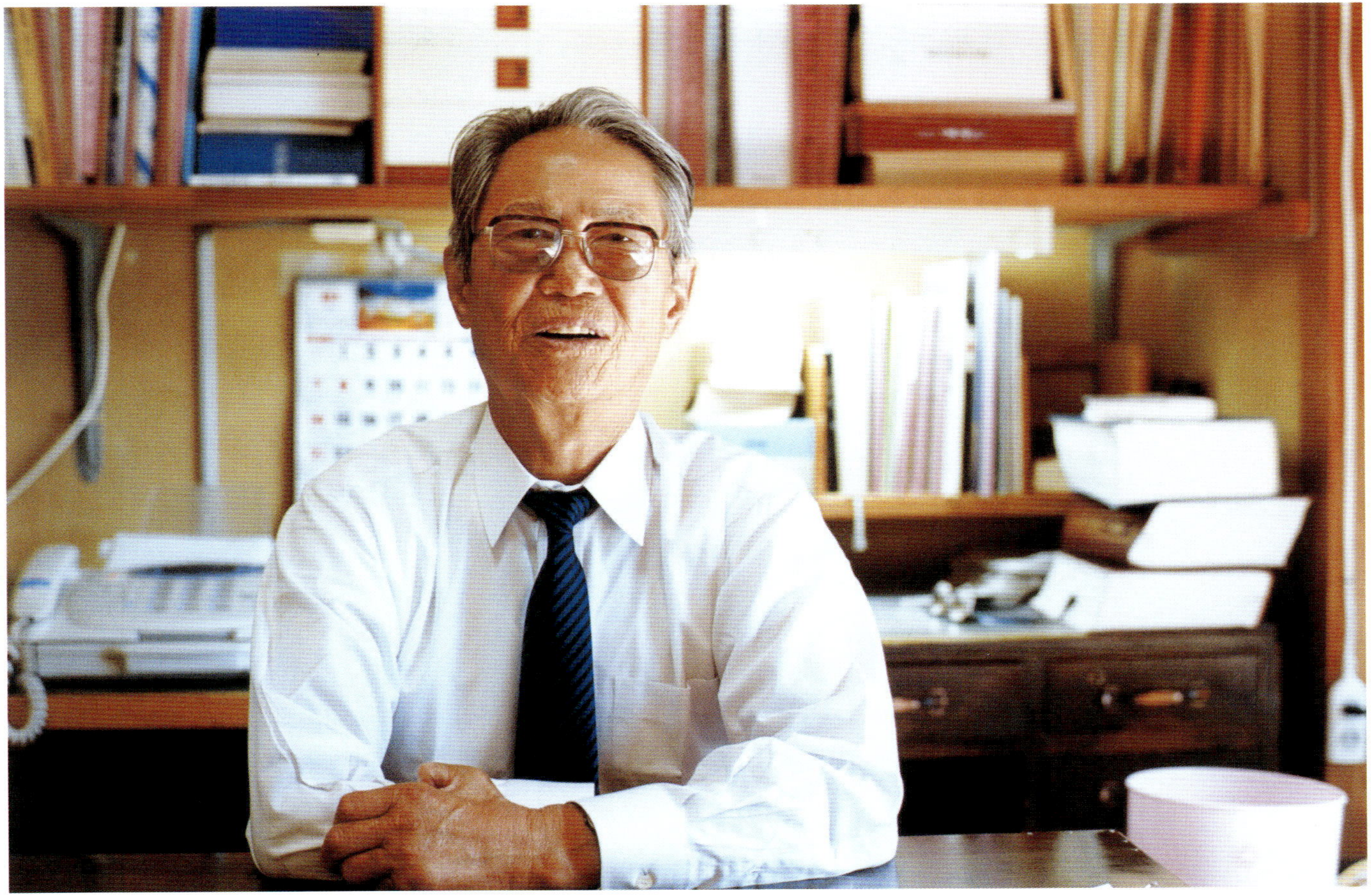

自室で。「語り部活動を通じていろいろな人と連帯できる。たとえ園の中にいたとしても、私自身は精神的な社会復帰が果たせるんだよ」／2001年10月26日

隠し続けた無念

薬師寺與志雄さん［一九二九年生まれ・大島青松園］

「私にはだれにも話せなかったことがあります」。二〇〇一年一月、最終弁論を迎えた熊本地裁の法廷。証言台で「断種したのを内証にしていた」と話した。声が震えた。

愛媛県生まれ。村で有数のミカン農家の一人っ子だった。両親は朝早くに畑に出て、夕方遅く帰ってきた。両親を支えたい一心で遊びに行かず家の手伝いをした。一九四四年、農業学校入学。国民総動員法で勤労動員や災害復旧に汗を流した。父は卒業後に家を継ぐのを待ちわびていたという。

そんな中、眉間に斑紋が出た。四六年四月、大学病院で「らい」の宣告を受け長島愛生園に入所。職員が足りなかったせいで、翌日から患者作業をさせられた。重症者の付き添い、桟橋での荷上げ、自殺者の捜索、入所者の火葬など、重労働を強いられた。

四八年十一月、父が心不全で死んだ。頼み込んで実家に帰り、農業の手伝いをしていたところ、医師が自宅に診察に来た。「家におれない」と思い、五一年一月、大島青松園に再入所した。

五四年に結婚。女性十四人が住む二十四畳の部屋に夜ごと通う「通い婚」だった。夜は夫たちで倍の人数に膨れ上がった。妊娠したら堕胎されることはわかっていた。何とか子どもを生かしたいと思っても、堕胎は強制だった。入院の日程が一方的に決められた。

同年夏。暑い盛りだったことを思い出す。妻が堕胎させられた。女児だった。泣き声を上げたと、後日看護婦から聞かされた。医局に呼び出された。へその緒と胎盤の入ったビニール袋を手渡された。血が混じっていた。自分で処分するようにと指示された。

人通りが少なくなった夕方、まだ夏の火照りの残るころだった。園の海岸の満潮でも波のかからない所に、膝ほどの深い穴を掘って埋めた。「娘に申し訳ない。妻にも二度と悲しい思いをさせたくない」。そんな思いで断種した。

翌年、面会に来た母に堕胎を告げた。「自分が育てたかった」。母は泣いた。

六六年、労務外出として、関西の鉄工所に勤めた。朝七時から夜九時まで、休みなしで働いた。家がほしいと考えた。「家を持って子どもを育てるのが一番の幸せなんだけど」と口をつぐんだ。七四年に会社をやめて再入所した。

堕胎、断種のことは心の奥深くに秘めたまま沈黙を続けるつもりだった。裁判での陳述は、「この機会を逃して娘の無念、妻の無念、母の無念を晴らすことはできない」と決心した。

「判決、控訴断念のうれしさは骨の髄まで染み込んでいます。私たちの訴えはすべて認められました」

（文・柳澤尚樹）

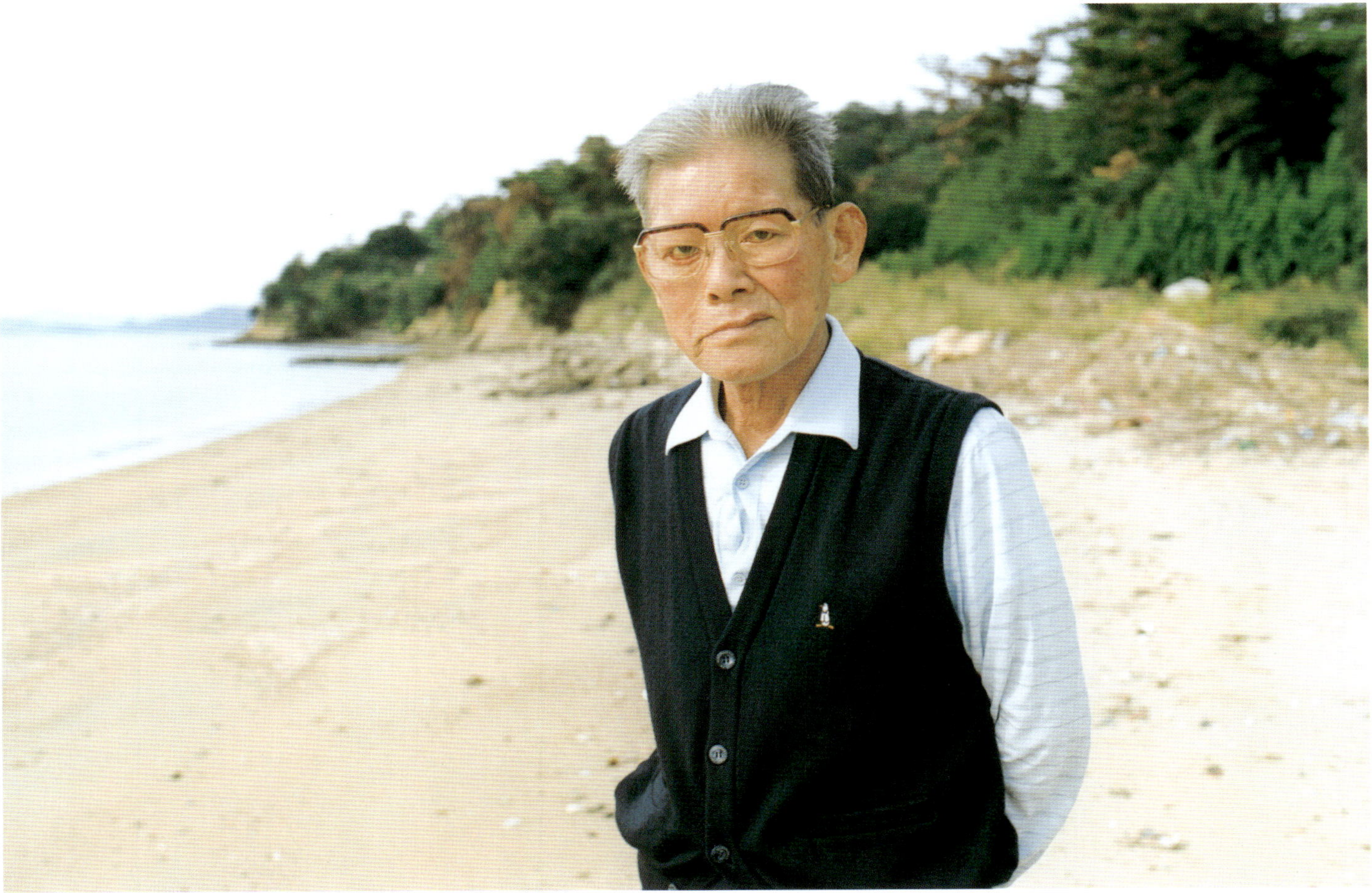

青松園で。「病ゆえに親子のきずなを断ち故郷を遠ざける法律や政策を許して欲しくない」／2001年10月27日

自由と引き換えの命

篠原澄江さん［一九四八年生まれ・大島青松園］

「生むという選択は、前提としてないですからね。暗黙の決まり事でしたから」――長い沈黙の後、絞り出すように言葉をつづった。

愛媛県出身。結婚していない両親から生まれた。母は三歳のとき亡くなり、祖母といとこの中で暮らした。唯一の肉親である祖母は、「ふびんだ」と、かわいがってくれた。

小学二年のとき左足をこたつでやけど。病院は療養所への入所を勧めた。県の予防課の職員が何度も来た。祖母はその度に「こんな小さな子を島流しのようなところへやれない」と孫を自分の背中に隠した。

一九五六年に抑留から帰ってきた叔父が「早く療養所に入れ」と言いだした。五七年四月、蒸気機関車で高松へ向かった。一両貸し切りの「お召し列車」だった。駅に止まる度に人が乗り込んで来るのを予防課の職員が慌ただしく阻止した。不安で、祖母のひざに顔をうずめた。燃えるような夕焼けの中を、青松園への小船に乗せられた。八歳だった。

翌日、祖母の手を握りしめ少年少女舎への坂道を登った。桜並木から花びらが散り、青空が広がっていたが、出口のないトンネルに吸い込まれていくように感じ、「私はここへ捨てられていくんだ」と思った。

少年少女舎には子どもが十二、三人いて、十畳の部屋に四、五人が寝起きしていた。島の分校の教師は白い予防着で完全装備し、消毒液に浸したガーゼで頻繁に手を拭いた。教室はその臭いでいっぱいだった。指でなくピンセットで教科書を指す教師もいて、多感な少女期の心は大きく傷ついた。「今も思い出したくありません」という。

島で中学を卒業。岡山県の長島愛生園内の高校に進学したが、希望はまるでなかった。教師に「君たちは墓石みたいだ」といわれた。

在学中、祖母が亡くなった。一カ月たったころ、叔父が知らせてきた。祖母のもとで暮らすといういちるの望みは絶たれた。「私を思ってくれる人はだれもいない。帰る場所がなくなった」と思った。祖母からの手紙も写真も焼いた。空に上る煙を目で追いながら死を考えた。

大島に戻り七〇年、少年少女舎からの幼なじみと結婚した。七二年十月、妊娠がわかった。喜びはなかった。「困った。周りの入園者に知られたら、何を言われるか…」。

相談する人もなく、療養所の外科医に「外部の病院で処置したいのですが…」と話した。後で外科医に呼び出され「おまえなんか受け入れてくれる病院などありゃせんぞ」と怒鳴るようにいわれ、その場に立ちすくんだ。「人並みのことをしやがって」といわれたような気がした。二十一歳だった。

堕胎は強制ではなかったが、生むことはできないと思った。療養所で育ち、妊娠することは罪なこととしか考えられなかった。夫以外、誰

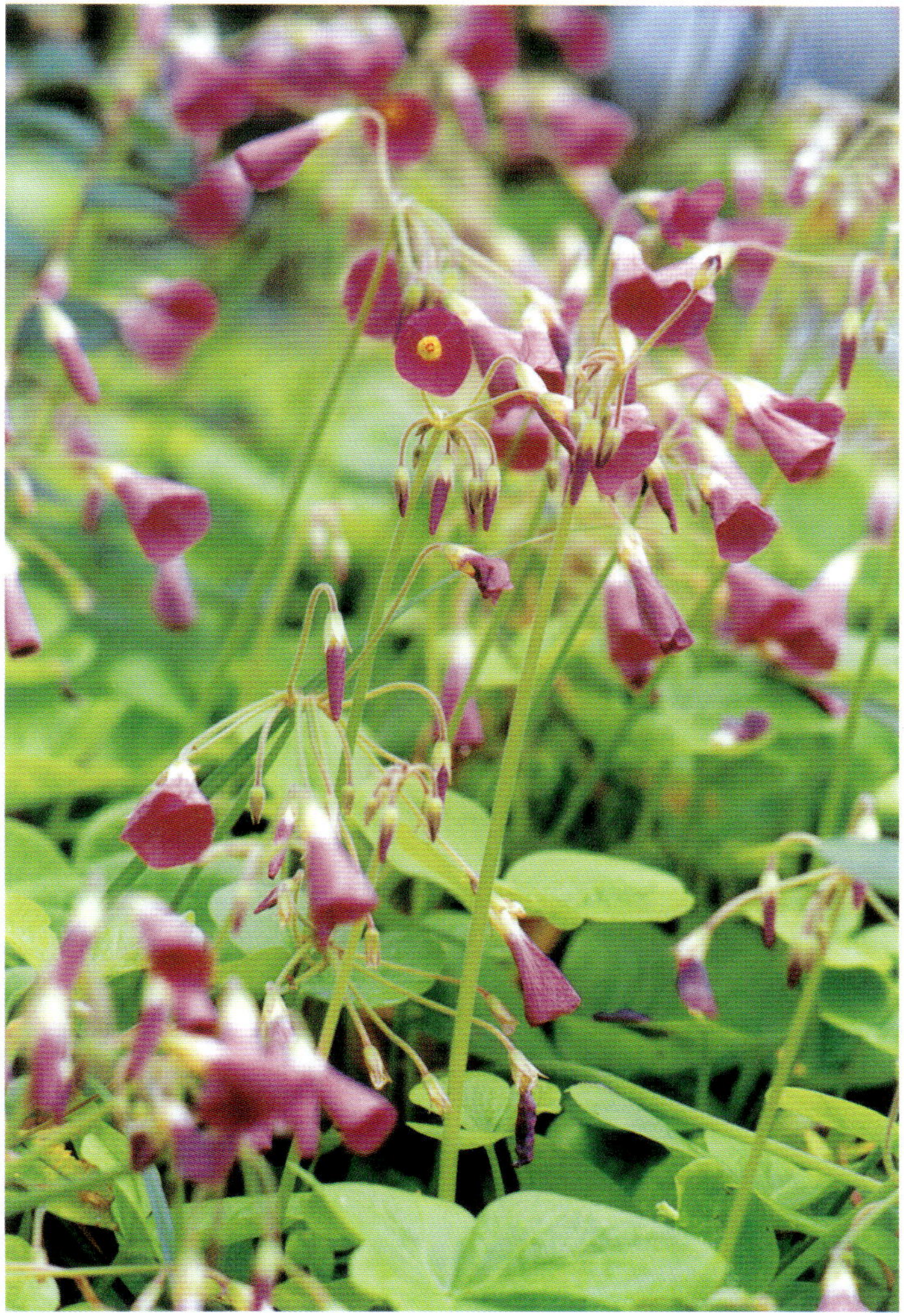

2001年10月、大島青松園で

にも気付かれずに堕胎した。九二年に再び妊娠、堕胎した。「子どもを持つという考えはまるでないですからね」。

一瞬口をつぐんだ後、こう続けた。「もう少し手がよくて健康であれば仕事もでき、社会へ出て生み育てる状況もつくれるでしょうけれど。考えられませんでした」。

二〇〇〇年六月、療養所であった訴訟の出張尋問。国側代理人は反対尋問で「自分で決めて堕胎したんでしょう。医療費も、食費も住居費も払っていないんでしょう」と問い詰めた。屈辱で全身が震えた。今まで生きてきたことの虚しさを感じ、その場で命を絶ちたい衝動にかられた。その夜、ふとんの中で気が遠くなるほど泣いた。

「どうして檻の中で子どもが生めますか。そうさせたのは国。生かされてきたとしか言いようがないけれど、ただでご飯いただいてきたのがこれほど情けないとは…。国は自由と引き換えに生かしてやったんじゃないかという。胸が詰まりました」。

二〇〇一年五月十四日、東京・厚生労働省。大臣室の一角に被害を訴える原告番号八七番、澄江さんの姿があった。「判決は私たちがようやく手にした希望の光です。控訴しないでください」。九日後、訴えは届いた。

「どこを切り裂いても真っ赤な血が流れます。私たちは人間です。思えば島に収容されて四十六年、ずっとずっとそのことばを叫び続けてきたような気がします」。

（文・柳澤尚樹）

療養所の不条理を追及し続けて

曽我野一美さん［一九二七年生まれ・大島青松園］

「私の背中には全国十三カ所の療養所に眠っている二万六千人の御霊（みたま）が乗っかってきている。堕胎された三千五百の水子の御霊も乗っかってきている。肝に銘じて最終判断を出してほしい」。二〇〇一年五月二十三日、ハンセン病国家賠償請求訴訟全国原告団協議会会長として小泉首相に会ったとき、そういって控訴断念を求めた。

しかし、控訴断念を受けた夜の記者会見に、その姿はなかった。控訴断念の一報はタクシーの中で知った。首相との面談を終えた後、その日上京した療養所の仲間たちに食事をとらせようと、都内を移動していた。携帯電話で上野官房副長官から知らされた。車の中でみんなでバンザイをした。

長年、患者運動の先頭に立ってきた。全国ハンセン病患者協議会会長を長く務め、「らい予防法」廃止に向けて力を尽くした。これに先立つ一九五三年のらい予防法闘争では、国会前や厚生大臣室前の廊下に座り込んで激しい闘いをした。敗れたときに地団太をふんで悔やしがったという。

高知県に生まれた。海軍練習航空隊に入隊し、二年間、厳しい訓練を受けた。実習航空隊に移った直後の四五年に発病し、鹿児島の霧島海軍病院の隔離病棟に入れられた。「激しい痛みのために握っていた左の指全部が、わずか三カ月の間に内側に曲がって伸びなくなってしまった。ショックでした」。死も考えたという。

戦後、故郷で自宅療養をしたが、白衣を着た保健所の係官がひんぱんに家を訪れ、入所を迫った。四七年、大島青松園に強制収容された。

「自然治癒しているので治療を受けるな」と医師にいわれた。それなのに半世紀余を隔離の檻《おり》の中で生きるほかなかった。園内で結婚したが、妊娠した妻は堕胎され、自身は断種手術を強いられた。

療養所の不条理を追及し続けてきた。「熊本の判決を聞いたときは体が震えるほど感動した。納骨堂で眠っているひとたちにも判決の生の声を聞かせてやりたかったと心底思いました」という。

一方で「非人間的な扱いをした残酷無残な療養所ではあったが、おかげで生かされたということは否定できない」とも思う。

「ハンセン病の世界の時代を動かすための一つの歯車になることができた。これからは自分の生活を、自分の得心のいくように、だれにも干渉されないで自由に余生を送れたら、と思っています」と語る。

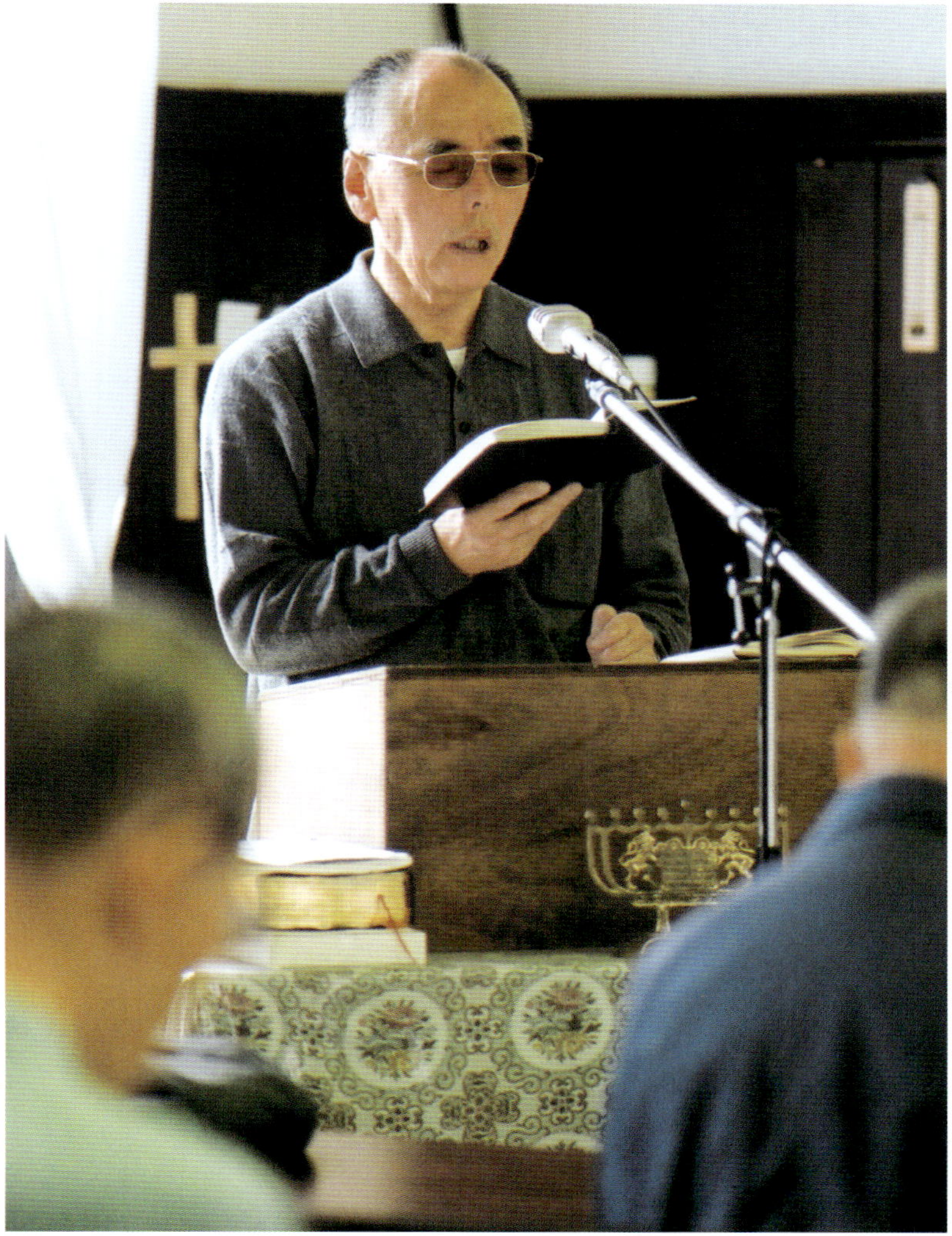

教会で賛美歌を歌う／2001年10月28日、大島青松園で

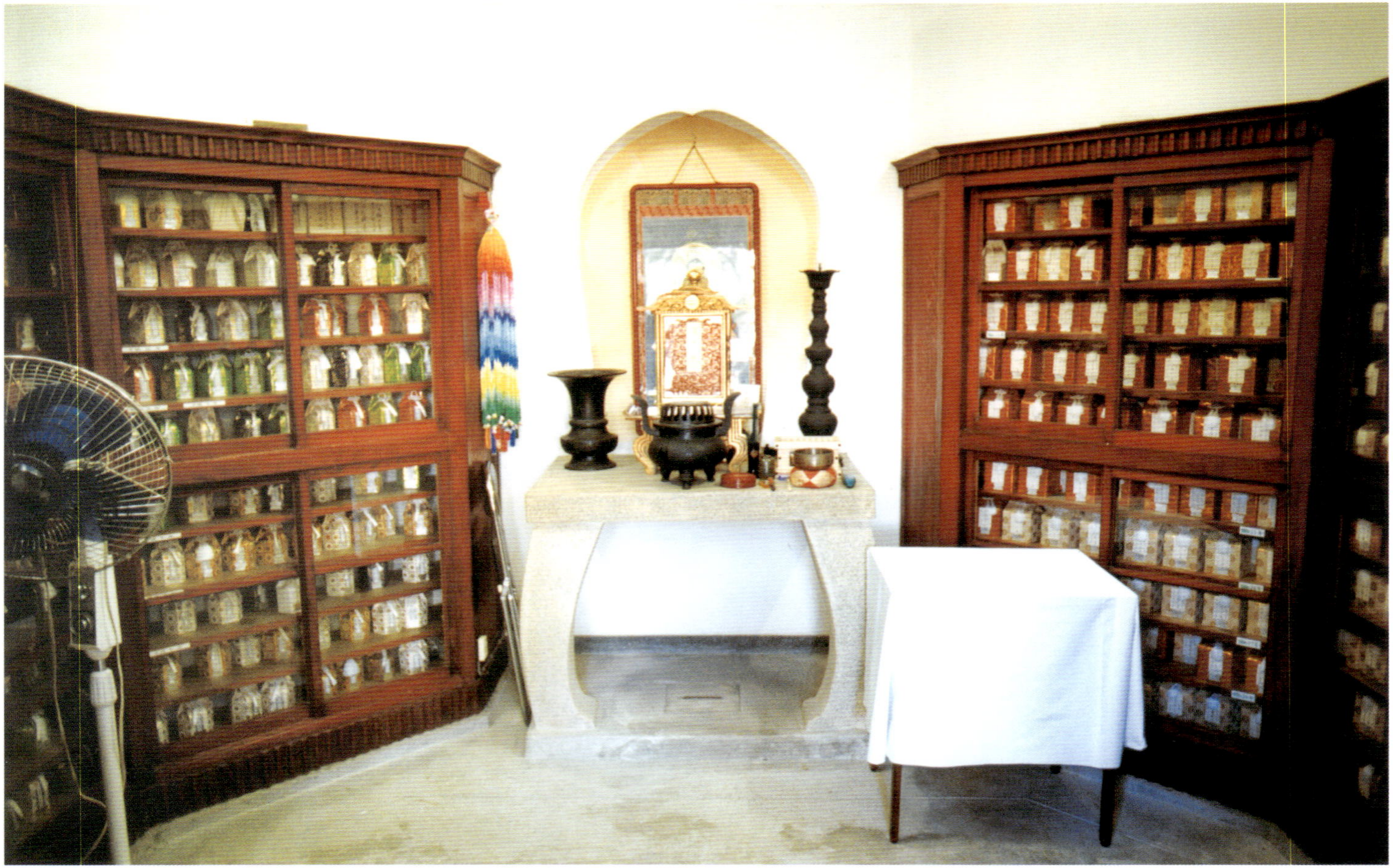

納骨堂／2001年10月27日、大島青松園

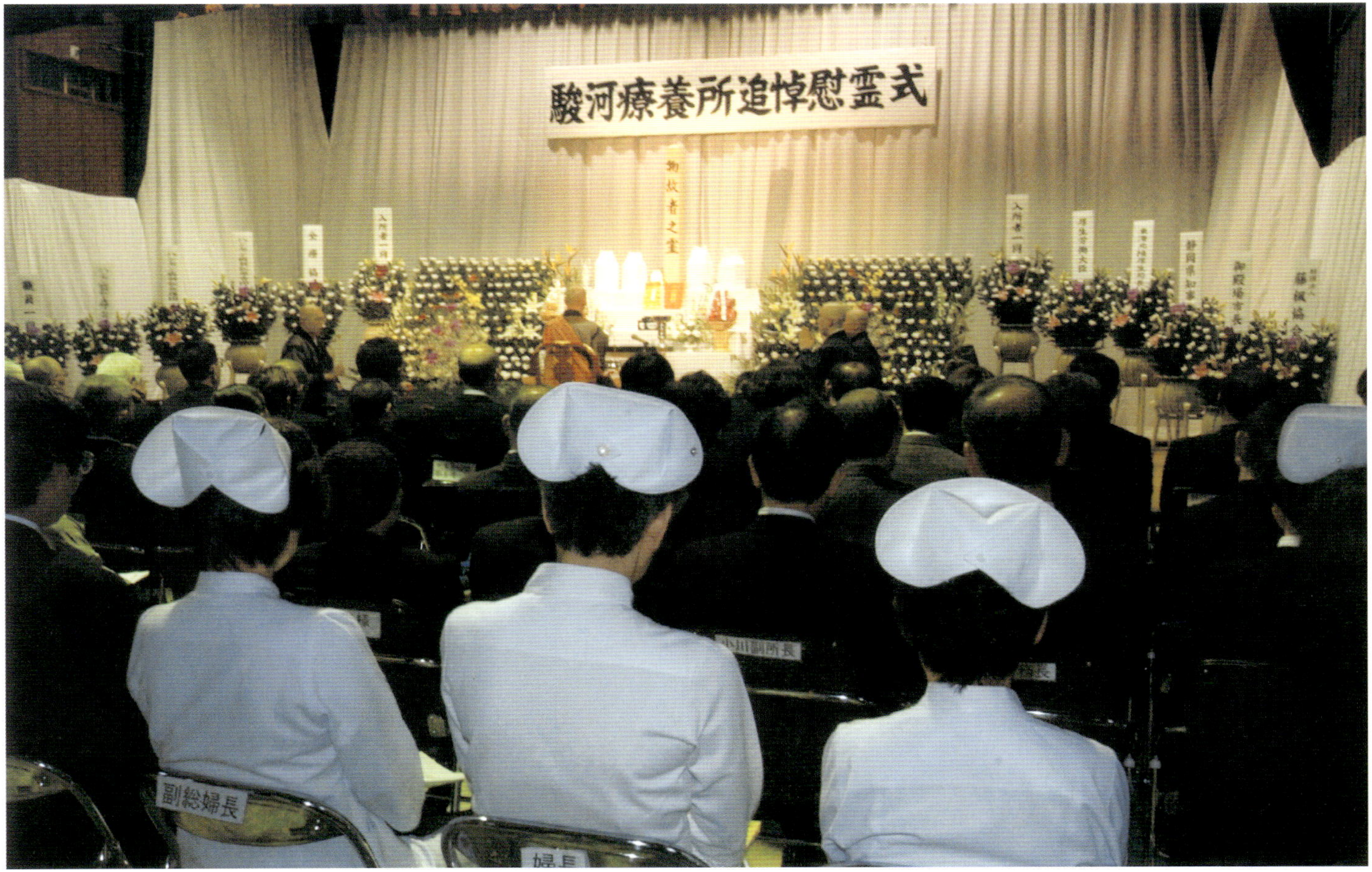

物故者の追悼慰霊式／2001 年 11 月 5 日、駿河療養所で

生きていれば何とかなると信じて

砂川昇さん［一九四四年生まれ・東京都］

一九七九年、沖縄・宮古島で地元紙の編集長をしていたときにハンセン病と診断された。三十四歳だった。診療所の医師は斑紋のでた砂川さんの顔を見て「ほう！　出ましたね」といったという。人生を百八十度変える宣告を無神経に口にした医師の態度に怒りを覚えたが、ショックでことばも出なかった。

病気のことを家族や職場にも告げず、会社を休み自室にこもった。家族に病気がうつることを恐れた。絶望感が募った。

病名を告げられて五日目の午後、カーテンレールに麻縄をかけて首をつろうとした。その瞬間、「ただいま」という息子の声に我にかえった。息子を抱きしめて泣いた。「生きていれば何とかなる」と考えた。

病気を隠し、家族や親戚への差別を避けるために地元の療養所を避け、同年、東京の多磨全生園に入所した。妻には「東京の病院で精密検査を受ける」といった。

一年後、「一時帰省」の形で故郷に帰った。友人たちは冷たく、家族の暮らしは困窮していた。知人の紹介で、新しくできた新聞社の編集長になって働いたが、再び病気が悪化した。家族や仕事を棄てて「蒸発」せざるを得なかった。八二年、再び全生園に戻った。

病状が安定した後、労務外出をして工場で働き、妻に月五万円を送金した。八四年、退所したが故郷には戻らなかった。妻と子が母子家庭として福祉の援助を受けられるように と離婚した。その妻に仕送りを続けた。

八七年、「もう一度お母さんと結婚してよ」と長男にいわれ、別れた妻と再婚し、一家四人は東京都八王子市で再出発した。就職先の倒産などの困難を経験したが、家族との絆を大切に生きた。らい予防法廃止のとき妻に、熊本判決の後に息子たちに病気のことを打ち明けた。妻は「知っていたわよ」といった。

二〇〇一年、実名を出し東日本退所者の会副代表として活動し始めた。新たな試練がくるかもしれない。だが、妻に「悔いを残さない人生にして」といわれた。

「最初に裁判を起こして闘ってくれた人たちに感謝しています。これからは自分自身の体験を語り続けようと思います」と語る。

〇二年、半生を綴った『ガラスの器　ハンセン病退所者の闘い』（文芸社）を出版し故郷で「平良好児賞」を受賞した。

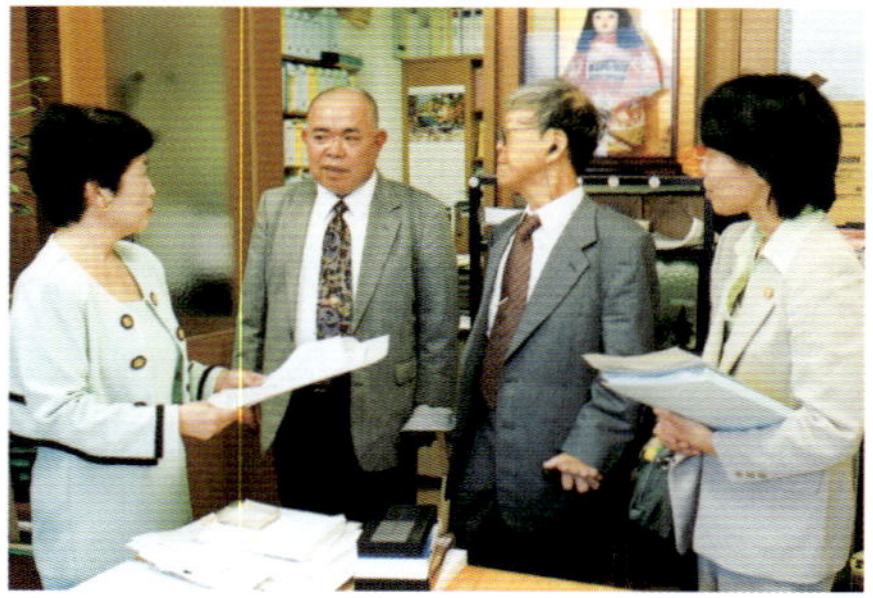

国会議員に社会復帰支援への協力を求める
2001年10月15日、参院議員会館で

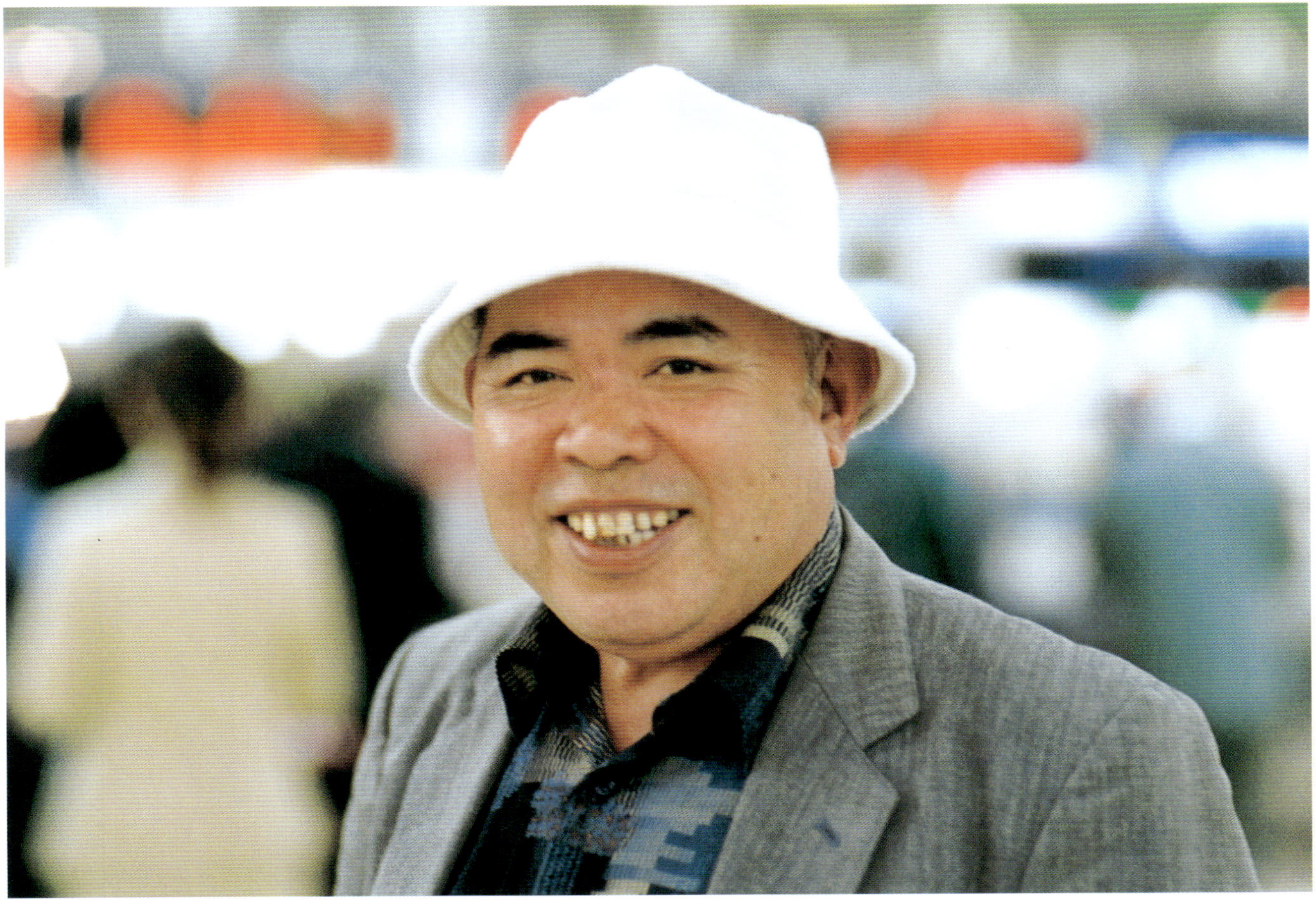

「人生の後半に再び幸せだと思えた自分自身が大きな収穫です」／2001年11月6日、東京・ＪＲ八王子駅で

人生最後のチャンスを

中修一さん［一九四二年生まれ・熊本県］

鹿児島県奄美大島に生まれる。小学五、六年のころ足が悪くなった。中学に入って顔にできものができた。体もだるく学校を休みがちになった。

一九五八年三月、卒業式の日。当時、日本は右肩上がりの高度成長期。級友たちは「金の卵」ともてはやされ、集団就職していった。式に出ず、海岸の岩陰に隠れて泣いた。「式に出る気もしなかった。悔しくてね」。

同年四月、奄美和光園に入所。祖母に連れられて園に行くと、「若いし症状も軽いから三年で家に帰れるよ」と言われた。園内の郵便配達やし尿のくみ取りをさせられた。合間に勉強し、長島愛生園にあった高校の分校に合格した。

一年生の夏休み、大阪に見学に行った。デパートの屋上から駅を眺めた。電車が着くと同時にプラットホームにあふれる人波。「あれだけの人の中なら病気がばれずに暮らせるかも知れない」と思った。

六一年九月、大阪に出た。新聞の広告が目に留まった。「幹部候補生募集」。スーパーマーケットの求人だった。早速履歴書を持っていった。足が悪いのを「ハブにかまれました」と嘘をついた。その場で採用された。食料品の仕入れを手がけた。午前六時半に起きた。午前九時から店を開け、夜は午後十時まで働いた。

初めての給料でパンと牛乳を買い、東淀川の川原に行った。うれしくて涙がぼろぼろこぼれた。アシ原に座って飲んだ牛乳は涙で塩辛かった。大の字に寝ころんで空を見上げた。まるい月がにじんで見えた。

「仕事はとにかくきつかった。でも、あの思い出があるから今も社会復帰したいのです」

六七年、会社の顧問が突然、「一緒に病院に行ってくれんか」とやって来た。病院で知覚まひを検査された。「会社に帰ってきても『いつ『辞めてくれ』と言われるか。保健所が連れに来るか」と気が気ではなかった。

一年たっても何も言ってこなかった。「真綿で首を絞められるような不安な毎日でした」。会社を辞めた。

七〇年、菊池恵楓園に再入所。七七年に園内結婚。一緒に園を出ようとも思ったが、妻の和子さんは腎臓が悪く無理はさせられなかった。九五年、和子さんは亡くなった。

二〇〇一年一月、熊本地裁では入所歴のない元患者や、元患者の遺族の訴訟で和解が成立。喜びは和子さんの遺影にささげた。

国の社会復帰支援策は「人生最後のチャンス」だと思っているという。

「当然不安もある。厳しい世の中だから園内にいる方が楽だと思う。でも死ぬときに『療養所で死ななくてよかった』と思いたい」

二〇〇二年春、恵楓園を退所した。

（文・柳澤尚樹）

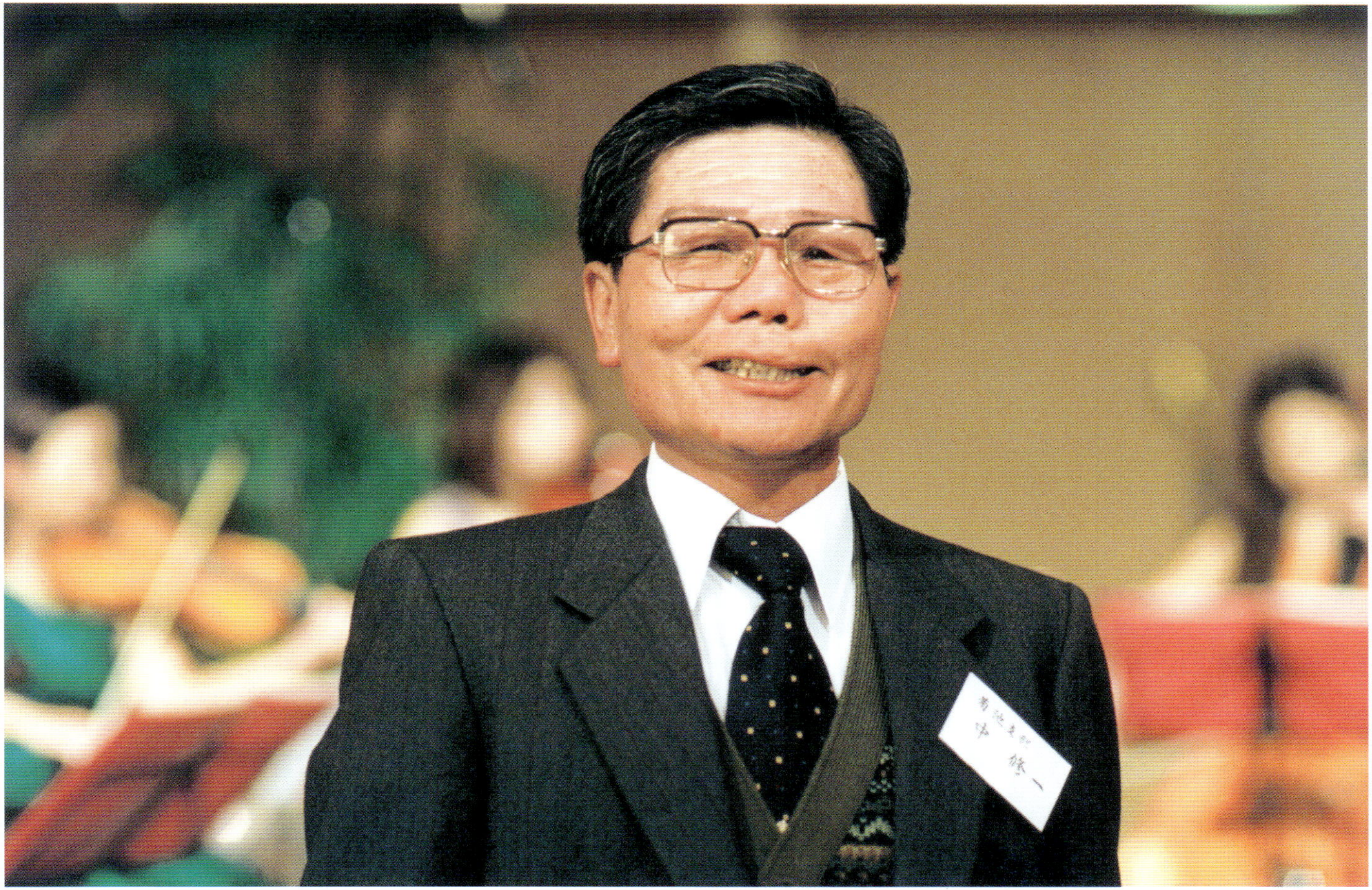

全療協50周年のパーティーで。「社会復帰支援策を生かしたい」／2001年11月15日、東京都内で

ハンセン病取材日記から

柳澤尚樹（元朝日新聞熊本支局）

二〇〇一年一月

　ＪＲ高松駅から数百メートルの県営桟橋から、国立ハンセン病療養所大島青松園行きの船が出る。「大島青松園連絡船乗り場」の看板が出ている。桟橋の時刻表に神戸、大阪、小豆島の名前はあるが、「大島青松園」の文字はない。園への連絡船の切符売り場もない。

　建物右側の二階建てのプレハブが園の出張所だった。「運賃はいりません。午後四時半に出港しますよ」と係の男性。時刻表は張り出されていないが、入所者はきちんと時刻を覚えている。

　連絡船は百四十人乗りと七十人乗りの二隻。大きい方でも総トン数四十二トンで、高松港を発着する船の中では一番小さい。風があると欠航になる。冬場は西からの強い季節風が海峡を吹き抜ける。

「ここんとこ風が強くて、三日間船が出なかったんです。買い出しに行けなかったので、材料がありません。明日から休業するんですよ」。園内で食堂を経営する男性は、こう言って肩をすくめた。

　大島から高松までは約八キロ。四国本土まではわずか一キロだ。島の高台に上ると、高松市内から屋島へと海岸線が続き、小豆島などの島影が浮かぶ一大パノラマだ。

「たらいに身の回りの物を載せて泳いで脱出しようとした人もいれば、漁船に頼んで迎えに来てもらった人もいる。四国本土は近いけれど遠かった」

　源平合戦で死んだ武士の墓標と伝えられる松並木の海岸を歩きながら、曽我野一美さんは語る。

「死んでも帰れないよ」

　何度か法廷で曽我野さんに会ったことがあった。強い口調。険しい表情。笑顔を見たことも笑い声を聞いたこともなかった。正直、恐ろしかった。まったく無知なままにハンセン病取材に取り組み始めた自分に腹を立てているのだと勝手に解釈した。

　ところが、青松園に来ると、曽我野さんが宿泊所や食事の手配など、事細かに世話を焼いてくれた。深夜まで取材に応じてくれた。はっと気付いた。菊池恵楓園の鷹志順さんが、後遺症で笑顔を作ることができないと話していたことを思い出した。笑えない悲しさを、鷹志さんは夜遅くまで話してくれたのだった。

　青松園に住む森川重信さんは、一九四四年に入所。父と二番目の姉が先に入所していた。波止場を降りたら、有刺鉄線が張ってあった。母が見舞いに来ると、有刺鉄線越しに面会させられた。病気になると、白い長靴をはいた医者と看護婦が、土足で部屋に上がり込んできた。一九五二年、園内の看護学校の第一期生が、園の機関誌に書いた。「有毒地帯に第一歩を記しました」。職員の子供も、森川さんに会うと走って逃げた。一九七五年ごろまでは、職員にジュースを勧めても、決して飲んではくれなかったという。

「一番近くて一番遠い存在が園の職員だったな。高松に行く船さえ、職員席と患者席は別れていた。仕方ないと抑えていたな。通用せんともわかっていたし」。森川さんは淡々と語った。「そんな園でも出ていく気にはならなかったな。母の再婚相手にもいじめられたし。死のうと思ったことは何度もあったけど」

気がかりは、入所者数がこのまま減ったら園にいられなくなるのではないかということだ。「自分が出ていくのはいやじゃな。ふるさとから遠なるし」

梅の花の咲く園の高台からは、森川さんのふるさとがかすんで見えた。

青松園では、面会者用の宿泊所に泊まった。食堂で曽我野さんと向かい合ってビールを飲みながら、ハンセン病取材について振り返ってみた。

一九九九年四月の入社までハンセン病のことは全く知らなかった。熊本支局に配属され、先輩記者から「ハンセン病国賠訴訟を取材している」と聞いても、興味すらわかなかった。自分の担当になってからも重大さに気付かなかった。原告の証人尋問で衝撃を受けた。「そんな恐ろしいことがあったのか」。それでも半信半疑だった。

被告側証人の尋問を傍聴し、初めて国の政策への怒りを感じた。足を前に投げ出し腕を組み、ふてくされたように尋問に答えていた。被害を受けた人を前にした態度とは思えなかった。

それでもまだ、すぐには取材に取り組まなかった。日々のルーチンワークを口実に、だらだらと放置し続けた。二〇〇一年一月の結審の翌日、他紙の大展開を見て初めて焦りを感じた。大きな問題だとは思っていた。が、そこまで大きく書く意志もなければ実力もなかった。振り返れば、難しい取材から逃げていたのだと思う。法を放置し続けた官僚とまったく変わるところはなかった。

二〇〇一年五月

国賠訴訟判決。正直、元患者側の訴えは退けられるのではないかと考えていた。「確かに被害は甚大だが国側が主張する除斥期間を認める」という判決文になるのではないかと思っていた。

満員の法廷。傍聴席を埋めた元患者には、終始訴訟の先頭に立った志村康さんや曽我野さん、竪山勲さんを始め、鹿児島県鹿屋市の星塚敬愛園で取材に応じて下さった日野弘毅さん、青松園でお世話になった森川さんや薬師寺與志雄さんの姿もあった。

傍聴席の最後列に増設されたベンチに腰掛け、判決を待った。裁判官の入廷。水を打ったように静かな法廷で永松健幹裁判長が杉山正士裁判長の判決文の代読を始めた。

「被告は原告に対し……」。凛と響く裁判

長の声にメモを取る手が震えた。鼓動が高まるのを感じた。勝ったと思い、涙があふれた。国の責任を断罪した画期的な判決だった。メモ帳には震えた、自分すら読めない文字が並んだ。

閉廷。笑顔が輝いていた。涙でくしゃくしゃの顔もあった。何人もの原告と握手を交わした。薬師寺さんと握手を交わす。薬師寺さんは何も言わなかった。唇をキッと結び、真っすぐに前を向いて法廷を出ていった。

裁判所前は真っ白なほど強い日差しだった。喜びの声を上げる原告や支援者で沸き立っていた。まさに「太陽は輝いた」とうたった日野さんの詩のままの世界だった。

国側が控訴するかという点に取材の関心は移った。控訴すればせっかく画期的な判決が出たにもかかわらず、解決は先延ばしされてしまう。それだけは許せなかった。熊本市から車で三十分ほどのところにある菊池恵楓園に連日通い、「控訴しないでほしい」という元患者の声を集めた。控訴を阻止するために自分ができることはそれしかないと感じていた。

そんな矢先に新聞の一面に「国が控訴へ」の文字が踊った。そんなばかな、と思った。血も涙もない。証人尋問での国側の証人の姿がちらついた。

数日後、恵楓園は報道陣でごった返していた。首相が控訴について決断する、と情報が流れたからだった。園内の集会所で原告番号十一番の男性らとテレビの前に陣取った。午後六時過ぎ、テレビにテロップが映し出された。思わずテレビに駆け寄った。

「控訴断念」の文字があった。

叫んだ。握手責め。集会所に駆け込んできた原告の竹下正信さんと抱き合って喜んだ。カメラのフラッシュがいくつも光った。ああ、自分も写真を撮らなくてはと思いながら、でもそれどころではなかった。涙が止まらなかった。原告や弁護士が次々に集会所に駆けつけてきた。人間は、こんな笑顔ができるのだ、こんな笑顔を生み出すことができるのだ。そう思わせる顔ばかりだった。

二〇〇二年二月

二〇〇一年九月に宮崎県の延岡支局に異動しても、元患者との出会いは自分の中で大きかった。取材の中心から離れても、ハンセン病は片時も心から離れなかった。遅めの冬休みを取って再び敬愛園、恵楓園、青松園を訪れた。

高松市の県営桟橋は小奇麗に建て替えられ、待合室には時刻表も張り出された。判決前後からだったという。船の中は、高松に買い物に行ったらしい女性入所者が携帯電話の使い方を話し合っていて、これまでの訪問よりも天気が良かったせいもあって、なんとなく明るい雰囲気だった。

面会者宿泊所前で薬師寺さんが出迎えてくれた。薬師寺さんは覚えていてくれた。

「みなさんが報道してくれたからこそ、私たちは勝利を勝ち取ることができたんです」。握手を求められた。

本当はもっと早く報道しなくてはならなかった。「面倒なこと」から逃げた自分にも「報道の不作為」という罪があるのだ。でも、差し伸べてくれた手はうれしかった。握手できる資格はないと思ったけれど、手を握った。判決の日と同じ手は、背中を押してくれているように感じた。

二〇〇二年五月

あの劇的な判決から一年たった。駆け出し新聞記者として取り組んだハンセン病取材を振り返ると、恥ずかしくて情けない思いばかりだ。

うれしいこともあった。昨年十一月、突然、敬愛園の田中民市さんが訪ねてきてくれた。宮崎県の里帰り事業で、延岡に一泊したのだ。「あなたが延岡だと思い出して、来ることにしたよ」。痴呆の奥さんが心配だからと、泊まりがけで旅行に行かない田中さんの言葉だけに、目頭が熱くなった。

恵楓園の中修一さんの社会復帰も、本当にうれしいニュースだった。日野弘毅さんも故郷の宮崎県で暮らすための準備を進めている。社会復帰者を支援するための、都道府県や市町村の政策が、遅ればせながら始まっている。

当時の科学でわからない病気が出現したとき、社会は患者を差別し、隔離するシステムを作ってしまう。ハンセン病取材を通じて強く感じたのは、その恐ろしさだった。「第二、第三のハンセン病患者を生んではならない。そのために我々は戦っているのです」。元患者からしばしば聞いた言葉が、今も耳に響いている。

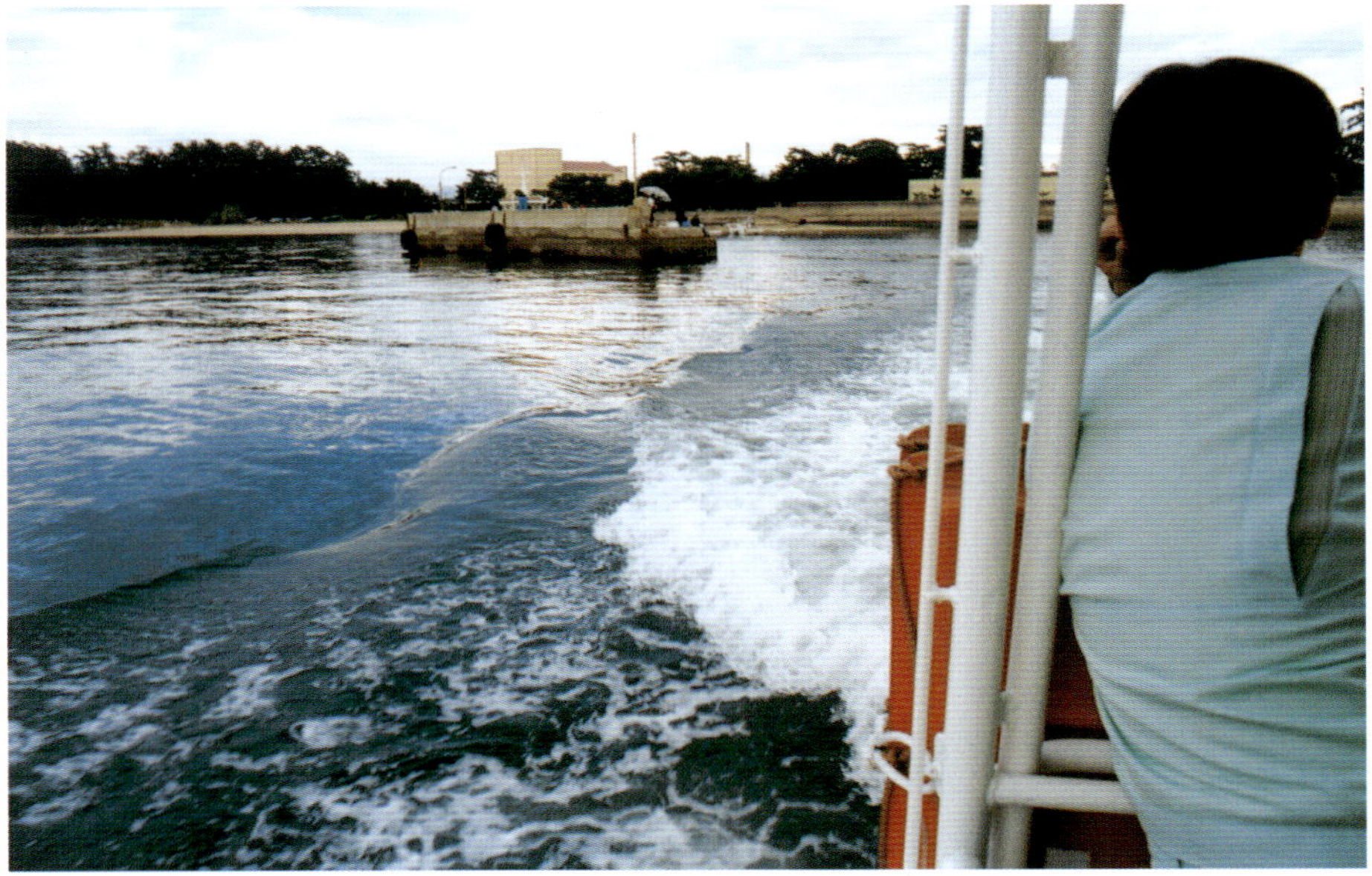

大島青松園のさん橋から離れる／2001年10月

韓国・小鹿島《ソロクト》を訪ねて

尾崎千裕（朝日新聞岡山支局）

二〇〇二年三月三一日付、朝日新聞（大阪本社発行）に掲載されたものです。

日本のハンセン病問題は、裁判で一応の決着を迎えた。
では、韓国ではどうだろう。

韓国南端に「小鹿島《ソロクト》」という周囲約一〇キロの緑豊かな離れ島がある。上空から見た形が似ていることから、そう名付けられたという。日本の植民地支配時代、ハンセン病の隔離政策で、この地に患者が強制収容された。

海峡を挟んで約五〇〇メートル、春風を深呼吸しているうちにフェリーは港に着いた。

唯一の国立療養所「小鹿島病院」は、白い五階建て。辺りには、植民地時代に患者自らが焼いた赤れんが造りの建物が点在する。

かつての「手術台」が残されていた。壁に韓国語の詩が掲げられている。

「思春期に見ていた愛の夢は破れ／二十五歳の若い日が／手術台の上で破滅させられる／孫が見たいと言っていた母の姿……」。断種手術をされた二十五歳の青年の詩だという。

療養所には今も七九七人が暮らす。平均年齢は七十三歳。妻や夫はいても、子どもと暮らしている人は一人もいない。

車いすの男性（八二）に会った。右足はひざから下がなく、指も右の親指と左の小指しか残っていない。一九三四年、十四歳で入所。モッコで大きな石を運び、道路や公園を造った。作業を間違えると、日本人の現場監督に殴られた。友達は次々と死んでいったという。話す中で「イルボン（日本）」の言葉が出ると、左足を踏み鳴らし、一層声が高くなった。

日本の元患者が裁判に勝ったことは人づてに聞いた。「気分が良かった。ここの人たちにも賠償してほしい」

島には教会が五つ。毎朝の礼拝を欠かさないという男性（七九）は、島の生活が六十年近い。れんが工場で過酷な労働を強いられ、手の指を失った。「天国に行くことを楽しみに生きています。天国では楽しく生きたい」。笑顔で差し出された男性の手を両手で握り返すと、柔らかく温かだった。

植民地下の様子を本にしたハンセン病研究家がいる。「あぁ七十年　輝かしき悲しみの小鹿島」の著者で、元患者の沈田黄《シムジョンファン》さん。韓国中部の益山市《イクサン》にある自宅を訪ねた。

だが、二月十五日に病気で亡くなっていた。七十七歳だった。

六畳ほどの自室のピアノの上に遺影が飾られ、生前、自宅を訪れた人に感想を書いてもらったノート二冊が供えられていた。

ページをめくると、韓国語にまじって日本語でつづられたところも。「話を聞いて人の強さ、尊厳に思いを致しました」「今まで知らなかった日本植民地支配時代の悲劇をまざまざと感じました」

韓国政府が隔離策から解放策へと転換したのは、日本よりかなり早い六三年のことだ。元患者が自立できるよう、国内各地に「定着村」という集落をつくり、農業や養豚業、養鶏業を進めた。村の一つ、益山市の金吾《クンオ》農場。養豚業を営んで十五年になる男性（四七）は、小鹿島にいた元患者に面会に来た娘と結婚したのが、島を出るきっかけだった。

訪ねた日曜日、午前六時すぎから畜舎で仕事を始めた。ブタのふん尿のにおいと土ぼこりでむせかえる中、木製のブラシでコンクリートの床を手際よく磨いていく。初めは百二十頭だったブタも今では千五百頭になった。

三人の子どもに病歴は話していない。昨年、韓国の放送局から取材依頼があったが、断った。将来は、ためたお金で別の土地に移り、建物の賃貸業での生活を考えている。

「農場はいまだに『らい患者の村』と呼ばれ、偏見はなくならない。子どもたちのためにもここから脱皮したい」

村の人口は約四百五十人、平均年齢六十八歳。農場内には朽ち果てた畜舎が少なくない。年老いた元患者の多くは、小鹿島で断種手術を強いられ、跡継ぎがいない。

私は今回、岡山県の国立療養所「長島愛生園」に住む元患者金泰九《キムテグ》さんが、母国の元患者団体主催のシンポジウムで講演することを知り、同行した。その合間にハンセン病関係者を訪ねた。金さんは植民地下の朝鮮半島で生まれ、十二歳の時、宮崎県で製糸業をする父親のもとへ。大阪で働いていた二十六歳の時、ハンセン病で収容された。

二〇〇二年三月十五日、ソウルの教育文化会館で、元患者ら約三百人を前に、金さんはこう力をこめた。「韓国での人権回復の動きが大きくなるよう、日本でも呼びかけていきたい」

日本の隔離政策が残したともいえる「つめ跡」に、私たちは果たして無関心でいられるのだろうか。私が会った人たち、その言葉、小さな島や村の光景。短い旅の記憶を、いつまでも胸に刻んでおきたい。

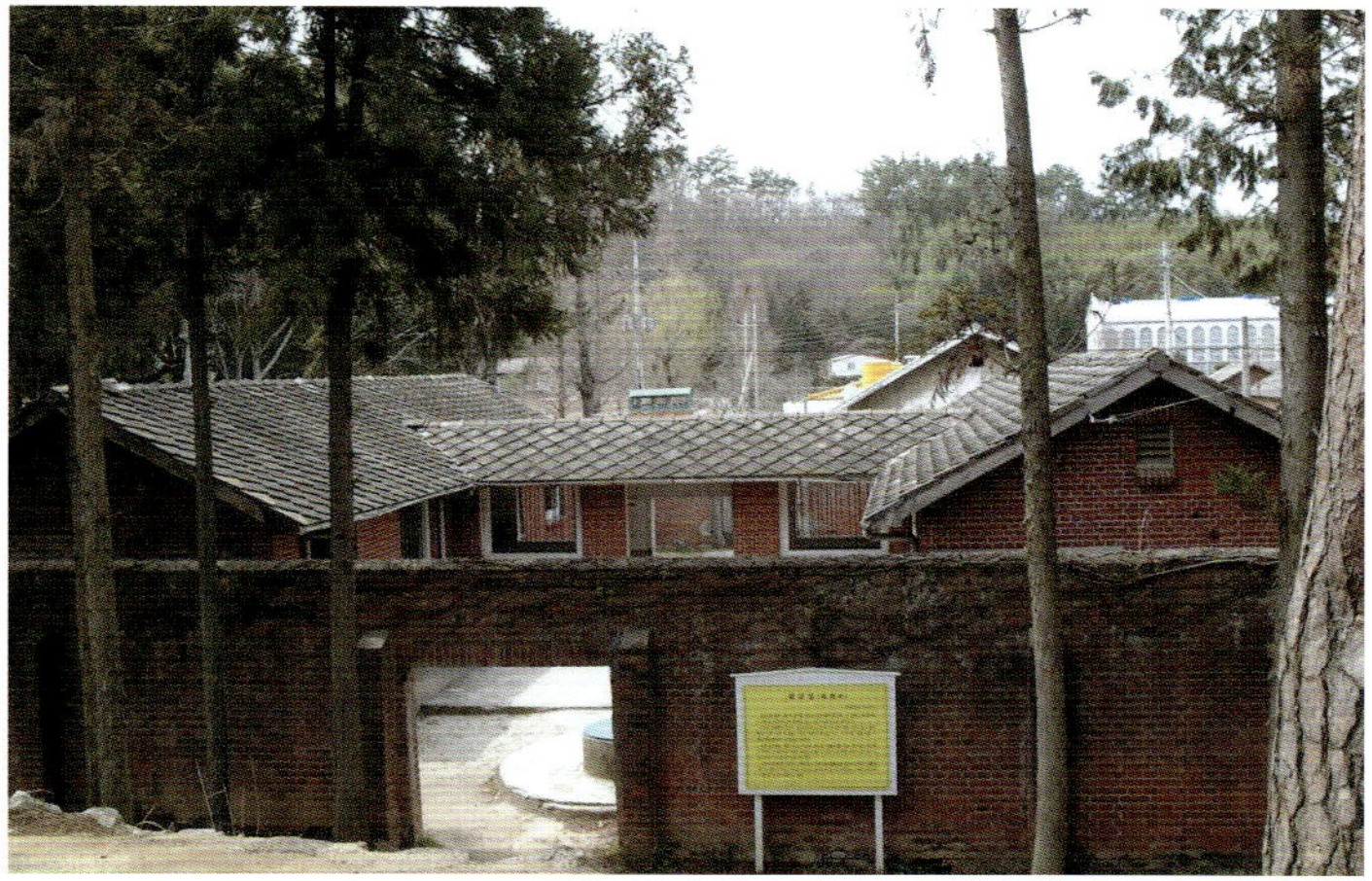

規則に反したり、反抗的だとされたりした患者が閉じ込められた、かつての「監禁所」。日本でも全国の療養所にあった＝韓国の国立小鹿島病院で。
撮影・尾崎千裕 © 朝日新聞

●一九四〇年代には六千人収容

一九一六年、旧朝鮮総督府はハンセン病患者を収容するため「小鹿島慈恵医院」を開設。のちに「小鹿島更生園」となり、四〇年代には患者約六千人を収容した。定着村は、現在八八カ所。元患者六五〇〇人を含む家族ら計二万五千人が暮らす。

あとがきにかえて

「『あなた方はみな私の兄弟姉妹である』というキリストのことばが、こんなにも自分のこころに突き刺さるとは思わなかった」というTさん（男性、東日本在住）のことばを私は忘れることができない。

少年時代、西日本の療養所へ収容され、少し遅れて母も収容された。

半世紀余を経て突然、「あなたのきょうだいが療養所でホルマリン漬けになっている」と報道関係者から告げられた。ほこりにまみれた瓶に、母の名が書いてあったことを知らされた。

知らせを受けたとき、衝撃とともに激しい怒りがこみ上げてきた、と同時に、キリストのことばが浮かんだのだという。

療養所生活で断種・堕胎の苦しみについては知っているつもりだった。だが、自分がその被害者の身内だったとは思いもよらなかった。

「自分のきょうだいとなると、やっぱり違うんだよ、怒りが。ひとのことだったら『ああそうですか、かわいそうに』で済むけれども…」とTさんは正直に語ってくれた。

「でも、そのとき『みな兄弟姉妹である』ということばを信じていた自分が、断種や堕胎で苦しんだ仲間たちのことを、それまで、ひとごとのように思っていたことに気づいたんだ」とTさんはことばを続けた。

隔離政策被害の辛酸をなめ尽くした後、人生の晩年に来て知らされた酷い事実。これをTさんは試練と受け止め、「苦しんだ仲間をひとごとのように思ってきた」と自省している。

Tさんと知り合ってから約二年後のことだった。一取材者でしかない私は、自分が当事者の痛みからいかに遠い存在なのかを改めて思い知らされたできごとだった。

辛い思いで過去を語り、カメラの前に立ってくださった方々の被害の実態や気持ちを、私はどれだけ自分のこととして真摯に受け止めることができたのだろうか。

Tさんのきょうだいになるはずだった命は、いま（二〇〇三年五月現在）も療養所で「標本」になっている。その状態がTさんを苦しめる。

療養所に残っている「胎児標本」については、その子どもたちの受けた仕打ちが「堕胎」ということばで済まされるものだったのか、「嬰児殺」ではなかったのか、の点も含めて真相究明が十分になされるか、注意して見守らなければならないと思う。また国の責任による慰霊や、適切な処置が行われる必要があると思う。

Tさんの話を聞いたのと同じころ、九州在住の元大学教授、林力さんからお便りをいただいた。林さんの父は、ハンセン病で星塚敬愛園に収容されて亡くなっている。林さんは「父からの手紙―再び『癩者』の息子として」（草風館刊）の著者でもある。

林さんは勝訴・控訴断念の後、敬愛園に暮らす八十五歳の亡父の療友に電話し、「よかったですね。裁判にも勝ったし、わずかでも賠償金も出るようになって」と話した。

受話器の向こうから、しばらくの沈黙の後、次のような答えが返ってきた。

「先生、裁判は負けるより勝った方がよか。お金はないよりあるがよか。でも、この身寄りもない、死ぬばかりの人間が、いまさら、その金を持ってどこへ行けばよかですかね。そのお金は一体、何に使えばよかですかね」。憤りに震える声だったという。

「……あらためて、この国のハンセン病の人たちへの仕打ちの残酷さ、無知であった私たちの差別への加担を思わざるを得ませんでした」と、林さんはその手紙のなかで書いている。

元患者が闘って勝ち取った熊本判決と控訴断念の意義は大きいと私は思う。

しかし、支援者も弁護士も取材者も、元患者の肉親やふるさとになりかわることはできない。だから、いまこそ、より広く深い支援者や市民との交流が求められているのではないだろうか。元患者の心に深く刻まれた傷を少しでもいやすための営みが必要だと思う。

ハンセン病の取材を進める過程で、マスコミが偏見・差別を助長し、隔離政策に加担してしまった歴史をはからずも知ってしまった。療養所の外にいて見つけられた患者を、個人名をあげて報道した記事。「また座り込み」、「もめるライ患者」などの見出しのベタ記事で片付けられている一九五三年の患者たちの闘争……。

ハンセン病を巡る過去の報道を遡ると、私たちジャーナリストは何のため、誰のために書いたり撮ったりすべきなのか、という問いを突きつけられていることに気づく。当時、記者だったら、私も同じような報道をしたのかもしれない。短い間のハンセン病取材を通じて、私は私自身の日常の仕事が絶えず厳しい歴史の検証にさらされているのだということを感じるようになった。

強制労働の作業に使う長靴の取り換えを要求しただけで、重監房に監禁されて殺される——人権侵害に加え、「言論の自由」などなかった厳しい環境の中を、ハンセン病の患者・元患者は約一世紀をかけて闘ってきた。その闘いにスポットが当たったのはほんの一瞬である。私が本書に記したのは、私なりの見方で切り取ったその一瞬の記録でしかない。

◇

本書は二〇〇一年五月五日付けの朝日新聞朝刊に掲載された「ハンセン病訴訟見つめる元患者　生きる闘い半世紀余」（担当・貴志友彦デスク）を機軸に、その後の追加取材を加え、おおむね時系列に沿って記録したものです。訴訟の原告の方にも、原告でない方にも、取材させていただきました。

お世話になった元患者、支援者、弁護士の皆さんにお礼を申し上げ、ハンセン病問題をめぐる残された課題の最善の解決をお祈りいたします。

本書で十分に触れることはできませんでしたが、全国に多数の訴訟を支えた支援団体や個人が存在したことを記させていただきます。

出版のための作業を忍耐強く見守り、適切なアドバイスをいただいた草風館の内川千裕氏にお礼を申し上げます。
取材を支持してくれた職場（朝日新聞映像本部・福永友保本部長、花井尊マネジャー）の上司、先輩、同僚に感謝します。

二〇〇三年五月二十三日
朝日新聞映像本部　高波　淳

出版準備中に逝去された方々のご冥福をお祈り申し上げます。

取材協力　ハンセン病国家賠償請求訴訟全国原告団協議会／ハンセン病国家賠償請求訴訟弁護団（西日本、東日本、瀬戸内）／全国ハンセン病療養所入所者協議会／ハンセン病・国家賠償請求訴訟を支援する会／群馬・ハンセン病裁判を支援する会／ハンセン病国家賠償請求訴訟を支援する静岡の会／ハンセン病回復者と故郷・新潟を結ぶ会
編集協力　国本衛、石埼学、石埼祥子、八重樫信之、村上絢子、田部知江子（敬称略）

生き抜いた！——ハンセン病元患者の肖像と軌跡

発行日　二〇〇三年八月十五日　発行

著　者　高波淳　Takanami Atsushi

一九五七年、新潟県安塚町生まれ。慶応大学文学部卒業。長岡市役所勤務の後、朝日新聞社写真部（現・映像本部）勤務。

寄　稿　柳澤尚樹・尾崎千裕

発行所　株式会社　草　風　館

東京都千代田区神田神保町三—一〇

装　幀　秋元智子

印刷所　株式会社　ルナテック

Co.,Sofukan　〒101-0051
tel 03-3262-1601 fax 03-3262-1602
e-mail:info@sofukan.co.jp
http://www.sofukan.co.jp
ISBN4-88323-133-X
© Atsushi Takanami & Asahi Shimbun sha, 2003
Printed in JAPAN